駐在保健婦の時代

1942-1997

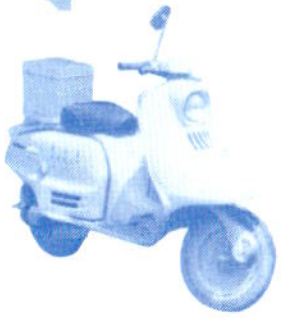

木村哲也

医学書院

はじめに
保健婦の経験を聞き書きする

本書は、日本の公衆衛生の戦時・戦後史を、その実質的な担い手であった保健婦に焦点を当ててまとめたものである。

具体的には、保健婦活動の一形態である保健婦駐在制を題材とし、その中心的役割を担ってきた高知県の実践を中心に、制度実施の経緯、各地への波及、地域における駐在保健婦による活動の実態を、一九四二年の制度実施から一九九七年の制度廃止までを通して、歴史学の方法をもって解明した。

保健婦駐在制とは、本来保健所内に拠点を置いて活動するのが一般的である県保健婦が、管内各地に駐在し、保健所長の指示の下、日常的に住民の衛生管理指導をおこなう形態を指す。

総力戦体制下、警察官の駐在制度に倣って健民健兵政策を支える目的で一九四二年に国の指導により全国の都道府県で実施されたが、敗戦を機にいったんは停止し、戦後改革期の一九四八年一二月から唯一高知県で継承され、「高知方式」と呼ばれて定着した。

日本の保健婦には大きく分けて都道府県身分の保健所保健婦の系統と、市町村身分の国保保健婦の系統（一九七八年から市町村保健婦へと移行）の二つが並存し、互いに異なる業務を分担してきた歴史があるが、駐在制の下ではこの二つの保健婦の命令系統を一本化し、地区分担をしながらすべての業務を担当するところに、一般制度との違いが見られる。

一九五一年七月からは米軍占領下の沖縄でも、高知県と同一のアメリカ人指導者によって実施が図られ、また僻地の医療・衛生に課題を抱えた青森県では一九六五年から保健婦派遣制（名称こそ異なるが、県保健婦が市町村に派遣され常駐するという活動形態は駐在制と同じ）として独自に導入されてもいる。

一方、この高知県の活動は厚生省の注目するところとなり、一九六〇－七〇年代にかけて僻地の医療・衛生問題を解決する方策として奨励され、筆者の文献調査によれば、全国二三の都道府県で短期的に採用されたことが判明している（長期的に実施した高知県・沖縄県を含む）[1]。

一九八〇年代以降の行革の流れのなかで見直しの機運が高まり、青森県では一九九五年に廃止。高知県・沖縄県でも厚生省による地域保健法の完全実施の方針（公衆衛生業務の県から市町村への移管）に伴い、一九九七年三月いっぱいで廃止された。

筆者はこれまでに、高知県・沖縄県における保健婦駐在制、青森県における保健婦派遣制について、研究成果をまとめてきた。[2] 本書ではそれらをさらに深め、現時点での成果を問おうとするものである。

本書のねらいは、以下の三点にある。

医療・公衆衛生史の再構築

古典的医療史において、医療・公衆衛生は近代的価値の進歩の過程としてのみ描かれることが多かった。一方、近年の歴史学においては逆に、近代批判の文脈で、「権力」として批判的に描かれるようになった。本書では、この二項対立にとらわれるのではなく、保健婦という、国家と国民のはざまに立つ存在に注目することで、新たな医療・公衆衛生史を再構築する（新たな主体の設定）。

総力戦体制・戦後改革研究

保健婦駐在制は、これまで、戦後になって初めて導入された制度であるという見方が一般的であった。しかし実際には、戦時に生まれた制度を、戦後になって地域の事情に応じて継承したと考えるのが正しい。「戦時と戦後の連続・断絶」の問題は、近年の歴史学の注目点でもある。そこでこの問題に、保健婦駐在制というトピックを通して別の光を当てる（新たな時間の設定）。

地域研究
　国対地方という構図からこぼれおちる、地域どうしの関係を重視する。具体的には、高知県の保健婦駐在制が、沖縄県や青森県においてどのように展開したかという論点から、新たな地域史を追究する（新たな空間の設定）。

　保健婦駐在制についての資料は、行政資料・議会資料・GHQ／SCAP文書などがあり、制度史上の政治過程をたどることがある程度可能である。

　また駐在保健婦の活動実態についても、看護・公衆衛生の専門誌による記事のほか、[3]行政や看護団体による記念誌・手記などが残されており、[4]さらに新聞記事なども含めれば、資料は豊富である。

　特に後者の資料群については、これまで「雑多」なものとして扱われ、歴史研究では見過ごされがちであった。本書ではそれらの資料群の丹念な洗い直しに、まずは意を注いだ。

　筆者は、これまで保健婦駐在制についての研究に当たっては、もっぱらこうした文書資料のみを用いてきた。しかしながら、草分け時代に活動した駐在保健婦経験者である筆者の祖母・西岡末野からの聞き書きを並行して進めることで、その語りのなかに現れる固有の領域があることもまた痛感してきた。

　駐在保健婦の草分け時代の経験者が高齢化し、逝去していくなかで、その証言を記録として残しておく意義は大きい。西岡末野は二〇〇〇年七月七日、享年八四で永眠し、そこで聞き書きの作業はいったん途絶えたが、西岡の葬儀に香典を寄せた同僚の保健婦経験者一九名すべてにインタビューを依頼し、健康上の理由などで辞退された方を除き、ほぼすべてに当たる一二名の他、三名を加えた計一五名の保健婦経験者に話をうかがうことができた。内訳は、一九四〇-五〇年代に活動を開始した駐在制草分け時代を知る保健婦一二名に加え、駐在制廃止前後に中村保健所（一九九七年幡多保健所に名称変更）に所属し、制度廃止の事情を知る立場にあった保健婦三名である。

これは中村保健所管内で一九四〇-五〇年代に活動を開始した保健婦経験者のうち聞き書きが可能なほぼすべてに当たる。これに世代の異なる保健婦への聞き書きも併せ、駐在制廃止までのすべての過程をたどることが可能となった。その後幾人かが鬼籍に入ったことを考えれば、現時点で可能な最初で最後の規模の聞き書き調査といえる。

聞き書きをした保健婦経験者の氏名と、聞き書き実施日時は以下の通りである（*印はテープレコーダーを回さず、ノートへのメモをもとにしたもの。それ以外はすべてテープ録音からの筆耕をもとにした。敬称略）。

西岡末野　（一九一五年〈大正四年〉生まれ）　一九九一年三月一八日、一九九二年八月一〇日、一九九六年四月一三日、一九九七年八月一九日
荒木初子　（一九一七年〈大正六年〉生まれ）　一九九四年三月二五日　一〇:〇〇~一二:三〇*
米花綾子　（一九一八年〈大正七年〉生まれ）　一九九四年三月二九日一〇:〇〇~一二:〇〇、二〇〇一年三月一二日 九:〇〇~一二:〇〇
富田繁子　（一九二一年〈大正一〇年〉生まれ）　二〇〇二年三月三一日　一三:〇〇~一五:〇〇
上田梅子　（一九二二年〈大正一一年〉生まれ）　二〇〇一年三月一〇日　一三:〇〇~一七:三〇
尾崎朔　（一九二三年〈大正一二年〉生まれ）　二〇〇二年四月四日　一四:〇〇~一七:三〇
増本寿女子　（一九二六年〈大正一五年〉生まれ）　二〇〇一年九月二日　九:〇〇~一四:〇〇
山本静尾　（一九二七年〈昭和二年〉生まれ）　二〇〇〇年八月一七日　一五:〇〇~一七:〇〇*

福島佐津代　（一九三一年〈昭和六年〉生まれ）　二〇〇一年八月二八日　一三:三〇~一七:〇〇
植田信子　（一九三三年〈昭和八年〉生まれ）　二〇〇一年三月一日　一一:〇〇~一二:三〇
森良枝　（一九三六年〈昭和一一年〉生まれ）　二〇〇一年三月一〇日　一三:〇〇~一七:三〇、二〇〇一年九月一日　一三:〇〇~一五:三〇
岡田京子　二〇〇一年三月一日　一四:〇〇~一五:三〇
吉岡喜代江　（一九三八年〈昭和一三年〉生まれ）　二〇〇一年三月一日　一四:〇〇~一五:三〇、二〇〇一年八月二八日　一三:三〇~一七:〇〇
助村妙　二〇〇一年八月三〇日　一五:〇〇~一六:三〇*
菊池美恵　二〇〇一年八月三〇日　一五:〇〇~一六:三〇*

高知県について調査を始めたときにはすでに、一九四八年の戦後の駐在制実施にかかわった上村聖恵《かみむらさとえ》、聖成稔《せいじょうみのる》らといった指導者は逝去しており、聞き書きを得ることは不可能だったが、沖縄県については、戦時に看護活動を開始し、戦後も指導者として重要な役割を担ったキーパーソンともいえる具志八重・金城妙子《きんじょうたえこ》をはじめ、現場で駐在保健婦活動を展開した以下の一一名に聞き書きの協力を得ることができた。

金城妙子　（一九一六年〈大正五年〉生まれ）　一九九五年九月八日
具志八重　（一九一九年〈大正八年〉生まれ）　二〇〇一年四月一八日　一七:三〇~一九:三〇、一九日　一三:〇〇~一六:三〇、一七:〇〇~一八:三〇、二〇日　一三:三〇~一八:〇〇、二二日　一三:〇〇~一六:〇〇、二四日　九:三〇~一一:三〇*
小渡静子　（一九二〇年〈大正九年〉生まれ）　二〇〇一年四月一九日　一三:〇〇~一六:三〇、一七:〇〇~一八:三〇*
奥松文子　（一九二五年〈大正一四年〉生まれ）　二〇〇一年四月一九日　一三:〇〇~一六:三〇、一七:〇〇~一八:三〇*
玉城千代　（一九二五年〈大正一四年〉生まれ）　二〇〇一年四月一九日　一三:〇〇~一六:三〇、一七:〇〇~一八:三〇*
細原邦子　（一九三二年〈昭和七年〉生まれ）　二〇〇一年一月三一日　一三:三〇~一七:〇〇
伊泊啓子　（一九三四年〈昭和九年〉生まれ）　二〇〇一年一月三一日　一三:三〇~一七:〇〇
塩川和子　（一九三五年〈昭和一〇年〉生まれ）　二〇〇一年一月三一日　一三:三〇~一七:〇〇
上地アキ子　（一九三九年〈昭和一四年〉生まれ）　二〇〇一年二月一日　一〇:三〇~一二:三〇
福盛久子　（一九四〇年〈昭和一五年〉生まれ）　二〇〇一年二月一日　一〇:三〇~一二:三〇、一四:〇〇~一五:〇〇
与那覇しづ　（一九二三年〈大正一二年〉生まれ）　二〇〇一年一一月八日　一五:〇〇~一八:三〇

青森県についても、戦後に保健婦派遣制を実施した看護係長である花田ミキをはじめ、看護係にあって行政の動きを知る鈴木治子、青森県国保連合会事務局長の青山猛光といった指導者、青森看護学院第一回卒業生の吉田美代、鰺ヶ沢保健所管内を中心に現場の地域保健活動を実践した相馬ふさゑ、派遣制廃止直後の県庁にいた島谷カツ子といった六名に話をうかがうことができた。

花田ミキ	（一九一四年〈大正三年〉生まれ）	一九九六年二月一九日	一四:〇〇～一六:三〇＊
鈴木治子	（一九二〇年〈大正九年〉生まれ）	二〇〇二年三月一九日	一三:〇〇～一七:〇〇
青山猛光	（一九二八年〈昭和三年〉生まれ）	二〇〇二年三月一九日	一〇:四〇～一二:〇〇
吉田美代	（一九三四年〈昭和九年〉生まれ）	二〇〇二年三月一九日	一〇:四〇～一二:〇〇
相馬ふさゑ	（一九三〇年〈昭和五年〉生まれ）	二〇〇二年三月二一日	一二:〇〇～一六:三〇
島谷カツ子		一九九六年二月一九日	一六:三〇～一八:〇〇＊

本書のなかで、聞き書きの末尾の人名は、使用した聞き書きが以上協力者のうち誰の発言であるかを示している（ただし、筆者の判断により一部話者を明示しなかった箇所がある）。

聞き書きという方法は、民俗学・社会学の分野で早くから蓄積があり、歴史学の領域でも、一九六〇－七〇年代以降の民衆史、地方史、女性史の隆盛により、盛んに用いられてきた。

当初は文字資料を残さない、いわゆる「底辺民衆」の歴史を明らかにするために採用されることの多い方法だったが、近年オーラルヒストリー研究を精力的に推進している御厨貴が述べている通り、[5] 文字資料を残さないのは何も「底辺民衆」だけでなく、沈黙を決め込む「国家指導者」も同様であり、御厨の問題提起は聞き書きの対象の拡大に貢献した。

本書で扱う駐在保健婦は、決して「国家指導者」でも「底辺民衆」でもない。むしろそのはざまに立つところに固有の活動領域があるのであり、これまであまり明らかにされてこなかった、こうした対象への接近の方法として、聞き書きという方法は有効であろうと考える。

実際、近年の女性史の分野では、女性の自己決定権や生む権利の問題に深くかかわる領域として、助産婦（産婆）の活動やお産に関心が集中し、おびただしい数の聞き書きが出版されており、成果は豊富である。[6]

本書では保健婦経験者への聞き書きを用いるが、同じ看護職にあって、出産という限られた分野にかかわる助産婦や、臨床の現場に限って活動する看護婦と異なり、保健婦は地域住民の生活に、より日常的に密着した活動の場を持っており、その活動を通して、今まで注目されてこなかった領域での実践を明らかにすることができると考える。

一方、一九九〇年代に入り、聞き書きの方法論をめぐって新たな議論が提起されてきている。フェミニズム研究の上野千鶴子は、従軍慰安婦の口述証言を歴史修正主義の立場から否定する動きに対して、文献資料すらも、ある立場からなされた主観による表現にほかならないと応じた。また、話し手は誰に対してもテープレコーダーのように同じ証言を繰り返すわけではなく、聞き手との関係性によってその証言内容が決まることなど、聞き書きの方法論に新たな論点を付け加えている。[7]

この議論を踏まえて、本書について言えば、話し手＝祖母／聞き手＝孫という関係、話し手＝西岡末野の同僚／聞き手＝同僚の孫という関係、話し手＝高知県の保健婦とのゆかりの深い沖縄県や青森県の保健婦経験者／聞き手＝高知県の保健婦経験者を祖母に持つ若い研究者、といった関係が、話の内容に大きく影響していることになる。

聞き手への気安さや親近感から、他者には決して語り得ない領域にも話が及ぶこともあったろうし、一方で、その関係性から遠慮して隠したことも、当然あったにちがいない。同じ話し手に別の聞き手が臨めば、まったく異なる応答をすることにもなったであろう。どんな聞き書き行為にも、こうした関係性からくるバイアスは生じるものであり、これらを「限界」とするよりむしろ、これらの関係からしか聞き得なかった「可能性」ととらえる立場から、本書を叙述することとする。

従来の歴史研究では、医療・公衆衛生政策を推進した国家や指導的人物の意図や動きを解明することはあっても、実際に地域で衛生指導に当たった人々の意識や行動が、地域住民の生活の改変とどうからみあっていたのか、その実態を十分に明らかにしてきたとは言いがたい。

公衆衛生をめぐる国家と国民の関係にしても、前者による後者の支配、統合の過程として歴史を見るという、平板な図式からの脱却が唱えられながら、実証を通した研究は少ないのが現状である。

公衆衛生を推進するという国家の政策の担い手として働いた保健婦も、本書で明らかにするように、実際に地域の中に駐在して効果を上げるには、固定した役割から離れて柔軟な態度をとらざるをえなかったし、地域に住む人々も、一方的に管理・統合されてきた受け身の被害者とはいえない。むしろ、その時々の対応のなかで、両者は自ら新しい関係を生み出してきたといえよう。

そこで、聞き書きという方法によることで、単なる保健婦活動の歴史事実の紹介にとどまらず、ある特定の地域への公衆衛生の指導に当たって保健婦個人がどのような技術・意思・態度で臨んだのかを、その際の話者個人の思いにも留意しながら、保健婦駐在活動の実態を浮かびあがらせることを目指す。

聞き書きの引用の中で、具体的な土地や人物が特定されることのないよう、固有名詞はできるかぎり伏せた。実際には、すべての話題が、話し手個人のなかに、具体的な地名や人名と不可分に結びついて記憶されているわけだが、関係者のプライバシーを侵すことがないよう配慮をした。また、方言そのままでは意味不明な部分については、読者の読みやすさを考慮して標準語に直した箇所がある。さらに、二〇〇一年の保健婦助産婦看護婦法改正により、この三つの看護職の呼称はそれぞれ保健師・助産師・看護師に変更されたが、本書では改正以前の歴史呼称として、保健婦・助産婦・看護婦を用いる。

なお、本書の写真はすべて、西岡末野の遺品のアルバムより使用した。一九五〇－

六〇年代における中村保健所管内のものである。

　本書が、今後の歴史研究にとって新たな問題提起となるだけでなく、保健婦駐在制の実践の持つ意義を、多くの人と共有するためのささやかな契機になればと考えている。

第1章

総力戦と県保健婦の市町村駐在

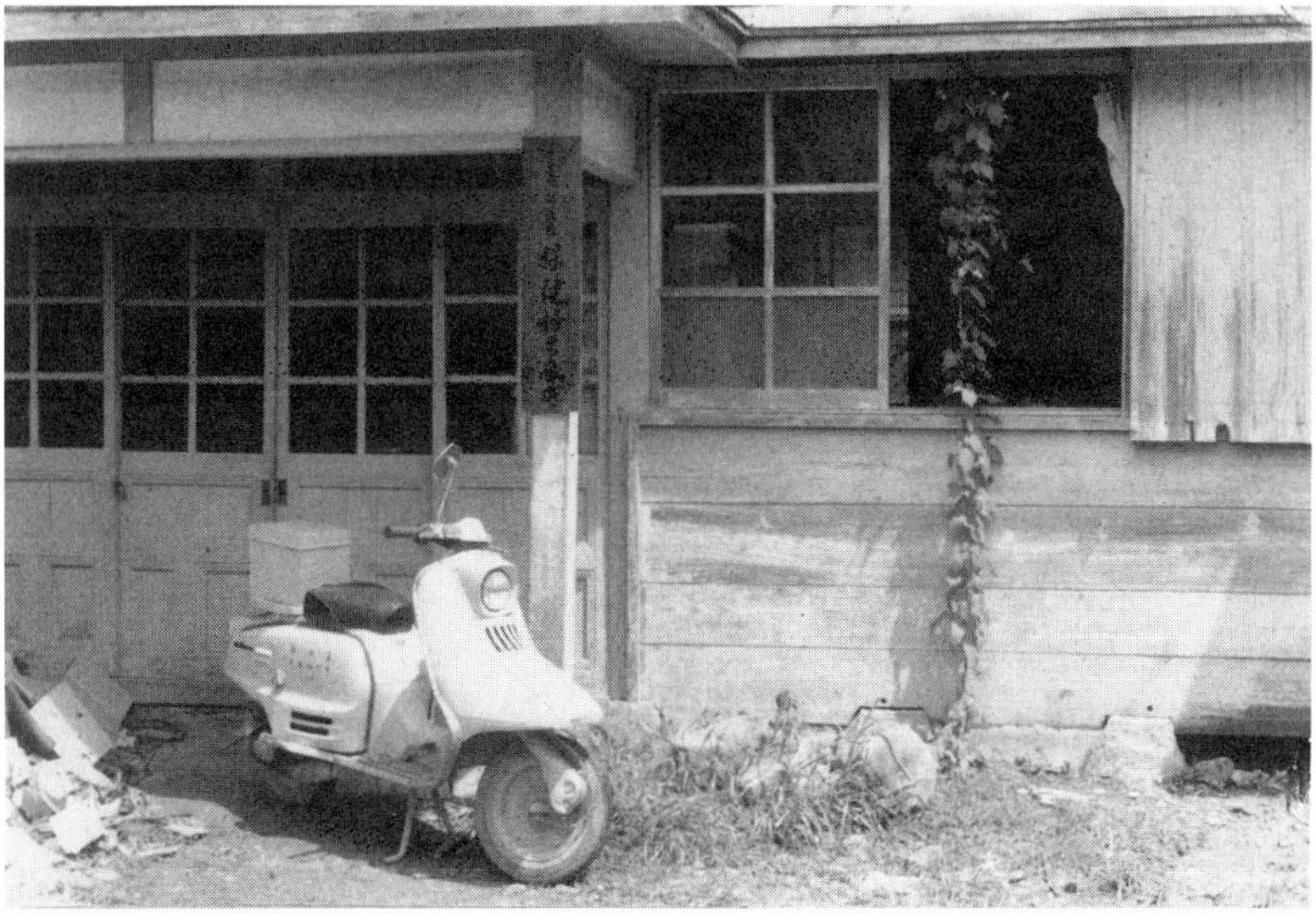

第1節

近代日本における公衆衛生政策の概観

初めに、全国で県保健婦の市町村駐在が始まる一九四二年までの日本における公衆衛生政策を概観しておく。

近代日本における医学・公衆衛生政策は、一八七四年「医制」公布に始まる。従来の民間療法を否定し、文明開化を基調とした近代的な西洋医学の導入を目指したもので、起草に当たったのは、幕末に緒方洪庵の適塾で蘭学を学び、維新後は岩倉遣欧使節団の一員としてオランダ流の医学・公衆衛生を学んで帰国した文部省医務局長、後の内務省初代衛生局長・長与専斎（一八三八－一九〇二年）であった。[1]

やがて開国による外国人の流入が、それまでの日本人にとって未経験の急性伝染病を蔓延させた。特にコレラは数次にわたって爆発的な流行を見た。患者の隔離や消毒を進める医者に対して、民衆は各地で暴動をもって抵抗し、警察が鎮圧に当たった。いわゆる「コレラ騒動」、「コレラ騒擾」である。[2]

この経験を踏まえて政府は、一八九七年「伝染病予防法」を公布し、コレラを筆頭に、赤痢（疫痢を含む）、腸チフス、パラチフス、痘瘡、発疹チフス、猩紅熱、ヂフテリア、流行性脳脊髄膜炎、ペスト、日本脳炎を法定伝染病に指定し、以後日本の公衆衛生業務は患者の治療よりも隔離・消毒といった上からの治安対策、取り締まりを優先させ、警察行政の一環として定着してゆく。

二〇世紀に入ると、急性伝染病の大規模な蔓延はいったん終息を見せ、一九〇七年「癩予防に関する件」、一九一九年「結核予防法」、同年「トラホーム予防法」、一九二七年「花柳病予防法」といった慢性伝染病対策をはじめ、一九一九年「精神衛生法」などにまで法的な対象は拡大してゆく。とはいえ、実際の活動は、従来の取り締まり型の行政施策が中心だった。

一方、第一次大戦後は大正デモクラシーの潮流を受け、篤志家や行政が一体となって各地の都市で細民救済を中心とした社会事業が展開されるようになる。一九三〇年代には農村恐慌を契機として、農村衛生への対応も課題として浮上してきた。この時期には、警察の防疫行政では対処しきれない課題に対応するため、半官半民の社会事業が各地で自生的に芽生えていた。[3]

一九三七年七月に始まる日中戦争を境に公衆衛生行政は大きく転換する。徴兵検査における成年男子の体位劣化に危機感を深めた陸軍省医務局の主導で、一九三八年一月医療・公衆衛生の専門省庁として「厚生省」が新設され、従来の内務省から公衆衛生業務が移管された。[4]この厚生省を中心として、以後、総力戦体制を支えるための公衆衛生政策が次々と打ち出され、各地で自生的に見られた保健活動も上から一元化されてゆく。

すでに一九三七年四月五日には「保健所法」公布（七月一五日施行）によって、人口一二万－一三万人の地区に一か所の割合で公衆衛生指導の中枢機関とする保健所を設置させ、全国に中央集権的な保健所網を整備することに乗り出していた。設置主体は都道府県である。

内務省衛生局は保健所設置の主旨を、「保健所の有する重要なる使命は、従来我国に於ける衛生行政が、主として警察的取り締まりに偏し勝ちであったことより進んで、公衆衛生の指導扶掖《ふえき》に延びんとすることに存する」と述べている。[5] 兵力確保の効果を上げるためには、従来の警察による防疫活動によっては対処しきれないほど、その疾病の対象が拡大していると政府も認識するに至ったのである。

このとき、同年同日「保健所法施行規則」によって保健所職員として「保健婦」が、法規上初めて明文化されている。

一九三八年四月「国民健康保険法」が公布され、従来の都市のみならず、農山漁村を対象に国民健康保険組合（国保）の結成が進められる。設置主体は市町村であり、国保組合を置く市町村には国保保健婦の設置が定められている。

こうして、都道府県身分の保健所保健婦と、市町村身分の国保保健婦という所属を異にする保健婦の並存という現在に続く枠組みが、このときできあがった。

さらに厚生省は、一九四一年一二月日米開戦へと至る戦局の進行に合わせて保健国策を強力に推進してゆく。

一九四〇年四月「国民体力法」には国家が「国民ノ体力ヲ管理ス」と明記され、成年男子の体力検査が義務づけられた。同年五月「国民優生法」では遺伝病者の断種が合法化され、国家に役に立つ国民が選別されることになってゆく。一九四一年一月閣議決定「人口政策確立要綱」は、「東亜共栄圏ヲ建設シテ其ノ悠久ニシテ健全ナル発展ヲ図ルハ皇国ノ使命ナリ、之ガ達成ノ為ニハ人口政策ヲ確立シテ我国人口ノ急激ニシテ且永続的ナル発展増殖ト其資質ノ飛躍的ナル向上トヲ図ルト共ニ東亜ニ於ル指導力ヲ確保スル為其配置ヲ適正ニスルコト」を主旨として、昭和三五年までに国内人口を一億とすることを目標に掲げ、結婚年齢を三年引き下げ、夫婦間に子どもを五人生ませることを計画するなど、出産というプライベートな領域にまで露骨に国家が関与する意思を明確にする。この決定は各方面で政策を拘束してゆく。保健行政の分野でも、「母性及乳幼児ノ保護指導ヲ目的トスル保健婦ヲ置ク」と保健婦に重要な位置づけを与えたため、同年七月「保健婦規則」が制定され、衛生指導の専門職として初めて「保健婦」の身分法が確立し、結核対策と母子衛生を中心とした衛生政策を警察官に代わり保健婦が第一線で担うこととなった。

第2節 総力戦と県保健婦の市町村駐在

一九四一年一二月、厚生省人口局総務課長・床次徳二は、「人口政策と保健所」という一文で、人口政策確立要綱を受けた保健所・保健婦活動の役割について厚生省の掲げる新たな基本方針を解説している。そこで床次は、要綱にある「保健所を中心とする保健所網」とは、「即ち保健所を中心とする各種保健指導機関（略）と各町村駐在の保健婦の有機的組織網である」とし、「保健指導網の第一線は保健婦である。今夏の保健婦規則の制定に依り其の素質の一層の向上が期待し得らることになつたが、現在は要するに過渡期であつて速やかに名実共に保健婦網が全国市区町村に行渡ることを望むものである。保健所に勤務する保健婦と、常時市区町村に駐在し訪問指導を担当する保健婦が、保健所を中心として常に密接な連絡の下に活動する組織を考へ度い」と述べた。[6] つまり、この時点ではまだ過渡期にすぎないが、やがては保健婦を市区町村に駐在させ、保健所の指導指揮の下、活動をする組織（つまりこれは保健婦駐在制そのものであるが）を構想していたことがわかる。

こうした構想の下、警察の駐在制を模倣し、一九四二年に全国で始まる県保健婦の市町村駐在へ直接つながる具体的な動きは、一九四二年一月－二月第七九回帝国議会における国民医療法審議のなかに見ることができる。以下、その経緯をたどることにする。

第七九回帝国議会に上程されたのは、「国民体力法改正法案」、「国民医療法案」、「健保法改正法案」、「国保法改正法案」、「戦時災害保護法案」の五法案である。一九四二年一月二三日－二月四日衆議院審議、可決。二月五日－二月一〇日貴族院審議、可決。二月二一日改正国保法・改正健保法・改正国民体力法公布、二月二五日国民医療法・戦時災害保護法公布となって実現した。[7]

法案提出主旨説明に立った厚生大臣・小泉親彦（一八八四－一九四五年）は、一九三四年から軍医総監兼陸軍省医務局長として厚生省設立を推進し、一九四一年七月一八日－一九四一年一〇月一八日厚生大臣（第三次近衛文麿内閣）、法案審議前後の一九四一年一〇月一八日－一九四四年七月二二日厚生大臣（東條英機内閣）を務めた。戦時の医療・公衆衛生制度推進の中心人物となり、「健民健兵政策」の提唱者としても知られる。

これら一連の法制定については、国家による医療統制の最たるものとして、これまでも先行研究でさまざまに注目され論じられてきている。

「(国民医療法は——引用者) 医療制度をめぐる矛盾を医者の犠牲によって一気に打開しようとしたもので、官僚統制の強化、医療のファッショ化以外の何ものでもなかった」(川上武)[8]。

「(国民体力法改正により——引用者) 生まれてから徴兵検査に至るまでの身体面の管理＝ふるい分けのシステムが完備することになる。／このシステムは、天皇制ファシズムの保健衛生版であり、このシステムでふるい分けられた落ちこぼれ(たとえば心身障害児など) の棄民システムであった」(小栗史朗)[9]。

「国民皆保険と『国民医療法』は、治療の保障と医療供給体制の両側面を『公共的』に再編整備を意図した点で、『医制』発足以来の画期的なものである。しかしながら、この『公共性』は天皇制ファシズムの一環であり、形式的整備に対して内容は管理統制的で貧弱であった」(同)[10]。

「議会における小泉厚相の趣旨説明は、『健兵健民』の語こそ用いないもののその趣旨の下に各法案を位置づけたものであった。委員会の質疑は医療団の問題と体力法を中心とする体力向上策に集中し、小泉の熱弁もそこに振るわれている。国保・健保に関しては殆ど議論らしいものはない」(中静未知)[11]。

「厚生省は、医薬制度調査会の答申をもとに『国民医療法案』を作成、東條英機内閣は対英米戦突入後の一九四二年一月、『国民体力法改正案』『健康保険法改正案』『国民健康保険法改正案』『戦時災害保護法案』とともに第七九回帝国議会に提出した。同法案は、国民体力向上という国策のもと、(略) 医療関係者への国家統制を強化するものであった」(藤野豊)[12]。

医療の国家統制の再編・強化の画期として評価は一致しているが、本書で主題とする保健婦駐在制との関連では論じられたことはなく、改めて保健婦駐在制の起源として重要な審議であったと位置づけ直す必要がある。

法案審議の過程をたどると、国保組合を強制設立にして国民からの保険料徴収を義務化する以上、医療の供給を受けられない無医村への医療保障をどうするかが最大の論点となっていることがわかる。医師の戦地応召によってただでさえ国内の医師不足が深刻になっているのに加えて、開業医が都市に集中し無医村に赴任したがらない現状を打開するために、国側は医師の開業制限や無医村診療を定めた「国民医療法案」を示すが、ほとんどの委員が医療機関の偏在是正の理想には賛意を示しながら、果たして圧倒的な医師不足の現実の下でそんなことが可能なのかと、そろって疑問を呈している。

そんななかで、本書の主題である保健婦駐在制につながる構想が、二人の議員から提案されているのが目を引く。

ひとつは、衆議院議員・星一による「衛生警察官」の構想であり、いまひとつは、衆議院議員・三宅正一による、医者の不足を補うための「保健婦ノ全面的活用」の提案が、それである。

一九四二年一月三一日、星一は次のような質疑をしている。

「モウ一ツハ警察ニ衛生警官ガ必要ダト思ヒマス、此ノ衛生警官ハ管内ヲ廻ツテ歩イテ、自分ノ管内ニハ一人モ病人ヲ作ラナイト云フダケノ決心ヲ持ツタ警察官ガ必要ト思ヒマス、勿論厳密ニ申セバ病気ハ出来マセウガ、其ノ巡査ハ管内ヲ廻ツテ、病気ノ原因ヲ除去スルニ努メル、例ヘバオ前ノ所ノ洗濯ノ仕方ハ悪イカラ斯ウヤレ、或ハ寝ル時ニハ何処ヲ開ケテ寝ロ、又オ前ノ家ノ竈ハ斯ウシナケレバイケナイト云ウヤウナ、注意ヲシテ歩ク巡査ガ必要ダト思ヒマス、（略）私ハ提出サレテアル是等ノ法案ハ当然来ルモノガ来タモノト思ツテ居リマス、是ノ運用ニ依ツテハ非常ニ宜イコトニナルト思ヒマスガ、之ヲ助ケテ行クノニハ、ヤハリ衛生警察官ト云フモノガ必要ヂヤナイカト思ツテ居リマス、ソコデ（略）此ノ衛生警官ニ対スル（略）御話ヲ承ツテ、私ノ質疑ヲ打切リマス」。[13]

これに対し、小泉厚相は次のように答弁している。

「衛生警察、衛生巡査ト云フモノヲ作ツテ置クト云フ御話ハ、是ハ丁度私共ノ狙ヒ所ト全ク同ジニ行ツテ居ルノデアリマシテ、保健所網ト云フモノヲ拡充致シマシテ、是ハ警察官デハゴザイマセヌガ、丁度駐在所ノ人ミタイニ出テ、今ノ御話ノヤウニ総テノコトニ対シテ世話ヲ焼イテ行タイト云フノデ、此ノ法案ニサウ云フ気持ヲ盛ツテ居ルノデアリマス、此ノ保健所ハ全国的ニ出来ルダケ早ク多数置キマシテ、只今ノ予算モサウ云フ風ニ提出シテ居リマスガ、サウ云フヤウナ訳デ、丁度御話ノ衛生警察網ヲ拡充シテ行タイト考ヘテ居リマス」。[14]

この答弁からは、星の提案と同じ構想を小泉厚相もかねてから抱いていたことが読み取れ、さらにより踏み込んで、保健所網の拡充と衛生警察網の拡充とを重ねてイメージしていることがわかる。ただし、ここではまだ保健婦を利用する発言には至っていない。

一方、同月同日、三宅正一は次のように保健婦の活用を唱えている。

「更ニ（略）大臣ノ御意見ヲ御伺ヒシタイコトハ、保健婦ノ意義ニ付テ非常ニ大キナ評価ヲシテ戴タイト云フコトデアリマス、保健婦ハ、御承知ノ通リ産婆、看護婦ノ免状ヲ持チ、而モ指導衛生ノ専務者トシテノ任務ヲ負ハサレテ居リマスノデ、治療ノコトシカ頭ノナイオ医者サンヨリカ、寧ロ可憐ナル保健婦ノ方ガ遥カニ大キナ仕事ヲ農村ニ於テヤッテ居ルノデアリマス、（略）日本ノ医療団ハ農村医療ノ配置ト云フ見地ニ立ッテ、ドウセ今日ノ医者ノ数デ全部ノ無医村ニ医者ガ廻ハラヌコトハ当然デアッテ、ソンナコトハ農村ハ要求シナイ、其ノ代リ保健婦ハ全面的ニ養成サレルコトガ宜イト思フ、是ハ必ズシモ厚生省ダケノ機関デ作ル必要ハナイ、全面的ニ凡ル機関ガ保健婦ヲ作ッテ行ク、（略）保健婦自ラガ其ノ家庭ニ廻ッテ行クト云フヤウニスル、少クトモ保健婦ハ一部落一人位ハ配置シ、今マデノ治療ノ見地デナク、指導衛生ニ貢献スルガ如キ尖端組織ヲ日本医療団ガ持タナケレバナラヌト思フノデアリマス、（略）場合ニ依レバオ医者サンヨリモ良イ、而モオ医者サンガ頭ガアッテ中央ニ於テ指導サレルト云フコトニナレバ、保健婦ノ発揮スル機能ハ非常ニ大キイモノト考ヘルノデアリマシテ、斯ウ云フ意味ニ於テ保健婦ノ全面的活用―体力管理ニ於テ保健婦ヲ保健所ノ尖端機関トシテ御使ヒニナルサウデアリマスガ、尖端ニ於テハ皆同ジデアリマスカラ、体力管理ノ方デモ御使ヒニナッテ宜シイ、又医療団ノ方デモ御使ヒニナッテ宜シイ（略）、指導ト医療トハ尖端ニ於テハ同ジデアルカラ、全面的ニ御使ヒニナッタラ宜シイト考ヘルノデアリマス」。[15]

「今ノオ医者サンハ直グ治療ヲヤリタガルノデアルカラ、（略）村ヲ廻ッテ衛生ノコトヲ指導シタリ、栄養食ノ指導ヲスルコトハオ留守ニナル、併シ今日ハ医者モ足リマセヌカラ、（略）特ニ結核等ニ付テノ指導、環境改善、国民ノ自覚ト云ッタヤウナ色々ノ指導ハ（略）保健婦ヲ末端ノ触手トシテ使フト云フヤウナ、此ノ大キナ経綸ノ上ニ立ッテオヤリニナッタラ宜イノデハナイカト思フノデアリマス」。[16]

このような、医者の不足を補うための、「末端ノ触手トシテ」の「保健婦ノ全面的活用」、「一部落一人

位ハ配置」の提案に対し、小泉厚相は、

「保健婦ノ問題、是ハ御指摘ノ通リデゴザイマスノデ、政府トシテモ十分立派ナ保健婦ヲ全国ノ村村ニ普ク配置致シタイ、サウシテ此ノ保健婦制ヲ強化シテ行タイト考ヘマシテ、従来ニ於テモ保健婦ノ養成ヲ致シテ居リマスガ、尚ホ一層此ノ点ニ力を入レテ行キタイト考ヘテ居ル次第デアリマス、而モ保健婦ガ従来行ツタヤウナ指導ノ行キ方ノミデナク、更ニモット御指摘ニナツタヤウナ綜合的、全面的ノ働キノ活用ヲ企画シテ、此ノ養成ニハ将来益々力ヲ尽シテ、成ベク早ク斯ウ云フ制度ノ全国ニ行渡ルコトヲ期待シテ進メテ行タイト存ジテ居ルノデアリマス」。[17]

と、全面的に同意し、保健婦を「全国ノ村村に普ク配置致シタイ」、保健婦の「綜合的、全面的ノ働キノ活用」、「成ベク早ク斯ウ云フ制度ノ全国ニ行渡ル」よう「保健婦制ヲ強化シテ行タイ」という考えを示した。

先にも述べたように、「国民医療法案」は、医療機関の偏在是正のため、医師を国家統制の下に置き、強制的に国内に配置し直す構想を持っており、事実、同法公布後、官主導の下に「日本医療団」が結成され、全国で無医村診療などが実施されている。先行研究ではこの点のみに目を向けたものが多いが、ここでは、医師不足を補うものとして保健婦の役割が期待されたことにこそ注目したい。そして事実、この直後から、保健婦を警察官になぞらえた駐在制が、実行に移されるのである。

黒川泰一「保健婦普及方策への一批判」は、この審議後の動きをとらえた貴重な証言となっている。

「今年の議会で、国民体力法委員会がひらかれた際、ある委員から、『無医村の多い今日、看護兵等の経験あるやうな者を、駐在巡査を配置するやうに、各町村に配置して保健指導を徹底的にやってはどうか』との意味の発言があったに対して、小泉厚生大臣は『目下政府でもそのやうな保健指導網を考へてある』旨、答弁されてゐた。／ところが、その後厚生省当局の一部には、保健所を保健郡役所として、全国に普及するとともに、各町村に役人としての保健婦を駐在巡査のやうに配置しやうと考へられてゐることが伝へられた」[18]。

これら一連の動きを黒川は、「農村は決して植民地ではないのである。保健衛生のことが、いつまでもサーベルによって、強制主義によって行はれるべきではない」[19]と、国による上からの保健婦普及の方策を批判している。

黒川泰一の論評が裏づけるように、全国で保健婦の駐在活動が始まるのは、この審議を経た一九四二年三月厚生省通知「保健婦設置ニ関スル件」、同年六月厚生大臣決判「国民保健指導方策要綱」によってである。前者は「保健婦ヲ保健所、健康相談所、市役所、町村役場、警察署等ニ駐在セシメ、保健所其ノ他ノ指導機関ト密接ナ連絡ヲトリ、担当地区ヲ巡回シ、妊産婦、乳幼児、結核患者ノ保健指導ニ当ラシム」というものであり、後者は「道府県及大都市ヲシテ市町村駐在保健婦ヲ設置セシメ、保健所長ノ指導ノ下ニ保健指導ニ当ラシム」というものであった。

ここに初めて「保健婦ヲ〔シテ〕駐在セシメ」「駐在保健婦ヲ設置セシメ」という文言が登場しており、これらの通知によって、一九四二年以降各都道府県で保健婦養成が始まり、県保健婦の町村駐在が実行に移されたのである。

翌一九四三年、厚生省健民局で作成された『第八十四回帝国議会関係（健民局）』という資料によれば、

「第一編、人口及体力の推移（涵養課関係）・第五章、保健所及保健婦・第二、保健婦・一、保健婦並ニ保健事業ノ沿革」の項には、「駐在保健婦ニ対スル指導機関ハ之ヲ保健所トシ保健所、支所、駐在保健婦ノ形ヲ以テ保健指導組織ヲ構成シツヽアリ」と明記されて、厚生省の推進する健民健兵政策のなかにしっかり位置づけられるに至ったことを示している。[20]

県保健婦を町村に駐在させ、担当地区を巡回させるという形態は、警察官の駐在制を模倣したことは以上の経緯から明らかである。警察官の駐在制は一八八八年内務省訓令「警察官吏配置及勤務概則」によって採用され、それまでは警察官が警察署に集中勤務し担当地区を警邏《けいら》する方式から、担当地区に分散して日常的に定着する方式へと転換が図られた。警察史研究の大日方純夫が指摘するように、「こうして、日本の警察は、内務大臣指揮下の知事のもとに、警察本部→警察署→駐在所という指揮系統にたつ機構を配置した、極度に中央集権的・国家的な性格をもって確立された」わけだが[21]、戦前から公衆衛生が警察の所管だったことを考えれば、保健婦を町村に駐在させて日常的に衛生指導に当たらせる方式をとることは、きわめて自然な発想だったといえる。

看護史研究の名原寿子は、通説では戦後になって初めて高知県で実施されたことになっている保健婦駐在制の初期形態は、戦時にも見られたと先駆的な指摘をしており、戦時に県保健婦の町村駐在を実施していた県として、高知県の他にも広島県・新潟県・埼玉県・福井県の事例を資料をもとに挙げている。[22]

一九四二年での全国の保健婦総数は五八〇五名とされており[23]、このうち駐在保健婦の数は一一一九名であるというから[24]、約二〇%は駐在保健婦だったことになる。決して無視できない数字であろう。ちなみに駐在保健婦の数は、翌一九四三年には一九六二名へと、前年比で約六割増えている。[25]

では、その具体的な活動のありようを、高知県の事例を中心に見てみよう。高知県の戦時の経験の蓄積が、戦後の保健婦駐在制にいかに継承されたのかというのが、本書の主題のひとつである。

第3節 戦時高知県における保健婦駐在活動の実態

高知県における保健婦の前史を振り返ると、全国で社会事業が自生的に展開されていたのと同様、一九三二年一月高知市役所内に会員組織による社会事業協賛会ができ、同年七月にその事業のひとつとして「巡回婦」または「指導婦」の名の下に看護婦・黒瀬春貴一名を採用している。仕事の内容は無料助産、貧困者の職業指導、更生事業などだった。当時の活動を後に本人から聞き取りした記録には、例えば「橋の下のルンペンの助産、芸者に売られて行く可哀想な娘を救った事」などが紹介されている。[26] この時期の活動は、他で見られたように、貧救事業の色彩が強いものであったことがわかる。

しかし「保健所法」を受けて、一九三八年四月安芸保健所が発足し、看護婦三名を雇い活動を開始。「保健婦規則」制定と同時に、安芸保健所に勤務している看護婦三名、城西病院に勤務している看護婦四名、軍事援護会の看護婦一名、その他助産婦一九名、計二八名に保健婦免状を与え、上からの一元的再編がおこなわれている（内訳と合計の数が合わないが原文ママとする）[27]。

そして先に見た一九四二年三月の厚生省通知「保健婦設置ニ関スル件」を受け、同年四月県主催の第一回保健婦養成講習会が一か月半のコースで開かれ、七月検定試験実施、受講生一〇〇名中合格者四四名を出した。このうち二〇名を一〇月三〇日付で「指定町村」に駐在させている。保健婦の身分は県、費用は国費・県費・村費三分の一ずつであった。高知県では同じころ市町村身分の国保保健婦二〇名が町村で活動していたというが、国保保健婦を設置したのがどの町村であるかは不明である[28]。

この駐在保健婦が置かれた「指定町村」が何を意味するのかであるが、「無医町村」ということで共通していたことが、高知県議会の以下のやりとりからわかる。駐在保健婦が設置された一か月後の一九四二年一二月一日、高知県議会で保健婦問題についての氏原一郎議員の質問に答えて、兵事厚生課長・深見吉之助が「御承知ノ通リ保健婦ハ産婆並ニ看護婦ノ資格ヲ有スル者ヲ選ンデ、サウシテ現在無医村二十箇所ニ之ヲ置イタワケデアリマス」と述べている[29]。

しかし、高知県下の無医町村はこの二〇町村にはとどまらなかったであろう。なぜ数ある無医町村からこの二〇町村が選ばれたかが問題となる。

そこで一九四二年一一月一日までに国保組合が認可された町村の記録と[30]、一九四二年一一月一日現在、県駐在保健婦が配置された町村を示す資料[31]から類推すると、駐在保健婦が置かれた「指定町村」とは、国保組合が結成されながら国保保健婦が設置されていない町村を中心に選ばれたものではないかというのが筆者の仮説である。

一九四二年一一月一日までに国保組合が認可された三二町村・その他一の計三三に、一九四二年一一月一日現在、県駐在保健婦が設置された町村…○印(一三人)を重ねてみると、以下のようになる(下の数字は認可年月日、年号は昭和)。

○吉良川町	一七・一〇・一〇	○宇佐町(一七・四・一新居村と宇佐町が合併して新宇佐町)	一六・ 七・ 一
戸波村	一七・一〇・一九	○浦ノ内村	一七・ 三・二三
○多ノ郷村	一七・ 三・二三	富山村	一三・一二・一二
田野町	一三・一二・二五	○片地村	一七・一〇・三〇
美良布町	一七・一〇・三〇	暁霞村	一七・一〇・三〇
在所村	一七・一〇・三〇	山北村	一七・一〇・三〇
佐古村	一七・一〇・三〇	槇山村	一七・一〇・三〇
上韮生村	一七・一〇・三〇	八田村	一四・一二・二七
○宇治村	一三・一二・一五	諸木村	一七・ 九・二五
芳原村	一五・ 五・二〇	○仁西村	一五・ 五・二〇
森山村	一七・一〇・三〇	○弘岡下ノ村	一七・一〇・三〇
○名野川村	一七・ 四・三〇	明治村	一五・一二・二五
窪川町	一七・ 九・二五	○松葉川村	一七・ 三・二三
仁井田村	一七・ 七・二五	○東又村	一七・ 三・二三
日下村	一七・一〇・二〇	○上半山村	一七・ 三・二三
東津野村	一七・一〇・一九	○檮原村	一七・ 三・二三
警察官吏家族国保組合	一六・ 六・ 一		

つまり、県駐在保健婦が設置された○印の町村を差し引くと、ちょうど二〇となり、国保保健婦二〇人が活動していたとされる数と一致する。すなわち、県駐在保健婦二〇人が配置された「指定町村」とは、この時期に国保組合を設立しながら、町村独自に国保保健婦を雇えなかった上記の無医町村一三町村に加え、国保組合はまだ設置されていないが、無医町村ということで何らかの事情で選ばれた以下の六町

村であったことになる（須崎町の駐在は二人であることを示す）。

○野市町	一七・一二・一〇	○斗賀野村	一七・一二・三一
○北川村	一八・　六・二五	○高岡町	一八・一一・三〇
○伊野町	一九・　三・一〇	○○須崎町	一九・　四・　一

駐在地としては、県庁所在地である高知市を中心とした県中央部から東部に偏っており、土佐郡・長岡郡といった嶺北地方、あるいは西南部の幡多郡全域には県保健婦は一人も駐在していない。一九四二年一〇月一日には、この嶺北地方・幡多郡をそれぞれ所管する、中央保健所・中村保健所を同時に開設しており[32]、おそらく徐々に保健婦を増やしてゆく構想をもっていたのであろう、戦局の悪化に伴う衛生事業の国庫補助打切り後も、保健婦駐在制を県費のみで維持している。

では、当時の駐在保健婦の活動ぶりは、どんなものだったのであろうか。残念ながら当時の活動を示す文書資料は残されておらず、後の回想が断片的に存在するだけである。そこから、できるかぎり当時の活動の様子を復元してみたい。

北川村に駐在した上村聖恵の回想。[33]

「当時私は二十二歳。村の衆は保健婦が何であるかを知りませんでした。日本は戦力増強の一途で物資は不足するばかり、すべては現場を認識し、その上に創意工夫をこらして村民を指導しなければなりませんでした。離乳や栄養指導も今日では笑い草ですが、ビタミンCは柿の葉っぱから、たん白源はイナゴからだったのです」。

「第二次世界大戦で国をあげての非常時体制はすべてのものが戦力増強につながるための施策であり『人口政策確立要綱』というむずかしい言葉を背負わされての出発でもありました」。「『保健婦さん、あなたはまだ若いですよ。そんな離乳のことをしなくてもこの太郎のお父さんは私が育てて今中支に出征していますが、結構甲種合格です。今それどころではありません』と全然私の話しにのってこようとしないおばあさん達、こうした状態の中での保健婦活動は何から手をつけてよいか、（中略）考えたものです」。

その当時、農繁期に四～六歳の子どもを対象に開設されていた季節託児所を利用して、生後まもない子どもから衛生指導をしようと思い立つ。

「『小さな子供をあずかっても、保健婦さんあなたにお乳がないでショウガ』とか、『それは理想だけれども実際は出来んでしょう』とか、種々の不安や疑問」をぶつけられたが、「村長さんを始め、小学校の校長先生、女子青年団長婦人会長さん達」といった地域指導層にとりいって、「励まして」もらった。

「それから一軒一軒、赤ちゃんの家庭訪問を始めました。哺乳時間、何時頃睡るか、睡る前に泣くか、どんな顔をしたときにオシッコをしたいのかウンコは教えるかどうか、おばあさん子ではないか、等々、私一人で考えたお粗末なカードにこのようなことを記入しながら（中略）の訪問でした」。こうして生後一歳未満三〇人、一歳以上二歳まで三〇人、合計六〇人を七月～八月にかけて二週間あずかった。

この成果は村人にも受け入れられ、「『太郎が大きくなりました。太郎のお父ちゃんの時代と変りましたネー、矢張りお乳ばかりではいきませんネー』／頑固もののおばあさんからこんな言葉が聞けるようになりますと、育児のことだけではなく、どんな仕事にも村民の積極的な協力があり始めました」。「この村での三年間、一年に僅か二週間の託児所の仕事から共同作業や共同炊事開設のキッカケにな」った。

名野川村に駐在した中川ヨネコの回想[34]。

「県の指導体制も確立していない時の事で、保健婦自身が国保の主任と知恵をしぼって、無我夢中でかけずり回る状態であった。名野川村は無医村、無産婆村であり、自然の平地は一坪もない貧しい村のため、病気になっても医者に診てもらわず死ぬ人もあり、お産をしても自分で取り上げたり、近所の経験者に手伝ってもらったりで、難産になって始めて医者へ走る現状であった。結核患者も多く、乳幼児、妊産婦の死亡率も高く、保健婦活動は困難を極めた。そして衛生行政は伝染病予防のみ警察の管理下にあって、予防接種は種痘のみで、その他は何の施策も行われていなかった。／取りあえず結核予防と母子衛生に重点を置き、部落ごとに相談日を設けて巡回し、妊産婦、乳幼児の家庭訪問に力を注いだ。一日の勤めを終えて家に帰ると毎日二、三人が私の帰りを待っていた。また、日中いないからと早朝に来たり、夜分に来る人も多かった。戦時中の事で、国の人口政策確立要綱によって『昭和三五年に内地人口を一億にせよ』との通達を受け、産めよ増やせよで、妊娠中毒で死にそうになっても絶対に中絶は許されなかった。産婆の資格を持つ保健婦は、当然の事として助産の役も果たさねばならず、また、栄養補給のため各戸に一頭以上乳の出る山羊を飼わせていた関係で、山羊のお産を手伝わねばならない日もあった」。

伊野町に駐在した長尾寿美の回想[35]。

「伊野の役場の中に席を置き、衛生主任さんと連絡を取りながら仕事を始めることにした。保健婦という仕事は、始めて出来た職業で何から始めてよいかわからない」。町内会の集まりで話をさせてもらうことになったが、「何をどのように話したらよいか、思案のあげく、保健婦の仕事の一部、家庭訪問の話しをしたが、足がふるえて自分でも何を話しているのかわからなかった。とにかく、家庭訪問をした時は、よろしくお願いしますと話した。これが始めて人前で話したことである。保健婦の仕事をするには歩いては能率があがらず、自転車に乗らねばならない。（中略）稽古をしたが容易には乗れなかった。練習のため転んで傷だらけになってやっと乗れるようになった」。

ある時、隣の奥さんから、「何時も安産だから長尾さんに是非お願いしたいと言われたが、私は助産婦の資格はあるが、なにしろ一度も出産に出会った事もなく、言われて自分もびっくりして返事ができなかった。その事はお断りしておいた」。しかしある日、陣痛が来たと呼び出され、「私はびっくりした。お断りしてあったつもりであったのにと思いながらも、隣のことでもあるから、不安と自信のなさに心臓が騒いだ。早速、助産婦の本を取り出しそこそこ見たが、頭に入らない」、というなかで、「どうにか第一号のお産を無事に終えた」。

また「あるケースでは、乳児を持つ母親が腸チフスだとの届けがあった。早速、患者を入院させ家庭消毒を行ったが、祖母がいて、どうしても消毒はさせないとなかなか家の中に入れてくれない。思案のあげく警察に協力をしてもらうように依頼に行ったが、その警察も役に立たず、反対に配給でもらった大根に消毒薬がかかったから、役場の保健婦さんに食べさせよと言って、警察官がおばさんに頼まれたと言って、大根をもって来」るという始末だった。
「人口政策確立要綱ができたので、生めよ増やせよの集団指導に保健所の所長の講義や、排卵と受胎の話しも行っていた。ところが、ある朝、町会議員が赤ちゃんを抱いて役場に来た。生めよ増やせよと言うて指導しているのに、子供が生まれても充分ミルクをくれん。役場が育てよと、配給係の机の上に赤ちゃんを置いて帰った」こともある。

以上の資料からどんなことが読み取れるであろうか。

まず、三人とも「人口政策確立要綱」にふれていることからもわかるように、保健婦は国が推進する人口政策の実践を要請されたわけだが、「産めよ殖やせよ」というスローガンのみが先行し、保健婦への指導体制や協力体制は全く確立されておらず、技術や知識も十分でないまま保健婦一人が現場で右往左往する状況が広く見られる。国家が主導する理想ばかりが声高に叫ばれてはいるものの、現実との乖離ははなはだしかった。

むろん、「妊娠中毒で死にそうになっても絶対に中絶は許されなかった」という中川ヨネコの回想などが示す通り、国策と全く無縁に活動することはあり得なかった。それまで男性である警察官が管轄していた公衆衛生を、女性である保健婦が第一線で担ったため、従来の防疫活動に限られた男性警察官による衛生活動によっては立ち入れなかった、出産の指導といったデリケートな問題にまで、女性が指導に当たることによって大胆に介入してゆくことが可能となったとはいえる。しかし、国家の指導体制が現場にまで貫徹しなかった状況下では、逆に保健婦の創意工夫次第では、住民の側に立った活動をする余地が十分にありえたのである。

実際、前出の一九四二年六月二〇日厚生大臣決判「国民保健指導方策要綱」では、保健婦の指導機関として、五年以内に五五〇か所の保健所と一一〇〇か所の保健所支所を設置する目標を掲げたが、一九四二年には五二か所、一九四三年には六七か所をかろうじて新設できたものの、合計は三〇六か所で、ようやく目標の半ばに達したにすぎない。[36] 厚生省は、一九四四年五月一三日依命通牒「各種保険指導施設ノ統合整備ニ関スル件」を出し、各地の簡易保険相談所・健康保険相談所・健康相談所・小児結核予防所などの既存の施設をすべて保健所として再編することを命じた。これによって一九四四年度新設されるものも合わせて合計七七〇か所となり、保健所網の整備を一挙に完成しようとした。[37] しかし戦況の悪化により一九四五年には全国の都市は空襲にさらされ、一五五か所の保健所が消失する。[38] 保健婦の指導機関である保健所は全く機能せず、個々の保健婦の創意工夫による以外、住民の健康は守られなかったのである。

一方、先の回想によれば、当初の活動における住民の無理解や誤解も共通して証言されている。上村聖恵や長尾寿美の回想に登場する老婆の存在からは、おそらく民間療法やその土地の習慣になじんでいたであろう年輩の地域住民によっては、近代的な衛生思想あるいは国策を普及しようとする駐在保健婦の実践が、軽蔑されたり拒否されたりということが広く見られたこともうかがえる。まさに国家と民衆のはざまで活動を強いられたのが当時の駐在保健婦のありようだった。

ただし、そうした困難な活動を続けるなかで、次第に村人の協力や理解を得られてゆく様子も共通してわかることである。集団指導や家庭訪問という業務は戦後の保健婦活動でもそのまま継承されるものであり、当時の保健婦が戦後につながる技術や経験を着実に蓄積していったことも明らかになる。駐在保健婦の活動は、国家の思惑をダイレクトに伝えるという役割よりはむしろ、地域住民の生活の実情に合わせて柔軟に対応せざるをえなかったことに、固有の特徴があったといえそうである。

戦時の保健婦活動についての評価は、戦時下での成果は上がらず、戦後民主化を経てゼロから出発したという見解がこれまで支配的であり、戦時・戦後の保健婦活動を切り離す見解が主流を占めてきた。

例えば医学史家の日野秀逸は、当時の保健婦活動を、「個人の成果とか生きがいとは別に、公衆衛生活動というレベルでみると戦時下では客観的な成果は上がらないままに終ったといわざるをえない」という厳しい評価をしている。[39]

確かに戦時の物資不足や衛生状態の劣悪な環境を思えば、個人の力ではどうすることもできず、統計資料で見ることができるようには客観的な成果を上げることが不可能であったことは事実であろう。しかし、先の事例に見た通り、保健婦活動は国策の要請で制度化されたにもかかわらず、いざ現場に立つと目の前の個別な課題に対応するよう迫られ、住民の要求に応えるべく活動をせざるをえなかったのである。

国家の意図と地域住民の日常のはざまにたった活動のありようは、ファシズム体制への抵抗運動ではないためにこれまで見過ごされがちであったが、制限された状況下での保健婦の主体的な活動に対して、新たな歴史的評価を与えなければならないであろう。

特にこの時期の経験が、戦後の飛躍的な公衆衛生活動の展開につながる布石となったことは無視できない。事実、上村聖恵は戦後には高知県衛生部看護係、保健婦教育係に抜擢され保健婦指導のトップに立つし、長尾寿美は戦後には中央保健所保健婦長、高知県保健婦会支部長などの要職を歴任する。中川ヨネコにしても戦後も長らく現場の駐在保健婦として活動を続けた。他県でも、戦後の保健婦活動の指導者は戦時に何らかの看護活動を開始していた者ばかりであり、戦後の公衆衛生活動は、戦時における彼女らの活動抜きには考えられないのである。それらは、決して「個人の成果とか生きがい」に還元しきれるものではない。

初めて保健婦が養成された一九四二年以降の高知県主催保健婦検定試験合格者の推移を見ると、以下のようになっている。[40]

一九四二年	七月	四四人
一九四三年	八月	二三人
一九四四年	一月	一九人
一九四四年	九月	三二人
一九四五年	一月	四六人
一九四七年	三月	五一人
一九四八年	一二月	一九人
一九四九年	一〇月	二三人
一九五〇年	四月	一八人
一九五〇年	一〇月	二二人
一九五一年	四月	五二人
一九五一年	九月	三八人
一九五二年	三月	一八人
一九五二年	八月	一七人

戦時・戦後を通してコンスタントに資格者を出しているが、このうち駐在保健婦になった者・国保保健婦になった者・職に就かなかった者が、それぞれ何人であるかを示す資料は残っていない。後に見るように、一九四八年一二月高知県で新たに全市町村駐在制が開始される直前の時点で、駐在保健婦数は二六人だったことから、大半は国保保健婦として就職したか、職には就かなかったと考えられる。そして一九四八年一二月に国保保健婦を含めて県保健婦に身分統一をして駐在制をスタートさせたときの保健婦数は六五人であるから、おおよそそれだけの数が戦時に活動をしていたことになる。また、聞き書きによれば、戦時に資格を持ちながら職に就かなかった者も戦後の駐在制実施に当たって就職を呼びかけられている(西岡末野・米花綾子)。戦時・戦後の保健婦活動は、あくまでも一貫した視野のもとに分析される必要がある。

そこで次章では、高知県を事例として、保健婦駐在制が戦後どのように継承されてゆくかを検討してみよう。

第2章

戦後改革と保健婦駐在制の継承

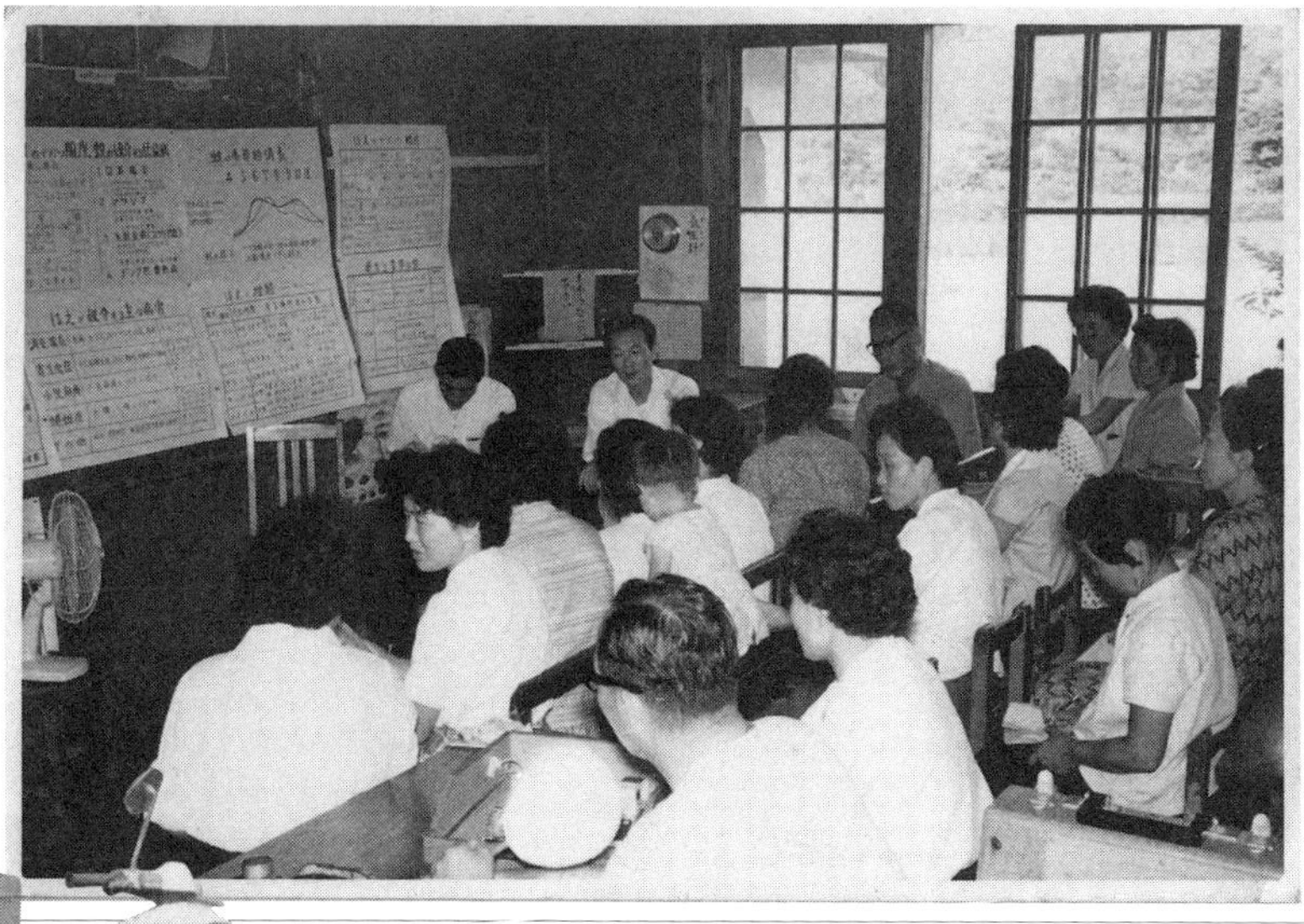

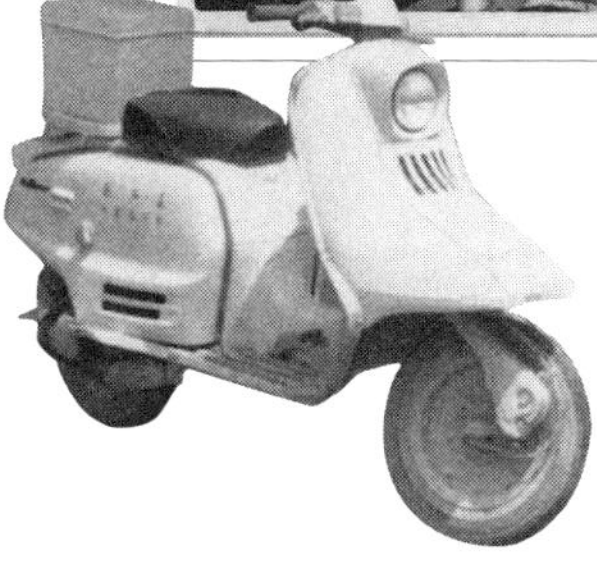

第1節

GHQ／PHWによる公衆衛生制度改革の特徴と問題点

一九四五年八月一五日、日本政府はポツダム宣言を受諾し、連合国軍最高司令官総司令部（GHQ／SCAP。以下GHQ）による日本占領が開始され、戦時の諸制度は全面的に改革されてゆく。医療公衆衛生・福祉の分野でも、公衆衛生福祉局（Public Health and Welfare Section。以下PHW）、局長C・F・サムス（Crawaford F.Sams）を中心に改革が進められる。看護指導に当たったのはPHW看護課長G・E・オルト（Grace Elizabeth Alt）であった。

戦後改革についての研究はすでに膨大な蓄積があるが、どういうわけか公衆衛生の分野については研究が遅れた。GHQ占領資料を駆使した、杉山章子による医療・公衆衛生分野の戦後改革についての包括的実証研究が先駆的にあるのみである。[1] 以下、その成果に学びながら改革の概略を見ておきたい。

一九四五年九月GHQ覚書「公衆衛生に関する件」によって戦後の公衆衛生制度改革全体を貫く指針が示されるが、PHWの改革の初期段階には、医療・公衆衛生政策と呼べるものは存在せず、占領政策の手段として徹底して軍隊の健康保護が目的とされ（特に占領軍保護のための性病対策に顕著）、日本人のための改革は後回しにされる。やがて連合国内部で主導権を握るアメリカに対するソ連の批判をかわすためなどの理由から、次第にアメリカの業績を誇示できるように日本人向けの民主的な制度改革がおこなわれるようになる。

一九四六年五月GHQ覚書「日本政府及び厚生行政機構改正に関する件」によって戦時の厚生省の機構改革がおこなわれ、それを受けて一九四七年四月「地方自治法」によって地方庁には衛生部が必置されることとなる。

一九四六年一一月三日公布の「日本国憲法」(一九四七年五月三日施行)第二五条では、「生存権、国の生存権保障義務」として、「一、すべて国民は、健康で文化的な最低限度の生活を営む権利を有する。二、国は、すべての生活部面について、社会福祉、社会保障及び公衆衛生の向上及び増進に努めなければならない」と定められ、これを基調として戦時に効力を持った諸法規は廃止・改正されてゆく。

一九四七年四月GHQ覚書「保健所機構の拡充強化に関する件」を受けて、同年九月には戦時に効力をもった「保健所法」は廃止され、新「保健所法」が公布される(一九四八年一月施行)。これにより、新たな保健所業務として、一公衆衛生育成、二母子衛生、三人口動態統計、四臨床検査義務、五歯科衛生、六栄養改善、七環境衛生、八衛生教育、九医療社会事業、一〇伝染病予防、一一結核予防、一二性病予防の一二項目が掲げられた。戦時に警察が所管していた衛生業務は全面的に保健所に移管されることとなり、また国民体位の向上という戦争目的に限定された戦時の保健所業務からは考えられない新たな業務拡大がおこなわれたのである。

一九四八年一月GHQ覚書「モデル保健所講習プラン」が出され、全国のモデル保健所として東京都杉並保健所が指定され、同年四月から一週間、全国の都道府県から衛生部長ら衛生行政関係者を集めた講習会がおこなわれた。ここでは先の一二項目のすべてにアメリカ人講師がおり、「近代的」で「理想的な技術」の指導が図られた。同年五月には通牒「モデル保健所設置の件」が出され、杉並保健所で講習を受けた地方自治体の担当者たちが各都道府県に一つのモデル保健所を作るように指示された。これによって一年以内にすべての都道府県にモデル保健所が設置され、さらにそれぞれのモデル保健所は、各都道府県内の保健所を指導することとなった。こうして、杉並モデル保健所→都道府県モデル保健所→都道府県下のすべての保健所という具合に、全国の保健所網の整備が図られていったのである。

さらにこの間、一九四八年七月には戦時中効力をもった「保健婦規則」などは廃止され、「保健婦助産婦看護婦法」が公布され、看護職の身分法も整えられた。

これら一連の改革のなかで、確かに法律のなかの戦争遂行に関する文言は廃止され、新憲法の基本的人権を基調とした民主的な新法が制定されてゆくが、保健所網そのものや、それにかかわる人材は、迅速な改革に必要不可欠とされ、戦時のまま継承された。そのため、中央集権的な衛生行政の仕組みを戦時のまま維持しようとした厚生省側のみならず、「理想的」で「進んだ技術」を強引に上から普及させようとするＰＨＷの側にも、地域からの視点は見られず、各地域で住民の抱える問題を下から吸い上げていくルートは確保されなかったと杉山は指摘する。ＰＨＷによる改革は、近代的で民主的な制度への転換として評価する向きもあるが、内実は杉山の指摘する通り、厚生省・ＰＨＷともに、地域への視点が稀薄な問題点を伴っていた。

以上見たような杉山の研究は、全国レベルの公衆衛生制度改革の全体像を明らかにした点で非常に画期的なものだが、地方レベルにおける個々の改革についてまではほとんどふれられておらず、「占領政策の幅の広さを考えると、個々の分野においては、実現しなかった試みや、顕在化することのなかった可能性が存在したのではないかと思われる。それらを掘り起こすことができれば、占領期の公衆衛生政策をより多面的に把握することができるだろう」と、示唆するにとどまっている。[2]

ここでは杉山のこうした研究の展望を受けて、高知県における公衆衛生制度改革のなかで、日本人の側がどのように改革に取り組んだのかを見てゆくことにする。高知県の保健婦駐在制は、「実現しなかった試みや、顕在化することのなかった可能性」どころか、全国レベルの改革のもつ欠点を克服するために、地域住民の抱える問題に視点を置く制度を目指して「実現」した稀有な事例であることが明らかになるであろう。

第2節　高知県における保健婦駐在制の継承

戦後の高知県における保健婦駐在制の実施については、以下の主要人物がかかわったことが明らかにされている。[3] 四国軍政部看護指導官のJuanita Watterworth（J・ワーターワース一九〇九－六五年）、厚生省から派遣され、戦後の高知県内政部衛生課長（のちに初代衛生部長）に着任した聖成稔（一九一〇－九〇年）、すでに戦時から駐在保健婦として活動しており、戦後には高知県衛生部看護係に抜擢された上村聖恵

（一九二〇－八七年）、この三人である。しかし三人の意図がどのように絡まり制度実施に至ったのかを具体的に示す資料は存在せず、周辺の資料を突き合わせる以外に方法はないのが現状である。

1　四国軍政部看護指導官・ワーターワースの指導

ワーターワースについては、アメリカ・オレゴン大学の公衆衛生学科を卒業し、アメリカで公衆衛生看護の経験をもつ民間人スタッフだったことを除いて詳しい経歴はよくわかっていない。ワーターワースがいかなる理念をもって四国軍政部で看護改革を担当したのかを示す資料を今のところ見いだせないでいる。

GHQ／PHW文書は全国レベルの改革の過程を示す資料群である。地方における改革の実態を伝える資料には、GHQ／CAS文書がある。CASとは、Civil Affairs Section＝民事局である。民事局は地方軍政機構の改革に伴い一九五〇年一月に新設され、各地方の行政部門のすべてを担当した。この文書には軍政時代の各地方軍政部および各府県軍政チームの文書が継承され、国会図書館憲政資料室で都道府県別に検索できるようになっている。本書執筆に当たっては、CAS文書のうち「高知県軍政チーム」（Headquarters Kochi Military Government Team）における公衆衛生分野の「日報」（Daily Occupational Activities Report）をすべて閲覧した。現存するのは一九四七年九月三日－一九四八年五月二九日までの一二四件である。[4] このなかには連日、高知県軍政チーム公衆衛生担当官と高知県衛生部長・聖成稔との折衝の模様が記され、結核・性病・ハンセン病など議題は多岐にわたり、本書で主題とする保健所活動の刷新についてもたびたびふれられているが、議題のみが記されることが多く、両者の構想の内容にまで踏み込んで知ることのできる資料は残念ながら少ない。

一方、近年ライダー島崎玲子・大石杉乃らによって発掘された資料によれば、ＰＨＷ看護課長オルトは地方軍政部に採用する看護指導官の採用条件を、以下のように詳細に定めているが[5]、実際に赴任した看護指導官が、オルトの求めた条件をすべて満たしていたかどうかを示す資料は発見されていない[6]。

一、一般教育……高等学校卒あるいはカレッジ入学要件を満たす程度の教育。カレッジレベルの教育が望ましい。

二、基礎看護の教育……一日平均一〇〇人の患者を持つ病院に付属した学校の卒業生。急性伝染病を含む結核、性病の臨床看護の豊かな臨床経験。精神病と小児看護、看護の社会的局面と健康局面の理解、教室、病棟、外来部での教育の統合されたプログラムを通して身体・精神両面からの豊かな臨床経験。地域施設の適切な利用を持つ学校。

三、州に登録されている。

四、卒業後の活動……公衆衛生看護の国内組織によって承認された大学プログラムでの公衆衛生看護の一年間の学習を終了。

五、経験……公衆衛生看護協会が提携している総合された公衆衛生プログラムで認定された監督下での最低二年から五年の経験。

六、個人的な資格……スタッフとともに、時に応じて一人で、県の全般的な看護プログラムで働くことへの情熱と能力、良好な健康状態と情緒の安定、指導力、適切な判断、機転、素人や専門のグループと働くための特別な能力。

七、年齢は二五歳から四〇歳まで。可能ならば独身者。

一九四八年には、地方軍政部に以下の看護指導官がいっせいに赴任している（人名のカナ表記は原文ママ）[7]。

ミス・ラス・ジョンソン	第八軍軍政部婦長
ミス・アン・パネッサ	東京軍政管部
ミス・ジョフィン・ベーカー	九州軍管部（福岡）
ミス・アリスレイ	北海道軍政管部（札幌）
ミス・ナンシー・グロスナー	岩手軍政管部（盛岡）
ミセス・グラデス・ローラー	埼玉軍政管部（浦和）
ミス・アン・ミラー	東北軍政管部（仙台）
ミス・デ・マリス	宮城軍政管部（仙台）
ミセス・エンマ・スティーボア	近畿軍政管部（京都）
ミス・アイダー・ジャックゾン	京都軍政管部（京都）
ミス・フレンチ	大阪軍政管部（大阪）
ミス・イーザー・ジェイコブス	神奈川軍政管部（横浜）
ミス・ジンネット・ビッチェレラ	中国軍政管部（呉）
ミセス・マーリー・リュー	新潟軍政管部（新潟）
ミセス・ジャニター・ウォーターワース	四国軍政管部（高松）
ミセス・モリス	滋賀軍政管部（大津）

筆者が確認したGHQ／CASの資料でも、一九四八年五月一四日、ワーターワースが高松の四国軍政部に到着し、五月二一日に高知県を初めて訪問した記録が残されている。[8]

通説によれば、このワーターワースが保健婦駐在制を四国四県で実施することを提案し、まず香川県で一九四八年一〇月に実施し、その後一二月に高知県でも実施をすることに成功したが、愛媛県・徳島県では実施を見ることなく一九五〇年四国軍政部を去り、沖縄に転任したとされている。[9]

しかし一九五六年に『保健婦雑誌』に掲載された「「駐在制」に関するアンケート」では、香川県で実施されたのは「本来の意味の駐在制ではない。其の方式が駐在制と言い慣わされて来た」とされており、国保保健婦を置く財政的余裕のない町村に一時保健所保健婦が代行して出向し、余裕ができた時に国保保健婦と代わる方式をとっているにすぎないと回答している。[10]

事実、一九六三年一定の効果を見たとしてこの方式を廃止しており、高知県の駐在制とは異なる一時的な措置だったことがわかる。

また、駐在制開始年については、香川県が一九四八年一〇月、高知県が同年一二月であることをとらえて、香川県におけるワーターワースの指導が先行し、その先例が高知県でも生かされたととらえる向きもあるが、この実施日は形式的なモデル保健所開設の日付を指しているにすぎない。

すでに述べたように戦時から日本では全国で県保健婦の町村駐在は実施されており、以下に述べるようにワーターワース着任以前から、高知県では戦後の保健婦活動の再発足に当たり駐在制をとる構想をもっており、ワーターワースの独創でこの制度が実施されたわけではないのである。GHQの強力な指導力で戦後改革がおこなわれたことが背景となり、戦後の新制度のすべてがアメリカ人の手によってなされたかのように考えられてきたことがこの通説の一般化した要因だと思われるが、改めて当時の地方庁における改革の過程が解明されなければならない。

2　高知県衛生部長・聖成稔の構想

では高知県では戦後の保健婦活動の改革に当たり、どのような動きがあったのだろうか。

聖成稔は、一九三七年東京帝国大学医学部卒業と同時に警視庁防疫医、一九三八年埼玉県防疫医、千

葉県警察部衛生課、一九三九年千葉県松戸保健所長、一九四一年愛知県内政部衛生課、一九四四年厚生省健民局修練課と、戦中に長らく公衆衛生行政に携わった経験を買われ、一九四五年一一月高知県内政部衛生課長に着任、一九四八年一月高知県衛生部が昇格新設されるとそのまま初代衛生部長として、GHQの占領が終結する一九五一年厚生省公衆衛生局に転任するまで、戦後占領期の高知県における公衆衛生制度改革の責任者となる。[11]

戦後の高知県議会議事録を見ると、保健婦制度のあり方をめぐって県議会で早くから活発に議論されていることがわかる。以下、その推移をたどり、衛生部長・聖成稔の駐在制実施に至る構想を明らかにしてみたい。

一九四五年一二月一一日の県議会では、氏原一郎議員が戦時以来「各町村ニ駐在スル保健婦」の活動が不十分であることを述べたうえで「是ハ一ツ是非トモ本当ニ保健婦トシテ活動ノ出来ル保健婦ヲ作ルヤウニ御考ヘ願ヒタイト思ヒマス」と発言したことを受けて、着任間もない衛生課長聖成稔は、保健婦が「本当ニ活動スル為ニハ、ヤハリ地方ニ於テ是等ノ者ガ活発ニ活動出来ル基盤」として「保健所ヲ整備シ、又立派ナ適格者ヲ保健所長ニ充ツルコトニ依リマシテ、保健婦、栄養士ト云ツタヤウナ者ノ活発ナ活動ヲ来サシメルコトガ可能デアルト思フノデアリマス」と答弁している。[12]

国で保健所網整備の動きが活発になるのは少なくともGHQの指令が出される一九四七〜四八年以降であることを考えると、この発言は驚くほど早い。質問をした氏原一郎とは、先にも述べた社会事業協賛会を一九三二年高知市に設立、理事を務め、一九三五年から県会議員を経て、一九五一年高知市長に当選し以後四選(一九六七年まで)、保健婦駐在制を市町村自治体において支えた人物であり、この発言に見られるように駐在保健婦への理解は深かった。[13]

一方で、戦後の高知県衛生課長に就任した聖成稔も、戦中すでに保健所で公衆衛生行政の経験を長らく積んでおり、このことが全国と比べても早いこの時期の議論の背景にはある。

一九四七年五月二七日の県議会で聖成は、五月五日施行されて間もない新憲法二五条の健康権にふれたあとで、「昭和十七、八年頃の統計ではありますが、教育費にしても、土木費に致しましても、いろいろの県の出費が全国各県の中に於きまして何れも沖縄県が殿《しんが》りを勤めていたのでありますが、ひとり衛生費のみが、わが高知県が殿りを承つていたというような状態でありましていかに本県が衛生問題に対して立ち遅れていたかが分かる」とし、「現在四国四県の状況を見るに高知県には百三十二名の癩患者がございます、これに対し愛媛県は僅か三名、香川県五名、徳島県三十七名であります」とその多さを挙げ、さらに「昭和十六年に本県で結核の為死亡しました者は八百八十九名でありました、それが昭和二十年には千四百四十五名とはね上つているような状態であります」と、高知県の衛生状態を強調し、衛生予算の計上に理解を求めている。[14]

実際のところ、終戦の時点で高知県の保健所はわずかに三か所で、香川県八か所、愛媛県一二か所、徳島県七か所と比べて、その水準は全国的に見ても最下位だった。直ちに二か所が増設され五か所となったが、一九四七年七月三日の県議会で聖成は「本県は広汎な面積を有するにも拘らず現在は五か所の保健所で他県に比較し最もその数が少く、従いまして将来保健所支所等を増設し保健所活動に遺憾なきを期したい、斯様におもつております」と述べている。[15]

保健所の増設では不十分なので、「保健所支所」増設の構想をもっていたことがわかるが、保健婦を全市町村に駐在させるという発想はこの時点ではまだ見られない。

一九四八年三月二日の県議会では一九四八年度の予算審議がされており、このとき衛生部医務課長赤堀四郎が、第七款保健衛生費第二項健民費について、「その大半が、町村の駐在保健婦の設置費」であると説明している。[16]これは戦時以来継続されていた二六名の駐在保健婦の設置費であり、この年一二月に始まる全市町村を対象とした保健婦駐在制の構想を必ずしも裏打ちするものではない。のちに見るように、一二月には新たな駐在保健婦の設置費を追加予算として改めて計上しているからである。

それはともかく、これを受けて予算審議がおこなわれた三月一一日、見元弘尚議員の質問に対して、聖成は衛生課から昇格した衛生部の初代部長として答弁に臨み、「保健所法」の改正にふれ、県としても「特に保健所の拡充強化ということにつきまして最大の重点をおいている」としたうえで、「特に本県の地勢、交通事情その他の関係から考慮いたしますとともに、われわれのように、人を対象とする行政を行う者におきまして、この本県の地勢、交通が最も大きな隘路になるわけであります。従いまして、われわれ本庁末端の町村との直接の関係におきましては、どうしても中間機関が必要である。かかる見地から、本県におきましては、特に保健所の強化拡充ということは、他県にも増して大きな意義をもつものである、かように確信しておる次第であります」と答えている。[17]

先に見た「保健所支所」の語句は形を変え、ここでは本庁と末端町村を結ぶ「中間機関」という奇妙な言葉で言い表されており、これこそが、やがては保健婦の全市町村駐在という構想につながっていくものだった。

先に見たようにワーターワースの四国軍政部着任はこの年五月のことであり、それより早い三月の時点で衛生部長・聖成稔によってこのような構想が語られている点を確認しておきたい。

また、この一か月後の一九四八年四月一二日付のGHQ／CAS文書によっても、以下のように、衛生部長（聖成稔）が、（高知県における）地勢や交通事情を考えて、保健所管内をできるだけ緊密に組織するためのプランを（高知県軍政チーム衛生局に）提出していることがうかがえる。

"The Health Department Chief submitted his plans for organizing health center districts as closely as possible to the law under local condition of terrain and transportation. The plan is being studied by this section for the purpose of determining whether any suggestions are necessary."[18]

これもワーターワースが四国軍政部に着任する一か月前のことであり、高知県ではワーターワースの指導を待たずに、衛生部長・聖成稔によって一連のプランが練られていたことが明らかになる。

こうして、一九四八年一二月一五日、モデル保健所である高知中央保健所の開所の日付に合わせて、戦時には一部町村でおこなわれていたものを全市町村を担当する方式に切り替え、保健婦駐在制は高知県の単独事業として実施された。

直後の一九四八年一二月二二日に県議会で追加予算の議案説明に立った聖成は、次のように述べ、ついに保健婦駐在制を明快に位置づけることになる。

「第二項の健民費でございますが、十万円の追加でございます。これは現在県下に二十六名の保健婦が町村に駐在になっておるわけでございますが、このたび、かねて建設中でございました高知の中央保健所の新築落成を契期〔ママ〕といたしまして、これらの二十六名の駐在保健婦に加うるに、保健所の内勤の保健婦達を町村に出しまして、全県下あまねくそれぞれ一人の保健婦が幾つかの町村を担当いたしまして、その地区内で保健所の仕事の末端への徹底浸透をはかることになったわけでございます。すなわち、高知を初め、五か所の保健所がございますが、保健所を利用できるのはその附近の町村民に限られておって遠方の者はその恩典に浴しない、これは不合理であるという考えから、これらの保健婦を極力各地に出しまして、十分な活動をさせようということに方針がきまりまして、これらの保健婦に必要な旅費でございます。これによって、保健婦の活動をまちまして、保健所と支所との末端への浸透をはかるということになったわけでございます」[19]。

以上に見た県議会での議論の推移から、県外から赴任してきた聖成稔が、高知県の衛生水準の低さ（ハンセン病患者・結核死亡者の多さ、戦中の衛生費・保健所の少なさ）に加え、劣悪な地理条件・交通事情を強く認識し、保健所のみでは対処しきれないため、まずは「保健所支所」増設を考えていたが、その構想は「中間機関」の必要として姿を変え、全市町村への「駐在保健婦」設置につながったと考えてよいだろう。

特に、改正された新「保健所法」では、人口一〇万人に一か所の保健所地区が全国一律に設定されたため、平坦地が少なく山地が大部分を占め、交通事情も悪い高知県などでは、人口だけで設定されるひとつの保健所地区の面積がとてつもなく広くなり、保健所周辺にしか衛生行政がゆきとどかなくなることが避けられず、それを補完する制度を独自に実施する必要に迫られていたことがわかるのである。ちなみに、高知県内の保健所のひとつである中村保健所の管轄区域は香川県と同面積であった。この時期、香川県はすでに八つの保健所を持っていたことを考え併せれば、人口一〇万人に一か所と定められた全国画一的な保健所設置基準が、いかに地域の実情を無視したものであったかがわかるであろう。こうした現状を打開するため、戦時に一部の町村で実施されていた保健婦の町村駐在制を全市町村に対象を広げて実施することが、高知県の実情に適合的な制度として選択されたのである。[20]

聖成は後に当時を振り返り、「焼け野原の高知に行ったんです。とにかく結核患者を収容するベッドが一つもない、交通不便の山ばかりのところですから、保健所を整備することはもちろんですが、それだけでは足りないので、駐在保健婦というのを考えて、保健婦を各市町村に駐在させた。ちょうど駐在所の巡査が警察署長の命令で動くように、保健所長の命令で保健婦がその地域の保健活動をやるようにという体制を、昭和二十三年ごろつくりました」、と証言している。[21]

警察の駐在制を模倣して戦時には全国で保健婦駐在が実施されていたことはすでに見た通りだが、聖成は戦後の駐在制を説明するのにも警察の駐在制をたとえに用いている。戦時に警視庁の防疫医からスタートし、警察が管轄していたころの衛生行政に携わっていた経歴を持つ聖成らしい発言である。

また、別のところでは占領軍との関係について、次のように述べている。

「私は高知で六年向こうの連中(アメリカ人の占領スタッフ——引用者)とつき合ったけど、日本の実情に合わないものは、断固はねつけてきかなかった。(略)いよいよ最後に軍政部がなくなっちゃうときに、『俺たちが帰ったら困りはしないか』というから、『困らない』と。下手な衛生部長は、県の予算折衝のときに軍政部の軍医に出てもらって助太刀をしてもらっていたところがあるんですよ。ところが私はそういうズルをしたことがないから、『帰っていただいても結構。もう心配ないから、ありがとう』といいましたけど、そういうような状態だったですね」。[22]

ここでは軍政部の指導に対して、衛生部長としてあくまでも自律的に向き合った聖成の姿がうかがえる。

3　高知県衛生部看護係・上村聖恵の役割

聖成稔は、別のところでも、高知県の保健婦駐在制実施のいきさつを回想して、警察の駐在制を念頭に置いていたとし、その実施に当たっては戦時以来駐在保健婦として経験を積んでいた上村聖恵の存在があったことを次のように述べている。

「『ちょうど、警察が各市町村に駐在所があるように、保健婦が駐在して保健所との連絡をとって保健所の指導を受けて、(中略)活動したらいいと思ってるんです』『賛成だから、ぜひやれ』と、彼女(ワーターワース――引用者)がいうのね。それから、『よし、じゃ、やろう』というわけで、それで上村君が保健婦の係長だったから…(…部原文ママ)。すでに何人かの保健婦は駐在しているところもありました。国民健康保険の保健婦が、かなりいたわけですよ。国保の保健婦を全部、高知県では県の保健婦に変えちゃえと。(中略)一本の体系にしたのは昭和二三年でした。それからずっと続いているわけですよ。高知県の駐在制度というのは」[23]。

ここで初めて述べられているように、保健婦駐在制実施に当たっては、聖成稔の片腕として活動した上村聖恵の存在が大きい。戦後になって初めて高知県に赴任した聖成と違って、上村は先に見たように戦時からすでに高知県駐在保健婦として活動しており、敗戦直前一九四五年四月には高知県立保健婦養成所講師兼事務嘱託として呼び出され、一九四八年四月からは高知県衛生部医務課看護係に抜擢されている。[24] 現場の実情に最も詳しい立場にあるのは、上村聖恵をおいては考えられなかった。

なお、この聖成発言で、保健所保健婦(県)と国保保健婦(市町村)という命令系統を異にする二系統の保健婦の身分を、すべて県の指導体系に一本化したことも述べられている。他県では戦後もひき続きこの二系統の保健婦が並立して活動を進めてゆくため、高知県の駐在制における命令系統の一本化については、戦後高知県が初めてとった独創的方針と考えられるようになるが、戦時の保健婦制度の推移を丹念にたどると、必ずしも高知県の独創とはいえない。

戦時中、厚生省が、保健婦の指導機関としての保健所網整備を急いだことは先に見た通りだが、併せて保健所保健婦と国保保健婦の命令系統が一本化されている。当時厚生省でも、命令系統を異にする保健婦が並立し、指導系統がバラバラであることが問題とされ、一九四五年三月に保健婦規則を改正し、すべての保健婦が就業地を担当する保健所長の指示に従うべきであると定められているのである。[25] おそらく戦況の悪化により、保健所活動も保健婦活動も事実上崩壊し、この時期に至っての法改正の内容は全国で実行に移されることなく終戦を迎えたものと思われるが、高知県においては、戦後に至っても、この発想を駐在制のなかに継承したとも見ることができるのである。

さて、上村聖恵の役割についてであるが、上村自身は周囲に遠慮してか、保健婦駐在制の導入に当たって自らに功があったことをあまり多くは語っていない。しかし後に高知県の保健婦駐在制を取材した伊藤桂一のルポは、上村から取材して次のように伝えている。

「ミセス・ワタワースというアメリカの保健婦が指導に来た。四国軍政部よりの派遣で、ワタワースは齢は四十歳に近く、経験は豊富だった。が、それはアメリカにおいての経験であって、それを日本の実情に即して応用しようとは考えない。すべてアメリカ方式を、そのまま学ばせようという仕組みである。／ミセス・ワタワースの考えは、公式的で、たとえば高知市をいくつかに区分し、その区分ごとに保健婦を置いて住民にサービスさせる、というものである。これは保健婦を住民より高い位置に置き、住民が必要に応じて保健婦の許へ相談に来る、という形式になっている。アメリカではすべてそうなっている、というのである。／上村教務主任は、このときアメリカ側と折衝してゆく矢表に立たされたが、それまで黙って相手の指導を呑んで来たのが、この形式的な方式を実施しろというときになって、次第に反発を覚えてきた。いいなりになっていると、日本の保健婦は骨抜きにされる、と予感したのである。それで、保健婦は保健所にとどまって住民を待つべきではない、保健婦自身が住民の中に入って行くべきであり、僻地へ重点を置いて派遣してゆく方針を取るべきだ、と容易にゆずらなかった。／(中略)日本には日本の方式があり、それは単に敗戦という事態だけで根底から変えられるほど、根の浅いものではなかったはずだ、と気付いたのである。／もし日本の保健婦教育が、すべてアメリカ方式化してゆくとしても、せめて高知一県だけでも、独自の方式を樹て、アメリカ方式と噛み合わぬ点は、どこまでも抵抗するという決意を固めたのである」[26]。

ここで述べられているワーターワースの指導方針は、アメリカの「進んだ」技術を上から指導するという、前節で杉山が問題点として指摘していた地域の実情を軽視したアメリカ側の姿勢と重なる。一方、敗戦によっても替えられない「日本の方式」とは、上村自らが経験していた戦時の保健婦駐在制にほかならない。

上村自身も、別の資料で、ワーターワースとの折衝の様子について、「何でも『イエス、イエス』と言ってもだめで、私たちは『これはできない』とか『あなたの国と違うのだ』ということを一つ一つ…(…部原文ママ)」と回想している。[27]

保健婦制度改革の形式上の責任者は、確かに衛生部長の聖成稔ということになるのだが、保健婦駐在制の実施を実質的に現場において実現したのは、ほかならぬ上村であった。アメリカ人看護指導官・ワーターワースの強力な指導力に対して、衛生部長・聖成稔とともに、自らの戦時の駐在保健婦としての経験をもとに、どこまでも自律的な姿勢をくずさなかった。他県の保健婦活動が、占領終結と同時にたちまち縮小されていったとすれば、こうした現場を請け負う衛生部長や保健婦指導者の戦時における経験の蓄積の有無と、資質の違いに原因を求めることができるのではないだろうか。

さらに次の資料に見られるように、上村は保健婦駐在制実施の背景として、新憲法二五条の健康権保障義務条項と戦後民主化のなかでの女性の地位向上が大きく作用していたことも挙げており、戦時の経験だけでなく、戦後的理念の内実化の努力があったことも、見逃してはならない。

「高知県においては、昭和二三年から保健所保健婦の、全県市町村地区駐在制を実施している。／この駐在制の基本となる考えは、新憲法における主権在民の思想であり、公衆衛生看護業務の普遍性から出発したものである。それまでの保健婦配置は、保健所とわずかな市町村で設置されているのみであった。そのため当時は保健所所在地の住民に対しては、比較的濃厚な公衆衛生看護業務が行われたとしても、交通や受持面積の関係上、管内の市町村に対しては、ほとんど公衆衛生看護業務は行われ得ない状況であった。こうした不公平な業務を、たとえ薄くても公平にといった考えのもとに、当時わずか六五人により始めたのである」。[28]

「『上村が近頃生意気になった』『進駐軍が来てから保健婦は妙に特権階級になった』等々。／女性の地位の低さは私達保健婦に対しても、その仕事の価値や重要性を認めるのではなく、ただ『保健婦のくせに』との一言の考えでおしつけようとするのです。（中略）私達本県の保健婦も必ずしも暖かい温室の中で育ったのではありませんでした。（中略）色々の風波の中から今日が生まれたのです」[29]。

一九四八年、上村が高知県衛生部医務課看護係勤務の抜擢を受けた時点での年齢は、二八歳である。戦後ならではの人事といえよう。

沖縄看護史研究の大嶺千枝子は、「占領期に行われた保健婦駐在の制度比較に関する史的考察」という論文のなかで、高知県の保健婦駐在制について戦時の制度の継承とする筆者の見方に対し、アメリカ人看護指導官・ワーターワースの役割を強調する断絶論をとり、拙論を批判している。

しかし拙論でも、戦後改革における占領軍の果たした役割を度外視したわけではなく、むしろ制度改革の推進力となったことを認めている。加えて戦時とのつながりも視野において歴史的経緯を解明する重要性を説いているのであり、ことに戦時の警察の駐在制度を念頭に置いて戦後の保健婦制度改革に当たったとする高知県衛生部長・聖成稔の構想、戦時にすでに高知県で駐在保健婦としての経験を積み、戦後の保健婦指導者として駐在制実施に当たった上村聖恵の役割が、戦後の高知県における駐在制実施に作用したというのが拙論の明らかにしたところであった。付言すれば、ワーターワース着任以前から高知県では保健所・保健婦活動をいかに地域に浸透させるかの構想が練られており、その構想が着任後のワーターワースの改革意図と相反するものでなかったからこそ、制度実施が実現したとみるのが妥当であろう。

そこを踏まえずいきなり戦後アメリカ人指導者の役割にのみ焦点を当て、戦時の日本に存在した駐在制とのかかわりの検討を抜きに叙述を進める大嶺論文の拙論批判には合点がいかない。

もっとも、「（駐在制の）発想の原点はワニタ（ワーターワースのこと――引用者）の保健活動上の経験か否か、戦前の駐在制の継承か、話し合いの過程で新しい型の駐在草案かは十分に検証されていない」[30]とする拙論批判は、ワーターワースの構想を直接示す資料が見いだせない現状がある以上、受け入れるしかない。しかし、このことは、戦後アメリカ人指導者の役割を重視する側も同じように課せられた資料上の制約であるはずなのだ。

さて、戦時の保健婦活動の戦後への連続面についての歴史研究は数少ないが、岩崎正弥の次のような指摘がある。岩崎は、戦時における滋賀県の長浜保健所の資料分析を通して、戦時の農村保健運動は「結局のところ戦時動員政策の論理に適合的な、戦時目的達成という機能を推し進める限りでの近代化・合理化政策でしかなかった」と結論づけながら、同時に「敗戦を機に、健康の意味や保健運動の目的が一変され、暴力的な健康（身体）管理は消滅したが、戦後民主主義体制下においても戦時に展開された啓蒙的・誘導的な指導の多くは継続されていった」とある種の戦後への連続面にも目配りをし、「その政策的類似性の内実を明らかにすることで特殊戦時的な近代化・合理化と戦後のそれとの関連を問い、また前述した管理志向（新たな権力方式）のもたらした影響を、とりわけ人々の生活世界の変質過程において考察する必要」を今後の課題として述べている。[31]

この問題提起をも踏まえつつ、次章では、戦後に展開された高知県の地域における駐在保健婦の活動の実態を、聞き書きを通して明らかにしてゆく。

第3章

保健婦駐在活動の概況

高知県駐在保健婦経験者の聞き書きから（その1）

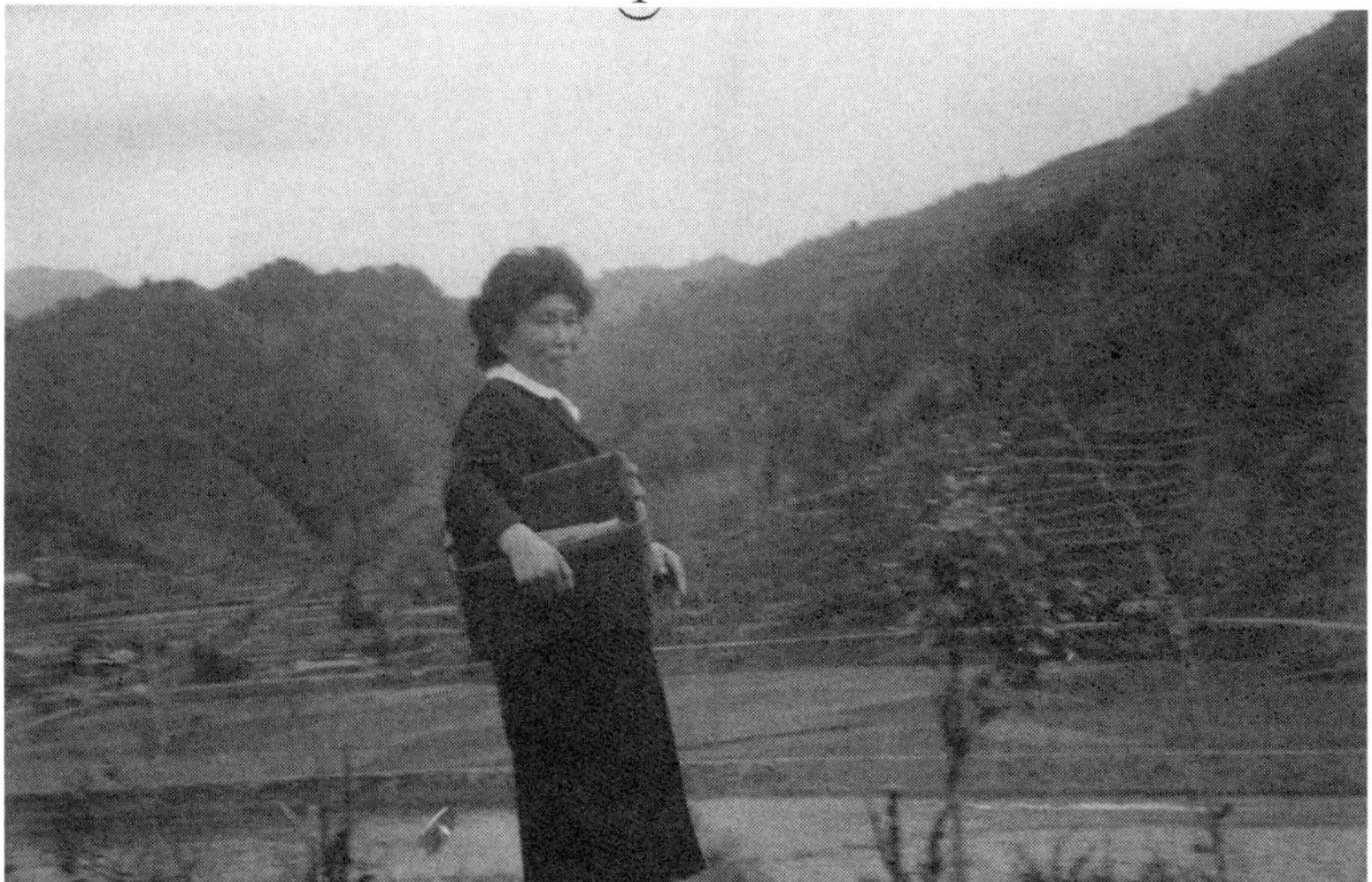

一九四八年一二月一五日、モデル保健所の高知中央保健所開所の日付に合わせて実施された県保健婦の全市町村駐在制は、安芸・赤岡・中央・須崎・中村の五か所の保健所を指導機関として、保健婦数わずか六五人が、一市一六九町村、人口八六万人を分担し、山間地区では二〜三か町村、平坦地では五〜六か町村を受け持つことから開始された。保健婦一人の受持人口は平均約一万三〇〇〇人、担当地区平均面積一一〇平方キロという苛酷な状況で、地域住民のなかへ四九八三件の家庭訪問をおこなうなどの成果を上げている。[1] ただし、この時点での各保健婦がどの地区に駐在したかについての記録は残されていない(調査時、高知県健康福祉部健康福祉政策課に残されていた戦後の最も古い駐在保健婦名簿と駐在地のリストは、一九五〇年のものである)。

やがて一九五〇年九月高知県訓令第三五号「高知県保健婦駐在規程」が正式に定められ、駐在制は正式に県政のなかに位置づけられた(なお、一九六〇年一二月には高知県訓令第四五号「高知県保健婦駐在所設置規程」に改正され、すべての駐在所の名称と担当区域が明確にされている)。占領終結時の一九五二年には保健婦数は一四五(二・二倍)、家庭訪問件数も七万九八〇八件(一六倍)と増加した。一九五五年には保健所も一〇か所にまで増設されている。[2] その後、占領終結とともにワーターワースが沖縄へ、聖成稔が厚生省へそれぞれ去ってからは、一九五五年から七五年まで溝渕増巳が高知県知事として、一九五六年から七六年まで上村聖恵が高知県初代保健婦係長として、保健婦駐在制の維持に努めた。[3] この二人がともにほぼ同じ時期二〇年間、それぞれ同じ役職に就き続けたことは、この制度を一貫性をもって展開させるうえで大きな条件づけとなった。

こうして高知県の保健婦駐在制は「高知方式」と呼ばれて全国のモデルとなり、一九五一年からは沖

図表1 高知県の保健婦数等の推移

年次	県人口	保健婦総数	内訳			保健婦指数		保健所数	保健婦設置市町村
			保健所	市町村国保	開拓	1948年を100	1956年を100		
1948	866,385	65	62	3	0	100	-	5	
1949	・・・・	80	77	3	0	123	-	5	
1950	838,874	96	87	9	0	148	-	5	
1951	877,725	120	104	16	0	185	-	6	10
1952	875,122	145	129	16	0	223	-	8	8
1953	884,870	145	129	16	0	223	-	9	8
1954	894,119	147	131	16	0	226	-	9	8
1955	882,683	144	128	16	0	222	-	10	8
1956	881,953	147	131	16	0	226	100	10	8
1957	874,503	149	132	16	1	229	101	10	7
1958	870,155	158	138	18	2	243	107	10	8
1959	865,352	159	138	19	2	245	108	10	9
1960	854,595	159	138	19	2	245	108	10	9
1961	848,274	159	137	20	2	245	108	10	9
1962	839,407	159	137	20	2	245	108	10	9
1963	829,103	160	138	20	2	246	109	10	10
1964	817,974	162	140	20	2	249	110	10	8
1965	812,714	162	140	20	2	249	110	10	9
1966	807,710	165	143	20	2	254	112	10	9
1967	804,500	166	143	21	2	255	113	10	9
1968	798,472	170	143	25	2	262	116	10	10
1969	791,420	171	144	25	2	262	116	10	10
1970	786,882	172	147	25	0	265	117	10	10
1971	785,472	173	148	25	0	266	118	10	10
1972	790,031	175	150	25	0	269	119	10	10
1973	794,296	178	150	28	0	274	121	10	10
1974	797,645	178	150	28	0	274	121	10	10
1975	808,397	178	150	28	0	274	121	10	10
1976	813,826	179	151	28	0	275	122	10	10
1977	818,765	181	151	29	0	278	123	10	11
1978	823,501	180	150	30	0	276	122	10	11
1979	827,685	181	151	30	0	278	123	10	11
1980	831,275	181	150	31	0	278	123	10	11
1981	832,823	183	151	32	0	282	124	10	12
1982	833,817	185	151	34	0	285	126	10	14
1983	834,528	194	151	43	0	298	132	10	20
1984	834,925	195	151	44	0	300	133	10	19
1985	839,784	198	151	47	0	305	134	10	22
1986	838,369	199	151	48	0	306	135	10	23
1987	837,255	202	151	51	0	311	137	10	25
1988	835,353	208	151	57	0	320	141	10	28
1989	833,031	209	151	58	0	322	142	10	30
1990	・・・・	215	154	61	0	331	146	10	34

資料:県人口は「高知県統計」による、10月1日現在人口。
注:保健婦数は、1988年度から5月1日現在とする。
『保健婦関係参考資料集』高知県、1990年、12頁

縄でもワーターワースや上村聖恵の指導で保健婦駐在制が実施され、一九六五年からは青森県でも高知県を模倣するかたちで保健婦派遣制が実施されている。

上村聖恵は高知県を退職した後は一九七六年から八一年まで日本看護協会理事、同保健婦部会長として全国の保健婦組織のトップに君臨する。その前後、『公衆衛生看護の原理と実際』（珠真書房、一九七一年）、『改訂版・保健婦業務要覧』（日本看護協会、一九八〇年）を刊行し、これらは全国の保健婦養成のテキストとして広く利用され、保健婦業務の指針とされた。

一九九五年七月地域保健法公布とともに、戦後改革期の保健所法が半世紀を経て全面改定される。この改定の、県保健所管掌衛生業務の市町村移管の方針を受けて、一九九七年三月末日をもって高知県と沖縄県で続けられてきた保健婦駐在制は廃止された。それまでのあいだ、保健婦の数が増加しこそすれ減少させることなく、その活動は五〇年近く継続維持されてきたのである（図表1、図表2）。

では、駐在保健婦たちは、地域にあって、どのような活動を展開したのであろうか。本章では、高知県中村保健所管内で駐在保健婦として活動した一五人の聞き書きをもとに、地域における活動の展開の実態を解明したい。そこからは、従来の歴史研究では必ずしも十分には明らかにされてこなかった、国家の政策と地域住民とのはざまに立って活動した駐在保健婦という固有の存在が明らかとなるであろう。

図表2 高知県の保健婦配置図

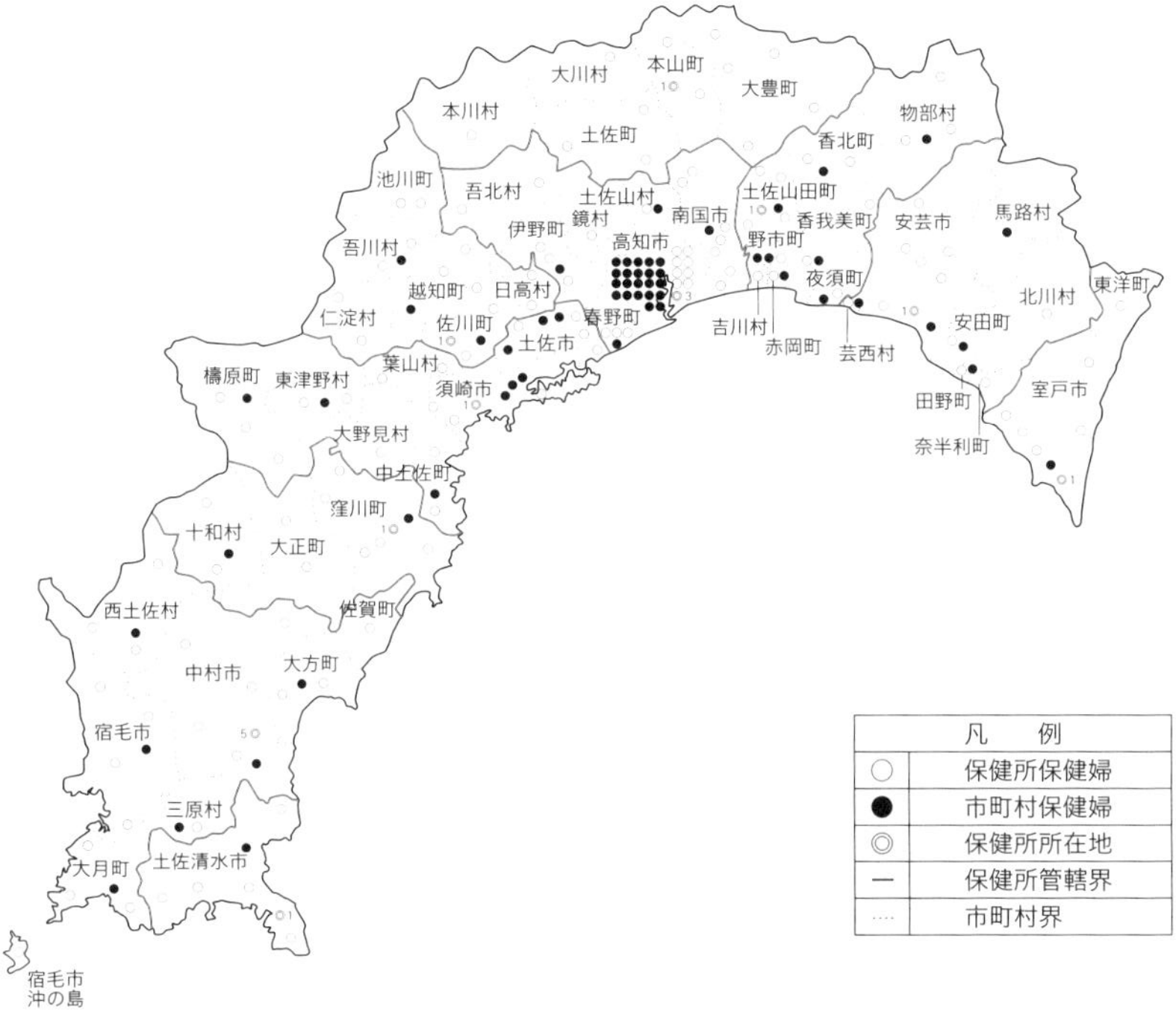

保健所名	土佐清水	中村	窪川	須崎	佐川	中央	本山	土佐山田	安芸	室戸	合計
保健所	6	25	10	18	14	31	13	16	13	8	154
市町村	1	6	2	9	3	26	0	9	4	1	61
合計	7	31	12	27	17	57	13	25	17	9	215

1990年5月1日現在　　前掲『保健婦関係参考資料集』13頁

第1節

聞き書きをした保健婦の略歴

聞き書きの協力を得た一五人のそれぞれの生年、駐在開始年、退職年は以下の通りである。

西岡末野　（一九一五年〈大正四年〉生まれ）　一九五二年九月就職、一九七五年四月一日定年退職、退職後一九七五－八二年三原村保健婦として駐在。
荒木初子　（一九一七年〈大正六年〉生まれ）　一九四九年就職、一九七二年退職。
米花綾子　（一九一八年〈大正七年〉生まれ）　一九四五－四七年国保保健婦、一九五六年九月県駐在保健婦（開拓）として就職、一九七六年度退職。
富田繁子　（一九二一年〈大正一〇年〉生まれ）　一九四六年四月から富山村国保保健婦、一九四九年県駐在保健婦に身分統一、一九五五年一月一日から中村市国保保健婦。

上田梅子　（一九二二年〈大正一一年〉生まれ）　一九四九年就職、一九八一年四月一日退職、退職後一九八四－八九年三原村保健婦として駐在。
尾崎朔　（一九二三年〈大正一二年〉生まれ）　一九五六年就職、一九八一年度退職。
増本寿女子　（一九二六年〈大正一五年〉生まれ）　一九五三年九月一五日就職、一九八三年三月三一日退職。
山本静尾　（一九二七年〈昭和二年〉生まれ）　一九四九年一一月一日就職、一九八八年退職。
福島佐津代　（一九三一年〈昭和六年〉生まれ）　一九五三年九月就職、一九八八年三月退職。
植田信子　（一九三三年〈昭和八年〉生まれ）　一九五一年一〇月就職、一九八三年度五〇歳で退職。
森良枝　（一九三六年〈昭和一一年〉生まれ）　一九五八年一月就職、一九九四年四月退職。
岡田京子　一九六四年就職、一九九一年退職。
吉岡喜代江　（一九三八年〈昭和一三年〉生まれ）　一九六四年一月一日就職、一九九九年三月退職。
助村妙　一九六九年就職、調査当時現職。
菊池恵美　一九七九年就職、調査当時現職。

いずれも戦後一九四九－五〇年代にかけて駐在を開始し、一九七〇－八〇年代にかけて退職している。例外の最後の三人は駐在制廃止前後に中村保健所に勤務しており、廃止の経緯をよく知る人物として聞き書きの協力を得た（駐在制廃止の経緯については第8章で扱う）。戦後駐在制が展開した一九四八年一二月から一九九七年三月廃止までのほぼすべての過程を、おおよそたどることができよう。

いずれの保健婦も戦後に駐在を開始しているが、このうち、西岡末野と米花綾子の二人は戦時一九四二年に高知県で募集した第一回の保健婦養成講習の修了者であり、保健婦免許取得者の第一号である。戦時・戦後を通しての事情を知るうえで貴重な証言を得ることができた。また全一五人のうちの八人までが、戦時に保健婦・産婆（助産婦）・看護婦いずれかの看護経験を積んでおり、このことからも、戦後の駐在制の継承には、戦時の人材の経験の蓄積が不可欠であったことがわかるのである。

駐在制一〇周年のあいさつで、元衛生部長・聖成稔は、「特に私が困難と思っていた山間の僻地にまで今まで保健所の所内勤務をしておられた経験豊富の老練な保健婦さん方が進んで駐在に出て下さってこの制度の基礎をつくって下さったことが忘れることができません」と証言している。[4] 新たな人材養成もままならなかったこの時期に保健婦駐在制を実施するには、戦時の保健婦活動の蓄積なしにはありえなかったことがここでもわかるのである。

ちなみに、聞き書きをした草分け時代の保健婦は、ひとつの駐在地に五～六年から一〇～一五年と長くとどまる場合が多かったところに特徴がある。「中村保健所歴代保健婦名簿」を見ると、この世代の保健婦がいっせいに退職しだした一九七〇年代あたりから、三～五年おきの異動が一般化している。[5] 聞き書きをした草分け世代の保健婦は、長く一地域に駐在することで、地域の実情を把握し、長期的な方針で活動を展開することができたはずである。時代を下るにつれ、保健婦の存在が徐々に住民から遠くなっていることがあるとすれば、このような異動までの期間の長短も、一因となっているように思われる。

第2節 中村保健所の沿革、管内状況

中村保健所は、[6]高知県西南部の地方都市中村に一九四二年開設。一九四七年九月改正保健所法により、高知県西南部幡多郡全域三二町村（合併前）を管轄。一九五一年窪川保健所発足により、佐賀町・大正町・十和村が窪川保健所に移管され、一九五四年町村合併により三市六町村管轄となる。一九六五年土佐清水保健所の発足により、土佐清水市が移管。一九七一年窪川保健所から佐賀町が所管に戻り、中村市・宿毛市・佐賀町・大方町・大月町・西土佐村・三原村の二市三町二村を所管した（図表3）。一九九七年四月から幡多保健所と名称変更し現在に至っている。

所管面積一二九八・三四平方キロは県内保健所では最も広く（平均六九二・〇三）、市街地から農山漁村までを網羅した地域を有し、県下で唯一離島（沖の島・鵜来島・一九六七年に架橋された柏島）を管轄している。[7]

一九六七年九月の資料ではあるが、各駐在地二〇か所の状況は以下の通りである[8]（図表4）。大半の保

図表3 中村保健所管内の略図

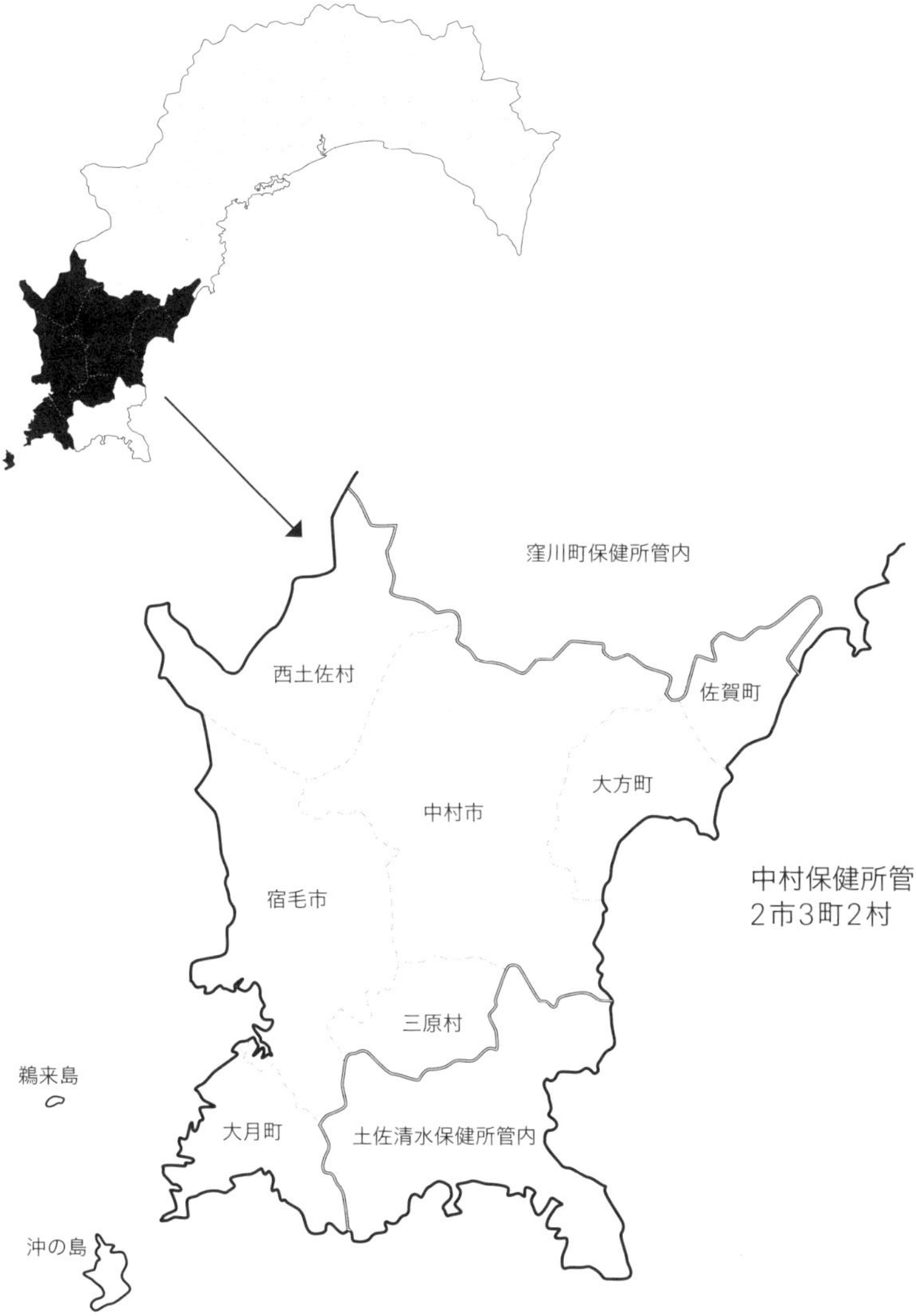

『あしあと』中村保健所、1997年、4頁

図表4 中村保健所管内の駐在地の状況

	受持面積(㎢)	受持人口	地区数	駐在所より各地区への距離（km） 0-5	6-10	11-15	16-20	21-25	26-30	保健所への距離（km）	無医地区数
中村市											
富山	132.02	4,181	16	5	6	2	3			17.1	6
八束	47.35	6,188	19	15	2	2				7.8	1
川登	125	4,234	20	6	6	3	2	1	2	6.0	3
中村	5.4	13,143	23	23						0	
中筋	40.59	2,938	14	11	3					12.8	
具同	25.02	4,452	13	4	9					2.6	
宿毛市											
沖の島	20.71	1,831	10	3	3	1	3			56.5	1
橋上	87.82	1,937	17	5	2	2	2	6		35.7	1
平田	65.74	4,865	28	22	2	3	1			17.9	
宿毛	63.92	15,409	27*	14	4	2	5			26.5	
小筑紫・開拓	55.03	5,299	16*	9	0	2	1			36.9	
大方町											
大方	52.15	7,056	25	14	9	2				10.4	
白田川	64.12	4,508	19	7	2	7	3			16.8	
大月町											
大内	65.8	5,400	17	6	6	3	1	1		43.4	1
月灘	39.0	3,837	10	1	7	2				53.5	
開拓		2,985	10	1	7	2				53.5	
西土佐村											
津大	71.9	2,261	20	3	4	5	2	5	1	37.5	2
口屋内	119.79	1,667	14	2	3	3	5	0	1	25.2	
江川崎	64.9	2,886	19	10	2	0	7			42.4	1
三原村											
三原	84.4	2,979	15	4	2	4	3	2		18.5	5

（*印の宿毛と小筑紫は地区数の合計が合わないが、原文ママとしてある）

『高知県保健婦の現況』高知県厚生労働部、1967年、137-153頁

健婦が駐在地より一〇キロ以上の離れた地区を受け持っており、なかには二〇キロ以上離れた地区を受け持つ者も六名いる。また駐在地から保健所への距離の平均は二六・〇五キロである。駐在制を実施しなかった場合の保健所からの距離はとてつもなく遠いものであり、保健所のみで活動する全国の一般的保健婦制度と比べ、いかに駐在制が高知県に適合的な制度であったかが、この数字からも理解できる。無医地区数二一というのも、管内状況を知る手がかりとなろう。

こうした数字があらわす保健所管内の様子を、当時の駐在保健婦の聞き書きによってみると、以下のような状況であったことがわかる。

転勤になるとき、行商のおじさんに聞いたのよ。「おまえさん、困ったのうし。三原つとこは人間の行けるとこじゃないぞね」、「どんなとこぞ」、「どんないうたちこんないうたち、道ありゃせんぜ」と言うたがよ。「道もないようなところを駆け抜けて行くがよ。わしらが商売で行っても、道がわからんところがある」言うて。どんなとこじゃろ思うて。その人は、そんな田舎ばっかしに卸しに行きよるがやけん。食べ物を売りに来よったがよね。昆布を売ったり、青海苔を売ったり。そんな人らに初めは道を聞いて。

役場の係も「西岡さん、舗装してない部落はひとつもない。オートバイで家に乗りこめん家は一軒もありません」、村の失対事業でぜんぶ舗装させちょったと。

ところがね、道のついちょらん家があるがやけん。道がついたがはそのあとやけん。頭の上

に一軒、向こうの上にもう一軒。

やっぱねえ、足を運んだ人には勝てな、どうゆうたって。実際に現場へ行っちょるがやけんねえ。どこそこの家はどっちゃ向いちょる、全部わかっちょうけん。全部わかってしもうたけんねえ、しまいには。西岡末野

結核が多かったころやけん。予防接種に行く時には、お米持って行って泊りがけよね。区長さんの家で食べさせてもろうて。

川のふちに、ここに一軒、向こうにもう一軒、というところよね。猿に会うたり。

道路はまだ舗装がなかったでしょ。足でかせいだのよ、私ら。今は車でサーッと訪問できるけんど。山本静尾

これらの聞き書きを通しても、受け持ち地区の状況の一端はうかがえる。山のなかに家が散在しており、「行商の人に道を聞いた」、「道のついていない家すらあった」という言葉に、当時の様子がよく表れている。駐在保健婦の地域に入っての活動は、まさに「足でかせいだ」というのがふさわしいのである。

第3節 駐在所

駐在所に関しては、市町村役場のなかに保健婦の机を置いたもの（西岡末野・山本静尾・植田信子・増本寿女子・米花綾子）、役場のなかに独立した部屋を置いたもの（森良枝）、合併前に旧役場だった建物を引き続き利用したもの（西岡末野・尾崎朔）、保健婦独立の駐在所を建てたもの（荒木初子）、公民館のなか（増本寿女子）、駐在警察官が不在になった後の建物を再利用したもの（森良枝）、農協の事務所内（尾崎朔）……等、受け入れ側の市町村の事情によってまちまちである。

また、保健婦が増員されるまでは、一人の保健婦が二〜三町村を受け持つ状態であり、一週間ごと、駐在所から各町村に活動に出ていた。

宿毛町、橋上村、平田村。三町村も受け持ちしよったがやけん。平田に一週間、橋上に一週間、あとは宿毛に、というように。一か月で三町村まわりきる。大した仕事はできんわね。一週間たってもどってみたら机の上がほこりだらけになって。そんなでしたよ。 山本静尾

三か町村持ったでしょ。一週間ごと三か町村をまわりよったがです。下川口に家は借りて。

下川口–三崎は近いから通えるわけでしょ。月灘へ行くのが問題よ。月灘へ着いたらそこの役場の自転車を借りて、訪問に出れましたけんどね。そこまで自転車がないんです。下川口から月灘行くには歩かないかん。そのとき食糧難でしょ。一週間分のお米、着替え持って、てくてく歩いて行ったがです。まだ配給制でしょ。わたしは家が農家ですけん。お米は家から持って。昔、貨車いうて、馬が材木積んだり炭積んだりして。あれのカラのが通る時にね、荷物置かしてもろうたりして、行ったことでしたわ。上田梅子

第4節

交通手段

交通事情の悪さも共通して語られている。初めは徒歩、やがて自転車、陸上交通に頼れない場合は船、という状況であったことがわかる。

道も悪くて、車も自転車も使えないので、全部歩きました。弘瀬と母島が、五キロ。一時間くらいで歩きました。けど、そんなに大変とは思わず。島ではこれが当たり前。荒木初子

初め橋上にいたころは自転車。自転車も最初はなかった。自分で買うて。なかなかに自分で買うとしたら大変じゃけんどね。舗装はあるもんか。ないない。雨が降るとビチャビチャよ。タイヤに粘りつくように。西岡末野

自転車は役場で買うてもろうたけん、それに乗って行きよったけんど、橋上へ行くにも、今は橋が架かっちょうけんど、昔はぐるぐるまわって。私は川を渡るがに、自転車をいのうて（担いで）、途中で行くも戻るもできんなって困った。そのときちょうど知らんおじさんが通りかかってね、渡してくれたの。どこの人やら。今でも自転車を見たら思い出す。山本静尾

下川口から月灘へは、大津から海の方へ入らず、山越しして入るがですけん。近いから。今はここは道がようなりましたけどね。貝の川からずっと鉾の平、その奥の藤の川へ行って、衛生教育なんかがあったとき、夜帰ってきて、下川口の家に着いたら疲れて足が立たんようになってしもうて。夜ガタガタ道を自転車で走るものだから。

あとになって、下ノ加江の立石地区いうところへは船です。わたしがおったときはね。いまはもうええ道がつきました。車が通っちょう。当時はガタガタ道を軽四が通る道でした。でも検診があるでしょ。そのときはね、漁船を下ノ加江でチャーターして、それへレントゲンの機械を積んで、それで立石の港に着いて、それから小学校で検診したわけです。上田梅子

海岸ぶちを行くいうたら、弘見から泊浦までバスで行ってね、泊浦から港みなとに寄る定期船が出よったがですよ。不便なですよ。一日一航海しかないでしょ。こんなとこ行く時はぜんぶ船で行くがでした。下は柏島まで。柏島へは私がいたときは木の橋があった。

安満地というとこへ行くのにシケたときはね、頭集あたりまでバスできてね、そこから山を越して行った記憶があるがですよ。一人で歩いて山を行くのは苦労してね。その時はまだ車の通る道も全然ないしね。私が異動するころになって、海岸ぶちを車で行けるようになったがやなかったかと思いますがね。森良枝

あのころは交通機関もないし、自転車やったけんね、最初は。藤の川とか鳥淵とかは、山のなかやけんど、自転車で行っても怖くないがよ。落ちるいうことがないし。けど、あの海岸沿いだけは、落ちたらいかん思うて、自転車をよう乗らんがよ。貝の川から大津へ家庭訪問に行ったら、私あの海岸の道が怖いがよ。自転車で行きよっても、落ちたらどうしよう思うて、歩いた。そしたら、波の音がゴーッてする。後ろから誰ぞが来やせんろか思うて、歩きながらギッチリ(しょっちゅう)後ろを振り返ってね。そんなにして行ったね。福島佐津代

一九六〇年からはスクーターが導入され、県の指示で免許を取らされている。「ナマ傷が絶えんかった」、「ようコケた」と、スクーター運転の苦労も語られている。この年厚生省は全国にスクーター八〇台分の予算を振り分けるうち、二四台もの数を駐在制を敷く高知県に割り当てている。[9]

スクーターを使いよったよ。四輪がくるまでに。橋上でコケて、高いところから道路のこっち側に。上げるに手伝わにゃいかんろ。家がないがやけんね、何里も。保健婦のスクーターの走行距離は高知県が全国で一番じゃったと。西岡末野

昭和三五年（一九六〇年）、**スクーター。そのとき免許とったけん覚えちょう。それがね、今のように小さいがならええけんど、一二五。ひっくり返ったらよう起こさんようなわたし、小さいでしょ。足が届かんがやけん。片足ついて、こうやって乗って。力もいったがねえ。青と白とのあいだみたいな色やったねえ。あとで青い色のやつが。そのひとつ前のがやけん。支給されるようになったけん、免許は取れと県から言われて。それで取りに行ったわけですわ。恐かったですねえ。コケたときは何回スネを打ったやら。ようコケた。**上田梅子

スクーターは昭和三五年。大月にいたころ。すごかったねえ。あの当時女の人でスクーターに乗る人、いなかったでしょう。ほんでほら、パッと見たら保健婦ってわかるが。自転車でコケたりスクーターでコケたり、ナマ傷が絶えんかったね。森良枝

一九七〇年代からは自動車の利用も進んだ。駐在保健婦にとっては本来の業務とは別に、このような技術の習得も必要とされ、活動を進めていったのである。

第5節

指導体制

駐在制をとった場合、県の指導体制のあり方が常に問題となる。駐在保健婦は先に見たように保健所から遠隔の市町村に放り出され、一人で地域住民を相手にするという業務上の特性があるため、絶えず県による一貫した指導体制が目指された。

まず、月一回保健所で連絡会がおこなわれ、保健婦業務について県から活動方針について指示を受け、また駐在保健婦相互の活動報告がおこなわれた。

さらに一九五一年から春と秋に年二回高知市で県主催の保健婦技術研修会がおこなわれ、県下の駐在保健婦が一堂に会し、技術研修や保健婦相互の活動報告・研究発表が泊りがけでおこなわれた。一九五三年、県の財政事情の悪化のため年一回分に研修会予算が削られたが、保健婦を半数ずつに分けて従来通り年二回の研修会とし、残りの半数の保健婦は希望者が自費で出席した。その結果、いつも全員出席となった。一九六一年からは自費で参加する保健婦の訴えが実り、再び全員二回県費による研修会が開催されるようになっている。[10]

加えて、一九五五年から保健婦室長制を採用し、保健婦一人を室長として保健所に常駐させ、各市町村に駐在する保健婦の指揮をとる体制を敷いた。これにより、県→保健所長・保健婦室長→各駐在保健婦という命令系統が完備された。なお、一九七一年からはやはり保健婦による室長補佐一名を保健所に配置し、保健所勤務の保健婦は室長と室長補佐の二人体制がとられている。

高知県と和歌山県の駐在制を比較考察した畑下浩博らは、住民の声を政策決定に反映できなかった和歌山県と異なり、高知県ではこの保健婦室長制をとったことで、保健婦が行政への参画・意見具申ができ、両県における地域住民にとっての駐在保健婦の存在感の有無を左右したと論じている。[11]

この点、確かに和歌山県と高知県を比較した場合の大きな違いとはいえるものの、高知県で保健婦室長制が本当に理想的に機能していたのかは別途検討すべき問題であろう。

聞き書きによれば、県庁にあって各保健婦を指揮した保健婦係長・上村聖恵の保健婦に対する接し方は「軍隊みたい」だったといい、上村の命令に対し保健婦は絶対服従だった(西岡末野)。特に保健婦室長を集めた会議では徹底的に厳しい言葉をかけたため、上村の前に萎縮する室長は少なくなかったという。畑下のいうような保健婦が行政に自由に参画・意見具申ができる状態からはかけ離れたものだったとも考えられる。

事実、上村聖恵の強烈な個性を伝える逸話は他にも数多く残っており、「上村天皇」と呼ばれて全国に名を轟かせていたことはつとに有名であり、ある保健婦は「フトいハチキン」(男勝りの女性をいう土佐方言)と、独特の言い回しでその資質を表現している(西岡末野)。

県外から視察に訪れた来賓を伴い、知事室に平気でズカズカ入り込んで、知事と対等に口をきいたのは高知県の上村のみで、他の都道府県の保健婦係長クラスの役職では考えられない振る舞いだったと語る県外指導者もある(沖縄の金城妙子)。

保健婦駐在制が模範的な制度として全国でも有名になるなかで、なぜ同じ制度が他県で根付かないかという議論について、ある雑誌でおこなわれた覆面座談会では、「もし上村先生がいらっしゃらなかったら、どうなるのかなあということ」、「上村さんがいたから高知はできたんでしょう」、「わたしは上村天皇は政治家だと思うんです。ほんとうの公衆衛生看護活動ではない県会を把握して、県会をうまくリードしたということです」といった意見が相次いでいる。[12]

上村のスタンドプレーによって県行政のなかで保健婦活動ばかりが優遇されることに対する県庁内部の他の部署からの反発は強かったが、上村自身はそうした批判にも、一歩も引かなかった（西岡末野）。

しかし、そうした厳しさの半面、現場の保健婦の苦労に対しては非常に情に厚く、涙もろいところがあり（増本寿女子）、現場の保健婦の待遇改善にも尽力している。[13]

地域住民の声はあくまでも保健婦を通して上村個人が集約し、知事に直接物申す、というスタイルをとり、地域住民の運動が直接行政に及ぶことを極端に嫌った（青森県の花田ミキ）。高知県で盛んだった勤評闘争を引き合いに出して、保健婦の組合活動を戒める趣旨の発言もしている。[14]

上村が引退してからは、その跡を襲う指導者が出なかった、上村の後を継いだ指導者の苦労は並大抵ではなかった、との指摘も共通して見られ（増本寿女子・米花綾子・福島佐津代）、逆に上村個人の力に頼った高知県の保健婦活動については、「私、上村さんのこと、尊敬してますが、しかし、その人が亡くなってから活動がジリ貧になるというのは、究極的に言えば、失敗です」（青森県の花田ミキ）、「特定の人の力でなした業績ってのはしょせん線香花火ですよ」（青森県の青山猛光）との厳しい見方もある。

この点、すでに拙論で論じたことがあるが、各県における指導者の資質も論点に繰り込む必要があるう。[15] 制度がそのまま実態を体現しているわけではなく、制度が機能するには具体的に制度を運用する人の存在が不可欠なものであるのだから。

第6節 業務計画

以上見たように、県からの指導方針を受けた各駐在保健婦は、地域の事情に合わせて業務計画を個々に作成していた。

全部計画は保健婦じゃけん。その前に県と全部打ち合わせをするわけよ。月ごとに一回。保健所に集まって。だいたいここを何月何日というふうに。稲刈りで忙しいときは人を集めても来ないから、計画を外すというように。地区の状況は保健婦でないとわからんろ。老人が何人おる、子どもが何人おる、ぜんぶわかっちょうけんねえ。来そうな人が予想がなんぼと、出すわけよ。そこで、下切（地区名）**が何月何日、芳井**（同）**が何月何日と決めて。年間の計画書ができるわけよ。**西岡末野毎月保健所で連絡会というのがありましてね。毎月、だいたい給料日ごろにね。中村保健所の連絡会だったら、中村保健所の保健婦全員が集まるんです。保健所の所長から、結核の係から、成人の係から、栄養士から、担当者がぜんぶ一堂に。中央保健所が一番人数が多いですけど、中村も保健婦が二十何人おりますから多いですよね。

例えば四月の一五日にあったとしたら、五月の事業計画を立てる。翌月の。保健所が出向く分。保健婦は市町村の計画も持ってますから、市町村役場の衛生係の担当とも二人で立てます。両方を組み合わせて。

その前に、年間で計画を立てているのもあって。結核の健康診断だとか、成人病の検診だとか、三歳児の検診だとか。年間で計画が立っていましてね。

そして保健婦は、一か月の計画のなかから、今度は週間計画っていうのを立てる。第一週の何曜と何曜はどこそこ訪問、何曜はどこそこで検診がある、何曜日は事務所内で勤務……そういうふうに。計画に沿って仕事はしてるんですよ。ただ保健婦が思うままに動いてる、というのではなく。

週間計画のなかには個人計画がある。家庭訪問でも、今日は尾崎宅へ行く、明日は木村宅へ、木村は何のために行くのかっていったら、なになに。今日は、赤ん坊だから誰と誰……というね。全部計画を立てて、あなたのうちには何時ごろ行くから準備してて、というふうに。具体的に週間計画をやる。尾崎朔

図表5 中村保健所 保健婦業務の内容（割合%）

（年次）	1965	1967	1969	1971	1973	1974	1975	1976	1977	1978	1979	1980
家庭訪問	25.3	23.2	24.3	31.0	29.2	32.6	30.7	30.3	27.5	27.6	28.0	26.7
健康相談	4.4	6.9	7.8	7.6	10.1	11.6	12.3	13.5	15.9	16.3	17.4	17.1
集団検診	9.5	10.6	10.2	13.3	14.3	11.7	11.2	10.4	10.5	9.8	11.4	11.0
予防接種	3.5	3.8	3.2	3.2	2.0	1.8	1.6	1.0	1.2	1.1	1.2	1.3
衛生教育	2.9	1.8	1.9	1.6	2.7	3.7	3.0	3.6	4.6	4.5	5.2	5.1
連絡その他	6.2	6.5	6.7	6.0	6.0	5.2	6.4	6.0	6.4	6.9	5.6	6.3
会議研修	16.5	15.1	17.6	18.1	16.3	15.8	14.5	14.7	14.8	16.0	14.2	15.6
事務所内	31.7	32.1	28.3	19.2	19.4	17.6	20.3	20.5	19.1	17.8	17.0	16.8
業務外他	0	0	0	0	0	0	0	0	0	0	0.1	0.1
機能訓練	0	0	0	0	0	0	0	0	0	0	0	0

（年次）	1981	1982	1983	1984	1985	1986	1987	1988	1989	1990	1991	1992	1993	1994	1995
家庭訪問	26.9	23.2	20.9	15.9	16.7	18.3	17	18.5	19.5	19.2	18.6	16.7	14.3	15.1	14.1
健康相談	16.9	17.4	18.2	19.3	19.2	19.6	19.3	19.8	19.3	19.7	20.4	21.2	20.3	20.5	20.0
集団検診	10.5	11.0	10.7	12.1	12.3	13.5	13.7	12.5	11.8	11.2	11.0	11.7	11.2	11.6	10.9
予防接種	1.4	1.3	0.9	0.9	1.3	1.3	0.9	0.8	0.9	0.8	0.6	0.4	0.3	0.4	0.5
衛生教育	7.4	8.3	8.9	8.8	7.8	8.8	7.0	5.2	5.5	6.1	5.7	5.1	5.2	4.1	4.9
連絡その他	5.5	5.4	4.5	4.5	4.9	4.5	4.4	4.3	4.3	4.4	4.7	4.7	4.9	5.0	4.3
会議研修	13.8	19.1	14.7	16.0	16.5	15.4	15.5	13.1	13.2	15.1	16.1	16.9	22.9	20.6	19.5
事務所内	17.3	18.4	21.0	22.3	20.8	17.9	19.7	25.1	25.0	20.8	20.1	21.0	18.2	19.8	22.1
業務外他	0.4	0.3	0.2	0.2	0.5	0.7	0.5	0.5	0.5	0.7	0.8	0.4	0.5	0.5	0.6
機能訓練	0	0	0	0	0	0	2.0	2.2	2.0	2.0	2.1	1.8	2.2	2.4	2.5

前掲『あしあと』9頁

こうして計画が立てられた業務ごとの割合を、中村保健所の最も古い記録である一九六五年の資料で見ると、図表5のようになっている。

家庭訪問・健康相談・集団検診・予防接種・衛生教育・連絡その他……というように、地域と直接かかわる活動が五一・八%と大半を占めていることがわかる。ここに、地域に根ざした駐在活動の最大の特徴があった。次章で見るようにそれは地域住民の生活全般を理解し、保健婦の創意によって、ひとつひとつ解決してゆく性格をもった。この点にこそ、臨床や出産という限られた場で活動をおこなう看護婦とも助産婦とも異なる駐在保健婦独自の活動領域が認められる。

第7節 家族管理カード

こうした日常の業務のなかで発見された事例は、高知県独自に考案された「家族管理カード」に記載されていった。[16]

カルテは全部色分けしてね。たとえば、赤ちゃんは緑。結核は赤。伝染病はいつまでも伝染病じゃないけんど、あったということで黄色。というふうに。

カルテ箱は全部、何号の何番を引っ張り出したら誰の家庭ということがわかる。ここの家やったら、妊婦さんがおります、赤ちゃんがおります、と。ひとつのカルテ箱で全部見えるようになってる。「イ」ならイ行の地区が一、二、三とあるけん。ほいで「ロ」の何号というふうに。それを頭のなかにわかってしもうちょるけん。どこにどういう家庭があるか出してくださいと言われたらスッと。全部カルテに書いちょるけんね。西岡末野

ここで「カルテ」と言われているものがそれである。このシステムの導入により、個人の単一疾患への対応にとどまらず、その背景にある家族の問題、生活の問題への指導ができ、部落または村全体に共通した保健問題の特性も把握できるようになった。要指導家庭の見逃しも防ぐことができる。

従来の住民の健康管理といえば、結核・母子衛生……というように、単一疾患ごとの縦割り式の記録にとどまっていたが、総合的な保健活動の成果を上げるために、一九五九年高知中央保健所の保健婦によって編み出され、まず大津村で試験的に使用された。

家族単位ごとにカードを作成し、各種業務を一枚に集約し、世帯番号、世帯主氏名、住所、住居の状況、経済状況、地図、家族歴および問題点、保険種別、所得税額などを逐一書き込む。それをキャビネットに入れて保管し、訪問・検診・相談によって得られた知見に応じて、シグナルを種別に添付する。例えば、以下のような色分けをおこない、どの家庭にどんな問題点があるのかが一目瞭然となる仕組みとなっていた。

種別	乳児…緑　結核…赤　伝染病…黄　成人病…茶　精神病…桃　母性…青　病臥…紫
緊急度	A…赤　B…桃　C…黄
働きかけ	訪問…橙　検診…紫　相談…白

その後、五年間の改良を重ねて完成し、一九六四年二月四国公衆衛生学会(徳島)、同年一一月全国公衆衛生看護学会(岡山)で研究発表され、人口変動の激しい市街地を除き、高知県下各地で使用されるようになった。

このシステムは全国的にも注目を集め、やがては厚生省の採用するところとなり、一九七一年二月二二日、一九七一年度国会の予算審議において、厚生大臣・内田常雄(第三次佐藤栄作内閣)が次のように述べている通り、一九七一年度からは医師確保の困難な僻地医療対策として、全国で導入が図られている。

「四十六年度におきましても、たとえば医者が置けないものですから僻地の住民の健康管理カード制度というものを設けて、コミュニケーションを利用して、一たん僻地の住民の方が病気になった場合には直ちにこれに即応する処置ができるような方式をとることにいたしました。(略)お医者さんが行ってくださらないものですからできるかぎり保健婦に行っていただけるようにし(……以下略)[17]」。

高知県の実践が、全国に影響を与えた事例のひとつである。

第4章

保健婦駐在活動の展開

高知県駐在保健婦経験者の聞き書きから（その2）

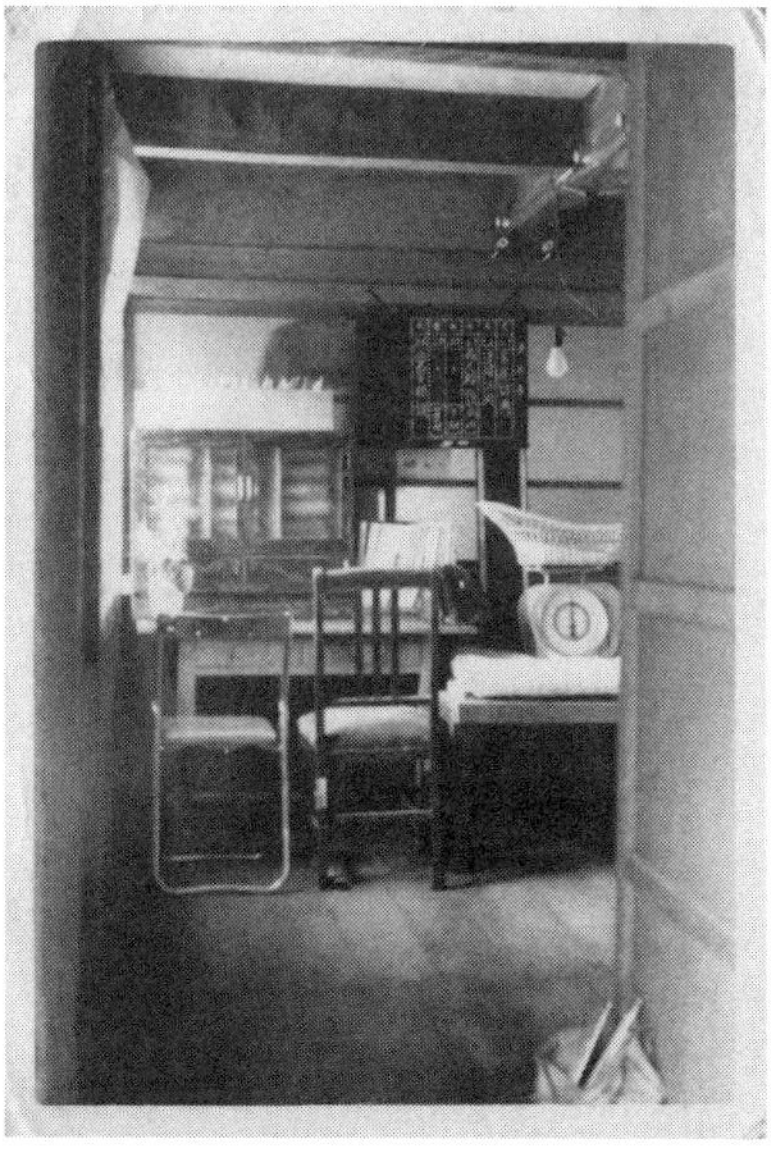

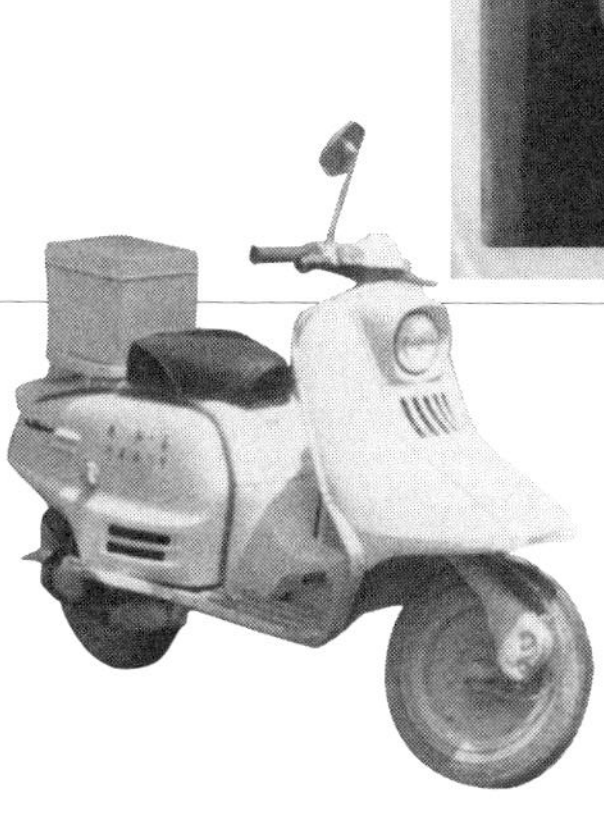

中村保健所における一九六五年から一九九五年までの三〇年間の家庭訪問内容の推移を見ると、初期の活動では結核・母子で六割以上を占め、一九七〇年代半ばにかけて漸減してゆく。代わって精神衛生・成人病が急増してゆく(図表6)。こうした疾病構造の転換を、まず大づかみに把握したうえで、以下、疾病ごとに駐在保健婦の活動を見ることにする。

第1節 結核

聞き書きによっても、突発的に発生する急性伝染病を除けば、当初の保健婦活動の中心は、「結核と母子」だったという点で共通している。それまで結核患者が出ると人里離れた山奥や海岸に掘立小屋を建てて隔離するという習慣が見られ、死ぬ直前の患者からは菌が三尺這うという迷信もあり、その小屋ごと焼いたとも伝えられている。高価な治療薬を飲めずに命を落とす患者が少なくなく、「家族全員結核にかかって、一人だけ助かって、あとは全員死亡」(山本静尾)などという例もあったという。

結核は「国民病」とも呼ばれ、ながらく日本人の死因の首位を占めてきたが、一九五一年には脳卒中に首位を譲って第二位となり、一九五三年にはがん・老衰にも譲って第四位に、一九五五年にはさらに心臓

図表6 中村保健所 訪問内訳の推移

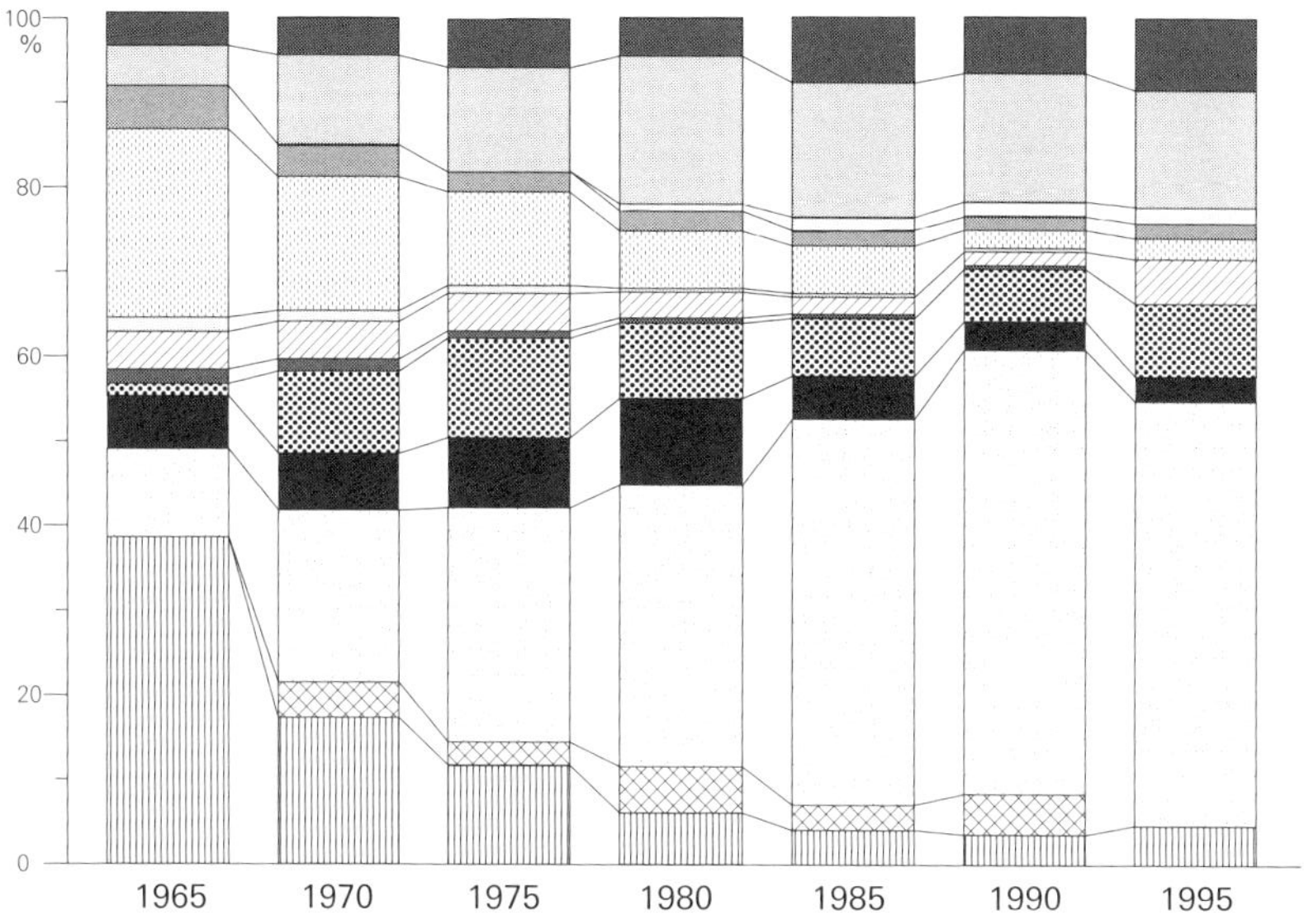

前掲『あしあと』10頁

図表7 高知県での家庭訪問の件数の推移

	結核	性病	妊産婦	乳幼児	その他	合計
1948年	1,880	86	301	1,373	440	4,983
1949年	11,891	1,351	4,915	15,040	4,363	37,560
1950年	14,227	1,831	3,705	14,044	6,531	40,338
1951年	28,666	2,335	4,522	20,378	10,057	65,958
1952年	31,328	2,561	5,012	23,577	17,330	79,808
1953年	29,677	3,718	4,730	23,527	28,246	89,898
1954年	27,905	2,714	4,018	23,423	15,066	73,125
1955年	35,694	1,936	4,443	24,146	8,991	75,210

『明日へ！高知の保健婦活動』、高知県保健環境部、1993年、104頁

病にもおくれて第五位に落ち着いた。[1]

高知県でも一九五一年には死亡順位は三位に下がっていたが、患者届出数は四一二九人、県下には推定二万人の患者がいるといわれており、これに対し結核病床は八〇〇程度で、ほとんどの患者が自宅療養していた。[2]

一九五一年結核予防法の全面改正により、患者登録、医療費公費負担制度、保健婦による家庭訪問等が規定され、これによって駐在保健婦の活動も活発になり、高知県での家庭訪問件数の内容別推移を見ると（図表7）、一九五一年の結核訪問件数は二万八六六件と全訪問の四三%を占めている。[3]まさにこの時期の保健婦の主要業務のひとつであった。

聞き書きによると、駐在制開始当時はまだ化学療法は普及しておらず、唯一の対処法は「大気・栄養・安静」だったといい、一、家庭訪問指導、二、健康診断と予防接種、三、隔離療養室の無料貸与制度などで対処していたことがわかる。以下、この三点について実態を見てみたい。

1 家庭訪問指導

家庭訪問の時には、赤ちゃんの方を午前中、午後から結核の方を見て、自分が媒介してうつすようなことがないようにしたり（吉岡喜代江）、排菌する患者を訪問するときには、まともに対面して話すのではなく、必ず横を向いて話すよう、保健所から注意を受けたともいう（福島佐律代）。

また、以下のように、「訪問したら殺される」、「保健婦さんが初めて家のなかへ入ってくれました」という言葉からは、地域や家族からすらも患者が偏見を受けていたことがわかり、そうした住民の意識を変えていくのに、身近なところで保健婦が果たした役割は大きかったこともうかがえる。「死ぬ直前に患者が保健婦の名前をうわごとで呼んでいた」という話も、それを裏打ちしている。しかし、治療薬の普及や治療体制の確立がなされていなかったころは、保健婦一人の家庭訪問指導にも限度があり、結核が治る病気となっていくには、かなりの時間差があったと考えるべきであろう。やがて高知市池にある国立結核療養所で社会復帰のための職業訓練も始められ、どんな治療を受けたらいいかわからない患者に対してそうした情報を提供していったのも、保健婦たちであった。

家族感染が多いけんねえ。家が密集しちょる地区はねえ。掃除したち、開け広げずにするでしょう。○○地区なんかは多かったんよ。「米花さん、あこ行ったら殺されるぜ」言われてね。なぜ言うたら「うちらにゃそんながないです」いうむずかしい家でね。そこは年寄夫婦がおったとこやったの。初めは「うちの子がそんな病気になるわけはない」言うて。けんど一人結核でその家は死んだけんね。みんなが私が帰るまで、怒られちゅう思うて心配して待ちゆう。私はよう話して説得したら、あっちもそんなことはないがやけん。納得してくれて。やっぱり、人間対人間やけんね。 米花綾子

結核もたくさんいましたからねえ。ある地域の結核の患者さんを訪問したの。山のてっぺんに掘立小屋を建てて、そこで寝てる人もおりましたねえ。

それで、入っていったら、まだ二五、六の青年でしたけどね。「保健婦さんが初めて家のなかへ入ってくれました」と言ったんです。びっくりしてね。「お父さんもお母さんもどうしたの？」と聞くと、「窓の外から覗いて。うつるいうて」。それで、入ったことはないって言うんです。「ごはんはどうしよる？」言うたら、「窓のところの台へ置いて帰る」言うて。ほんと、泣いて喜ばれましたけどね。

それからすぐにお正月になって、年賀状を下さいましたね。手紙をくれたいうことが嬉しくて。早く会いたいと思って。お正月が明けてからすぐに行ったんですよ。そしたら小屋は跡形も無くて。亡くなってね。小屋を全部燃やしてしまったの。昔は「結核で死ぬる時に菌が三尺這う」言うてね。そんで近寄らんとか言うてね。「まだ息しゆうろう、まだ息しゆうろう」言いながら亡くなったそうです。それは近所の人の話ですけれどもねえ。もう、なんか、ほんとにショックでした、その時はねえ。植田信子

私がスッと人から噂聞いて行く時は、末期の患者だけみたいなもんでしたね。初めの頃は検診もあんまりやってなかったしねえ。

その人は恵まれた方で、裕福な家庭であったから、部屋におりましたがね。そんで奥さんが看護してましたけど。ストマイ(特効薬)ができたとき、一本が高かったですね。何千円もしたがやない？　それも、一本か二本。そういうような家庭だったから。私も行って時々、喀痰検査とか消毒のことなんかも話して。菌は話すときなんかにうつるということも話して。その

人の死ぬるまえにね、「あら保健婦さん、いま電話しよう思いよった」言うて、言われたんですね。どうしたいうたら、「うわごとにあんたの名前を呼びようがよ」言うて、家族の人が言われて。それから私が行って一時間もせんうちになくなったんですがね。そしてわたしが事務所に帰ったら「亡くなった」言うて通知が入ってましたからね。まだその人も若かったがよ。二〇代か三〇前半やったと思いますがね。

最初はストマイら使った化学療法はなかったね。「大気・安静・栄養」療法。これがもう、結核の治療いうて、決まり言葉やったもんねえ。ストマイ、ヒドラ、パス、あんなもん使い出したのは、だいぶ後です。上田梅子

一人、結核患者がおって。まだだいぶ若かったぜ。行ったときに、もう、これぐらいの部屋に布団を敷いて寝たきりでね。それこそ新聞を部屋にバラッバラにして置いてね。私、もうびっくりしたが。不潔なことに。こんなところがあるろうか、と思うような感じを受けた。それをもう本人は自分が悪いけん思うてよね、自覚症状があったにかーらんね(違いないね)、治療することを拒んで。それで何回も行って、説得して説得して。その人のおばさんになる人がおってね。その人がうんと協力的な人でね。一緒に説得してくれて。やっと検診を、医療機関でしてもろうた。けんど、案外軽かったわけよ。それで頑張って治療して。

それから、高知の仁井田の池(地名)に国立療養所、今でもあるぜ。そのなかに、職業の訓練受けらすのがあったけん。結核の人専門の社会復帰のためのね。

若いし、それを勧めてね。その人はそこへ入ってね。そこでその人は時計の技術を覚えたがよ。それで、結核も治って県外に行ってね。ほんで、「立派にやりようけん。保健婦さん、よかった」いうて、おばさんになる人から聞いたことでしたよ。

当時は、治療の体制にこんなところがあるとか、どんなに補助してくれるところがあるとか、そういうことを知らん人が多かったわね。昔は情報がなかったから。やっぱり、結核らで、家で寝たきりの状態で、知識がないからねえ、そのころは。で、治療らも、きちっとしたどんな治療をしたらええかということを、若い人でも、わからん人が多かったがやないろかねえ。保健婦がそこで役割果たしたがやないろかねえ。福島佐津代

2 集団検診と予防接種

家庭訪問指導と並行して、集団検診と予防接種も進められた。

一九五七年には高知県は結核検診受診率六七・九%と、全国第一位の成績を打ち立てている。[4]

時期は少し下るが、中村保健所の浜田有敬所長(一九六六－六九年在勤)は検診率のアップにとりわけ熱心だったことで逸話の多い人物である。自ら軽トラックに乗り込み、地区じゅうを巡回して拡声器で結核検診を訴えたという。

結核の集団検診の受診率アップするのに、毎晩毎晩、浜田(有敬)**所長について、町の衛生**

係と一緒にね。毎晩、人を寄せて衛生教育、やったけん。結核は未受診のなかから患者が出るやろ。それで普及のために、地域をまわって、夜な夜なぜ。昼やないがぜ。昼は人が集まらんから。

浜田所長いうたら、フトい声で、目ぇぎょろぎょろさしてね。自分がベラッベラ話しちょって、「さあ、今度は保健婦さんに代わります！」いうてマイクを。一緒にいたら、なに言わされるかわからなかったね（笑）。もう、それが、ずーっと連続で行きよった。すっごい熱心な。

福島佐津代

一九六一年結核予防法が一部改正され、命令入所が強化されている。これにより、前年度から継続されていた一〇七人に加え、新たに八七〇名が命令入所となっている。[5]

この時期以降、保健婦も命令入所の説得に当たるが、それによって家計を支える世帯主の入所によって家庭が崩壊するようなことがあってはならないという配慮が、保健婦には必要とされた。

学校でツベルクリンをやった。やったところが、兄弟三人が真っ赤になった。こりゃいかん。家族に確かに結核患者がおると。ピンと来にゃイカなあ、保健婦は。何か家族に根拠がなけりゃならんと。それを追究していかにゃいかん。伝染病防がにゃいかん、うつる病気じゃけん。お父さんが山で仕事しちょうけん。山で木を切る。それでね、仕事をしよるところまで追いかけて行ったこともある。

すぐに衛生係に言うて。一緒に行こうということになって。山に弁当こさえて持って。何千丈も高いところながぜ。行っても行っても山ばかりでね、もう帰ろうかゆうときにね、もひとつ行ってみようゆうて。その山を越えたら別の村まで出るゆうところまで行ったがよ。

山師のおんちゃんらが掛けた、カズラの橋をわたって。クスバカズラで作った大きな綱よ。そら、踏み外したら何十丈もあるけん。調子ように、こう、しょっしょっしょっと行かにゃあ。立っては歩けるもんか。足つっこむもん。衛生係が行くけん、自分も行ったがよ。今やったら絶対よう行かんねえ。けんど、よう行ったことよ思うて、まあ。

「どっち行くか、ぼくが道をさがすけん。下におったや」ゆうて、男の人がダーンと木に登るがよ。登って上から見るがよ。道はどっちに向いてるかと。そいで、「そっちそっち」て右なら右、左なら左、ゆうて。鬱蒼となっちょうけん、わからんわけよね。道があることはあるけんど。

そしたら、山の奥に、仕事する間、村を寄せて家をこさえてね、働きよった。小屋を建てて野宿しよるがよ。もう不潔ながよ。おっと、これはたまるかと思うて。「病院へ入って治療してください」と。子供のツベルクリンを見たがで、と。痰の検査するけんね、そしたら（感染源は）お父さんじゃって。「胸が悪いことないか」と聞いたら、「胸が悪いうても、今この仕事をやめたら何十万円の損害。この仕事が済むまでなんともなりません」ゆうけん。「それならすましてはよ治療しましょうね」ゆうてもんて来た。西岡末野このケースは、保健婦独自の判断で入院するまでの猶予を認めた事例である。こうした柔軟な判断を求められる場面が保健婦には多かったと思われる。

駐在制とは、地域住民に密着して活動することに特色があるわけだが、密着して活動すればするほど、こうした機会も少なくなかったであろう。

3　隔離療養室の無料貸与制度

一九五七年高知県では住宅が狭く、自宅隔離できない感染性結核患者に木造組立式の結核隔離療養室の無料貸与制度を始める。この年の貸与は二〇戸で、一・一一坪の内部はベニヤ板張り、ベッドと畳を備え付け、屋根はトタン張りであった。[6]

ただし近所の外聞を気にしてか、家族の理解を得るのも困難だった様子が、聞き書きからはうかがえる。

その方は、おいくつだったかな。よその地域におられて、あるときその方が突然帰ったという話があってね。病気らしい。お宮さんに寝起きしてるみたいな噂が流れて。どうも結核じゃないろうか、みたいな話が耳に入って。やっぱり訪ねて行ってみにゃいかんけど、結局人を連れて行くわけにはいかないから。それで一人で行ったです。お宮へ。お宮の本堂じゃなくて、ちょっと横のね。おりましてねえ。「〇〇さん」って言うたら、なんか寝具らしきものも持ってなかった。藁みたいなもんじゃなかったかしら。藁を敷いたみたいにして。お布団ではないも

のをちょっと掛けたみたいなかたちで。そこではどうすることもできないから、その人の状態を見て帰っただけでしたけれども。

その人にはお母さんがおいでたけども、勘当したみたいなね。言うても知らんみたいな。全然請け合っていただけなくて。それであの当時、結核で排菌してるような人は、隔離小屋みたいなものを建てていただけたんですよ。結核で間違いないというので、補助をいただいて。ちょうどそれを申請して、建てていただくようになって、ちょうど川原に建ててもらったんです。

そこに移ってから、お母さんに、「こうこうしたから、ご飯だけは作って持っていってもらえんろか」、「保健婦さんがそこまでしてくれたんだから、それくらいはせにゃいくまい」いうことになって。お母さんがご飯は持っていってくださる。

そうしてても、状態がよくなることはないですよねえ。かなり衰弱してねえ。しまいにはトイレにもよう行かなくなってね。そのあたりにトイレをしてるんですよ。寝てるところへ。そこに虫が這いよるわけですよ。もう困って。本人を一度川原に出して、着てるものなんか川原で洗って。そして小屋のなかに水をかけて流して。一日干して。そんなにしてあげたりとか。あの当時は保健婦はなんでも屋で。そう

図表8 結核による死亡率の推移（人口10万対）

	1960年	1965年	1970年	1975年	1980年	1985年	1990年
高知県	38.9	30.0	23.3	12.3	6.5	3.9	3.4
全国	34.2	22.8	15.4	9.5	5.5	3.9	3.0

前掲『明日へ！高知の保健婦活動』98頁

すると地域の方から、そういう伝染病の人を、自分らの川のとこに連れてきたいう苦情が入ったりしましてね。

結果的にはその方、亡くなりましたけどねえ。当時はまだ特効薬が手に入りづらい時代で、大気・栄養・安静が主でしたからねえ。増本寿女子

結核は外気小屋建ててね。昭和三〇年代の初めころやね。県がお金出してね、患者を隔離するために、別の家を。自分が建てるがやない、自分では建てれんけん、県が。家族と排菌しよる患者とを別にするためにね。家族感染するから。どうしてどうして、立派なもんじゃあるか。小屋よ。清水の街でも建てたけん。屋敷の敷地のなかに、母屋とは別に小屋を建てて、そこで住まわしたがよね。土地のある人はちょっと離れたところに建てたかもわからんけどねえ。

外気小屋建てる時、なかなか、その人が言うこと聞いてくれんでね、もうぎっちりくじくられてね(くどくどと不平を言われた)。県からも、うんと弁のええ人が来て、説得して。それで、やっと。わざわざ説得するだけのために県から人が来たわけじゃない。県の予算で建てるので、県の人が事務的な仕事をするのが本来の目的で出張してやってきたのだったが、その人がうんと弁の立つ人で、嫌がる住民をうまく説得してくれることもあったということ。福島佐津代

結核による死亡率の推移を全国との対比で統計によって見ると、図表8のように減少していることがわかる。[7]

一九八〇年代にようやく全国並みに落ち着くまでには、以上のような保健婦による現場での活動の積み重ねがあったのである。

第2節 母子衛生

戦後の保健婦活動で、結核と並ぶ大きな柱となったのが、妊産婦死亡・乳幼児死亡を下げるための母子衛生指導である。特に結核の訪問指導は住民からも敬遠されたため、地域に駐在した保健婦は、まず誰からも喜ばれる母子の問題から取り組みを始め、地域になじんでから徐々に他の問題に手を伸ばすように指導を受けたという(上田梅子・森良枝・増本寿女子)。

先に見た、一九四八－五五年の高知県における業務別家庭訪問件数の推移を見ても、妊産婦と乳幼児が占める割合の大きさがわかる。[8]

1 助産の介助

助産に関しては、開業産婦人科医や助産婦の営業妨害とならないように、保健婦業務の中心にはおいていなかったが、一九五二年厚生省医務局長通牒「保健婦のための看護基準の指導について」によって高知県でも同年「高知県の保健婦のための看護基準」が定められ、「一、医師がいない緊急の場合 二、医師が指示を残さなかった場合 三、医師とどうしても連絡のとれない場合」にかぎり、保健婦も看護にかかわることができるとされている。[9]

特に近隣に助産施設がない地区では、出産に立ち会う機会も多かったことがわかる。

昭和三九年（一九六四年）**頃よね。私が駐在して初めて行ったところの、山奥の炭焼きの家族やったけど、十何人目のお産やって。お産しかけてね。行ってみたら仮死状態だったがよ。やけど、私、助産婦でもなにもないけんど、素人よりはええわね。「保健婦さん、保健婦さん」言うてね。みんなが探しよるけん、そこの地域の人が。**

私もへそ切ってね。冷たい水と温い水にあれして。で、ピペットがないけん、私の口のなかへ汚水を。感染症があったら大変やったと思うけんど。吸い込んでね。で、そのあいだに先生呼んでね。保健婦は注射はせんけども、注射してくれ言うて。無医地区で、そこの先生が時々しか来んところで。注射は看護婦で知っちょったけん、注射して。近所の人に来てもろうて。そのまま産まれたけんどね。おくるみに包んで母子センターに連れていってね。

みんながよかった言うて、あとからお礼に来てくれたけんどよね。私はもう、必死やった。そんなことの経験もしちょらあね。岡田京子トリアゲ。やらいで。なんぼでもある。助産婦の資格も持っちょうけんね。県立病院までが遠いろうがね。バスの便はないし「産婆さんがおらんけん、すまんけんどやってもらえんろか」、言われて。昔は女の人独りで座って出産するゆうがもあった。行き当たった、それも。その習慣じゃけん。普通やったら寝てちゃんとするけんど、起きて座ってするがも、あった。

その時分には畳を上げて、板の間でお産をしよった。不潔なことよ。真っ黒いお母さんの位牌を持って来た。その位牌の字が読めない。家のなかで火を炊くけん、黒なってしもうて。ひとつの囲炉裏にこっちからもあっちからも足をむけて寝る、ってこともあるがよ。想像つかんろ。あったよ、そんな家がなんぼでも。

不義の子（私生児）ができたわけよ。生まれるろ、大雪降りの日にね。生まれた子どもを腰巻に包んで、自分とこの三里もある家まで取って帰ったというのもある。隠れて三里も離れたずっと山奥で産んだけんど、処分するわけにもいかんし。殺すわけにもいかんけん。産まれて仕方がないけん。今でもその子は生きちょる。立派なお母ちゃんになっちょる。

夜ばいがあったろ。女の子一人が、近所の若い衆三人に。相手が三人よ。妊娠したが。どっちの子やらわからんろ。それから争いだしたがよ。そのとき、相談せられたわけよ。そんな仲裁まではようせんけん。まあ、事情聞いてね。しまいにゃあ産んだ。

昭和四〇年ころから、そんな家もずーっとなくなっていったね。昭和四〇年が転勤の年で、転勤してからは、助産したことはないね。便利なけん、どこへでも病院へ行かすけんね。西岡末野座産が臥産よりも古い出産習俗であることについてはつとに知られているが[10]、こうした旧来の出産習俗を現在あるかたちに指導していったのが、産婦人科医や助産婦と並んで、高知県においては駐在保健婦たちであった。出産というデリケートなことがらについてまで相談を受けるには、よほどの信頼を地域で得ていなければならず、地域における保健婦の存在がどのようなものであったのかもわかる。

2　障害児への取り組み

一般に妊産婦や児童の福祉行政の第一線機関は福祉事務所であり、民生委員が業務をおこなっていたが、一九四七年制定の児童福祉法では身体に障害のある児童については保健所の業務とされ、高知県でも保健婦たちが家庭訪問を通して取り組みをしている。

> お母さんがかなり年をとってから赤ちゃんが生まれて。診療所の看護婦さんが、私に、「ちっとも太ってない子がおる。女の子じゃ」言うがで、家庭訪問に行って。
>
> その家、五人の子ども育てるがに、経済的に大変なのよ。親父がじきに焼酎買うて飲んで使うてしまう。お母さんも乳が出ないから、赤ちゃんも太ってないの。「何を飲ましゆうがですか？」言うて聞いたら、「麦の汁を飲ましゆう」言うて。
>
> 見たら、口蓋裂《こうがいれつ》の子で。上あごが口のなかから切れて。乳が吸えんでしょ。何か月もたってるのに三〇〇〇グラム。泣き声も鼻に抜けたような声で。病院へ連れて行ったら、口蓋裂と

わかって。高知へ連れて行って、口蓋裂専門の病院で手術して。
幡多事務所の福祉の係、今で言うたらケースワーカーよね。生保（生活保護）受けるようにして。親父に「焼酎買うたらいかんぜ、ミルク買いなさいよ」と言いきかして。山本静尾

記憶に残っちょうのは、脳性麻痺の子どもね。何度も訪問しましたけどもねえ。結局、小鹿園（一九五六年開設）に母子入園して。高知市の朝倉にあります。リハビリを小鹿園でずっとやってきて。そこだけでしたからね、手術できてリハビリできて、母子入園できるところはね。そこへ入園の連絡、お世話するがも保健婦の仕事になるがです。

それから、赤ちゃんが生まれてるのに全然連絡もこないし、二か月の検診にも来ないし、いうことで訪問したこともありますね。

行ってみたら、赤ちゃんが弱い声で泣きゆうがですよ。お母さんがお洗濯物干してましたけどね。「保健婦さん、今日はいいですから」と、拒否したわけです。けど、赤ちゃん泣きゆうから、「赤ちゃん泣きゆうよ。どらどら」言うて、結局、保健婦の特権で上がって行ったんですよ。

そしたら、ロウインの赤ちゃんで。狼咽と書きます。喉からこう裂けてね。結局、ご主人が「自分の党（家系）にはそういう人はいないんだ」ということで、奥さんをうんと責めるんですと。で、奥さんはそういう子を連れてどこにもよう行かんと。死んでくれたらいいと思うて、ミルクもろくにやってなかったんです。

ミルク飲んでも、こぼれるんですよ。喉が裂けてるから。ちゃんと飲みこむまで抱き上げて見てない。寝かしたままミルクびんだけを置いてね。そうして哺乳してるような状態で。
それで奥さんに、それじゃいかんいうことを言ったんですけどね。結局奥さんは泣くばっかりでね。また、夜行ったんですよ、ご主人がいるとき。「そういう赤ちゃんは誰のせいでもない」と言って聞かせて。それでやっと手術しました。植田信子

こうした事例は、単に障害児への取り組みにとどまらず、家庭状況への理解や、時として起こる家族の偏見や無理解への対処といった領域にまで、駐在保健婦が立ち入って活動していたことを示している。

3　授乳や子育ての指導

この他、一般的な母子衛生の指導としては、授乳や子育ての知識の伝達が挙げられる。

「母子に関しては、記憶に残るケースと言われても、数がたくさんあり過ぎて、今となっては常識的なことばかりで……」（増本寿女子）という言葉も聞かれたが、以下のように基本的な授乳や子育ての知識を伝えることが重要な事例もあったことがわかる。

当時の母子のケースでは、そのころまだ貧しかってねえ。スキムミルクの配給があったがですよ。その当時配給で。それは申請して届け出たらもらえるというのがあってね。それをあげ

るがやったの。

その生まれた子は六人目か七人目の子どもやってね。いうたら、あんまり欲しくない子やったしね。未熟児みたいな子やけど、母乳がなかったらないままで。まだちっちゃいから、温めたりせにゃいかんけど、湯たんぽもしてないし、ほんとに放りっぱなしで寝かしちょったがよ。

で、その子のお母さんにね、「私も六人目の子やけど、元気にこうして育ってやりよう」みたいな話をしたが。そしたらミルクももらうようにして、お母さんも変わってくれてね。湯たんぽもよう買わんとこやって、一升瓶にお湯を入れて湯たんぽの代わりになるいうて。その子はすくすくとふとって（育って）、中学校ぐらいになった時にね、お母さんがあの時の子がこんなになったいうがを、直接お母さんじゃなく、誰かが言うたがを私は聞いて。それはやっぱり印象に残っちょうね。森良枝

山奥の一軒屋の方でしたけど、ちょっと知的障害のある方がおって、「保健婦さん、あの人はどうも腹がフトい（大きい）みたいなが、見ちゃってくれんか」言われて。行ったら、もう七か月になっちょるでしょう。ほいで、本人は「盲腸がうごきようだけや」そうして言うような人でしたけど。結婚せずに妊娠というケースです。お相手は誰かはわかってますけどねえ。

それで、まさかの時には私が行かにゃいかん思うて。分娩の介助に。私、助産婦の資格はないがですけんど。

で、朝行ったら近所の人が「ゆうべできてのう」いうことで、あわてとんで行ったら、そ

れこそ夜中に分娩して、そこのお母さんが子どもを取り上げたいうことで。まだへその緒をちゃんと切ってないし。まあ、赤ちゃんは寝かされてましたけどねえ。よくよくし直して、おへそもちゃんと始末して。

それで見たら、ミルクをこしらえてポットへ入れてまして、ポットだから冷めないから。ポットのなかで腐ってるわけ。それを飲ましててね。で、あわててまたミルク作って、作り方、教えて。それで、毎日行きました。その家庭には。

それがちょうど二〇日くらいたってから、高知で研修会があって、五日ほど留守にして帰ってきて行ったらねえ、着せたお布団が、こう湯気が出てるがですよ。見たらオシッコでびっしょぬれ。それを温めるのに湯たんぽ入れてるから、湯気になって。赤ちゃん洗うからいうて、お湯沸かしてもろうて。そしたらね、かかとがぺろーんと、肉がおむつにくっついて、骨が見えちょうがです。びっくりしてね、これは！　思うて、お医者に連れていかにゃいかん思うたら、行こうとせんのですけん。わたしが赤ちゃんおんぶして行きましたけどねえ。そしたらしぶしぶあとついて来ましてねえ。なんかふやけて蒸したようになっちゅうわけでしょ。で、赤ちゃんは泣くから足ふんばるから。おむつで、ふやけた身が削げ落ちてしもうて。その後、赤ちゃんは元気に育ちましたけどねえ。植田信子

4　出産状況をめぐる変化

一九五五年から一九六五年にかけての全国的な変化を見た場合、妊産婦死亡率（出産一〇万対妊産婦死亡数）は、一九五五年―一六二から一九六五年―七九、乳児死亡率（出生一〇〇〇対）は、一九五五年―三九・八から一九六五年―一八・五と、ほぼ半減している。また病院・産院・助産所などの施設分娩の状況は、一九五五年―一七・六％、一九六四年―七九・二％と、五倍以上の増加をみている。[11]

母子に関する保健施策のうち、一九五五年においておこなわれていたものは保健指導のみであったが、一九六五年までに、保健所を中心に推進される保健指導、健康診査、低所得階層に対するミルクの無償配布などの栄養の摂取に関する援助、妊娠中毒症対策として助産婦の訪問指導及び低所得階層の妊産婦入院医療費の公的援助、未熟児対策としての保健所保健婦等による家庭訪問指導及び簡易保育器の貸出し並びに未熟児の入院医療費の公的援助、新生児（出生後二八日を経過しない乳児）に対する助産婦または保健婦による訪問指導、三歳の児童全員を対象として無料でおこなわれる三歳児健康診査、母子健康センターの設置等が、すべてこの一〇年間に新しく始められており、この間の変化の大きかったことがわかる。[12]

さらに、一九六六年一月母子保健法が施行され、それまで児童福祉法に基づいて従属的におこなわれてきた母子保健事業が単独立法となり、広く母性及び乳幼児を対象とした事業がおこなわれることとなった。

以下の話は一九六二年と二〇〇一年の資料を手元に置きながらの聞き書きであるが、この四〇年間の出産をめぐる変化を具体的に知るうえで興味深いものである。

多産多死だったがよ。私らの時代はね。そんで、ここへ昭和三七年（一九六二年）の年報を持ってきて。古いのがあったわ、土佐清水保健所に。私が勤めてすぐのものやけん。

これが出生。この当時、年に四一〇やけん、四〇〇以上ありよったが。ここへ持ってきちゅう土佐清水市の広報（平成一三年＝二〇〇一年三月）で、今の出生を見たら、月に一四人やけん。一四人に一二か月を掛けたら二〇〇に足らんがやけん（一六八）。倍以上よね。で、いかに出生が多かったか。今、半分になっちゅうが。

昭和三七年では、死産が三一件。このほか乳児死亡が一七人、新生児死亡が一三人、未熟児死亡が一二人で、合計四二かね。一割は死によった。

それで当時の、分娩介助者の内訳がこれ。病院で医者が取り上げいうがは八五、裕福な家庭の奥さんだけよ、病院で産むいうたら。ほとんどが家で助産婦さんが取り上げいうがが三三八。多いろ。私も子どもん時、母は妊娠中は医者に診てもらわんまま。お産になってから、その時だけかかるいう人もあったけんね。それからこれ。「その他のお産」というのがあらあね、一八。これはお医者にかからんがぜ。助産婦さんにもかからず。素人の人が取り上げよったが。免許もない。隣のおばあさんとか、旦那さんとか、本人一人でとか。巧者な人もおったけんど、危険よね。新生児死亡はこの時になるがやけん。出生届けは遅れるし。この「その他の分娩」をなくすいうがが、その時の私の目標よね。けんど交通も不便やろ。山間僻地の家庭

訪問は大変やった。
今は子どもが少ないけん、ものすごい保健婦の世界も様変わりしちょう。 吉岡喜代江

一九六二年の出生数は二〇〇一年の倍以上あり、しかもそのうちの一割は死亡している。多産多死の傾向が顕著にうかがえる。自宅分娩がやがて施設分娩に変わってゆくことはよく知られているが、伝統的な無資格者による分娩介助者（いわゆる「トリアゲバアサン」など）の数値が「その他のお産」という項目に集計されていることなどは、資料だけ見ていてもわからず、聞き書きをして初めて知りえたことがらである。

以上、一連の聞き書きから、出産や子育てをめぐる状況の変化に、駐在保健婦たちの果たした役割が非常に大きかったことがわかるのである。

第3節 受胎調節指導

戦時に資格を得た保健婦にとって、戦後の業務との最大の違いは、人口増加政策から受胎調節への指導へと政策が大転換したことにある。

戦争中と戦後と、違いがあったか、つうことと？　それはだいぶ違うねえ。戦争の時代やけん、産めよ殖やせよゆうてどんどん子どもを一〇人も一二人も産みよったがよね。「人口政策確立要綱」うてねえ。（一九四二年の保健婦資格取得）試験に出た。第一問で、どういうことかとかね。戦争で負けてから、再教育受けたけんねえ、それから次には戦後はものすごい中絶らしたろ。西岡末野

戦時中は「産めよ育てよ」で、堕胎は許されざったけんねえ。人口増の時は堕胎罪いうたら厳しかったねえ。堕胎はね、その当時はお医者さんも相当やられたろ。逆に闇で堕胎して儲けたお医者もある。戦後は受胎調節の指導はものすごくしたんよ。

今の保健婦は楽なことぞね。その当時は、夜、幻灯機持って、衛生教育にまわったことやった。衛生教育に行くいうたらみんなが仕事から帰って家におる夜やけんね。戦後はうんと中絶をしたけんね。中絶せんでもいいように、そんなことをしたら女の人の体が悪なるけん。産児制限のことから話して聞かせるわけよ。避妊の。米花綾子

終戦当時約七二〇〇万人であった国内人口は、その後増加の一途をたどり、一九五五年一〇月現在には八九二七万を数えている。[13] いわゆる第一次ベビーブームである。遺伝疾患にのみ妊娠中絶を認めた一九四八年公布の優生保護法は、翌一九四九年には改正され、経済的理由による妊娠中絶が新たに

規定されている。一九五二年改正では指定医と配偶者の同意があれば妊娠中絶が可能となり、事実上制限がなくなった。これにより国民の間では安易な人口抑制の方法として、人工妊娠中絶が大流行し、一九五三年初めて人口妊娠中絶の届出数が一〇〇万件を超え、以下のように推移している。[14] この数字には無届者は当然含まれていない。

一九四九年	一〇万一六〇三件
一九五〇年	三二万一五〇件
一九五一年	四五万八七五七件
一九五二年	七九万八一九三件
一九五三年	一〇六万七一〇四件
一九五四年	一一四万三〇五九件
一九五五年	一一七万一四三件

これらの動きが社会問題となり、一九五二年度から受胎調節普及事業が実施され、高知県でも助産婦・保健婦が受胎調節実地指導員の講習を受けて資格を取り、活動がおこなわれるようになっている。[15]

この活動は聞き書きをした保健婦のほぼすべてが経験しており、業務分担の方針をとった他県の保健婦と比べ、地区分担の方針をとった高知県の駐在保健婦の特色となっている。

以下の聞き書きにある通り、助産婦とペアを組み、中絶の危険や受胎の仕組みなどを教えるため、幻灯機・人体模型などを持参し、農作業が終わった夜の時間帯に地域をまわって衛生教育をした。避妊具の無料配布、廉価販売もおこなわれ、主な器具にはペッサリーが使われている。これは男性の協力が不可欠となるコンドームよりも、女性本位に避妊を進めるためにとられた方法だった。ペッサリーはサイズがこまかく違うため、一人一人の体のサイズを計測し、自分で装着ができるまで個人指導したという。性教育を受けた経験のない当時の住民にとっては、自分の体のなかがどうなっているのかがわからず、いったん器具を入れると腸のなかまで入り込んで取り出せなくなるのではないかという不安をもつ者もいたという。この一連の活動が、女性の身体観を変えるに当たって大きな役割をもったことがうかがえよう。

また、独身の保健婦にとっては、自身の経験のない領域について衛生教育をする立場に立たされた戸惑いがあり、わざと老けたように見せて指導に臨んだという苦労も語られている。国の政策として採用されたこの事業が、保健婦個々人の力量をも超えて推進されたことがわかる。国家と地域のはざまで活動した保健婦の活動のありようの一端が、ここにも表れている。

中絶がものすごう多かったけんね。中絶するがでも、弁当こさえて一緒について病院まで行ったわよねえ。そうせんとその人が動かんしね。今そんなことしよったら、嫌がるろう。

受胎調節の指導員の資格を取ったがはいつやろ？ 中村（保健所）で講習があってね。みんな、こんなカネ（金属）の板で、「受胎調節指導員」いうがをもろうちゅうぜ。今もとってある。

人を寄せて衛生教育もした。夜、泊りがけで行った。幻灯機持って。助産婦さんと組んで行った。けんど今でも私、思うが。昔の人は親切やったと思うわ。区長さんが「私の家へ泊まっていったらええ」言うて、泊めてもろうたけん。それで区長さんのお宅へ人を集めて、受胎調節の話をした。

ちゃんと幻灯機で妊娠の成立から始まって説明して。性器の模型を持って行って、ちゃんと折りたたみにしてあるのを。普通の箱、開いたら女の人の性器の模型が出てくるが。スポンジでできた、ぎっちり使うて、古なったらよれよれになって気持ち悪かったもんね。今は人間の体に近いがを作っちょらあ。人の形は変わらんけんね（笑）。それは県が用意して。掛け軸もいろいろあったわ。避妊するのにはどうしたらええというような話をよね。

避妊に使うがは、コンドームよりか、ペッサリー。コンドームは男性が協力せんとできんでしょ。ペッサリーは女の人が入れちょったら避妊になるわけよ。ペッサリーは体の大きさによって、性器の寸法が違うから、サイズが違うわけ。受胎調節の指導員の資格を取るときには講習で、そのサイズの計り方とか実際に保健婦は習うたわけよね。寸法を決めたら、ペッサリーを使えば、男性の協力がなくても避妊ができるとか。そういう指導をした。

女の人を寄せて。男の人は来ん。男性の教育いうとこまでは頭がいかなかったがやないろうかね。ペッサリーの他にも、洗浄とかゼリーを入れるとかあったけんど。オギノ式の計算の仕方、逆算して。生理の周期が決まっちょればええけんど、やっぱり周期をつかむには一年くらいの記録をとって、だいたい、自分の周期は三〇日とか二八日とか、してから逆算していくがやけんねえ。ペッサリーが定着せんかったのは、途中でのいた（外れた）とか、サイズに合わず、きちんと上手に入れなかったら、失敗するのよね。手のかかることはみんながようせんかったがよね。

結局、コンドームに落ちついて。コンドームのあっせんもしたもんね。世話しちゃる。買いに行きにくいろ。今やったら平気で行くろうけんど。薬局より、もとの卸し屋からとったら安く買えるけん、保健婦は利をとるわけやないからね。県の方針じゃなしに、保健婦が個人的に手に入れてしたわね。そこまで手を延べちゃらんと、普及せんのよ。

それまでは、避妊の知識なんてない。じきに妊娠しちょったね。衛生教育も、長いことしたね。昭和四〇年（一九六五年）ごろまでやったがやない？　小学校でも性教育してくれんろうかいうて、私いっぺん行ったことがある。生理の話やけんど。学校の性教育も四年生らになったら簡単なことはやりだしたしね。テレビらでやりだしたら早いわね。世の中がずーっと変わってきて、やっぱり情報よね。福島佐津代

保健婦もその当時、受胎調節の実地指導員の資格なんかも。講習なんかがあってね。家族計画の。あの当時は県が全員に講習を受けらしてくれて資格をとりましたねえ。家族計画実地指導員という名目で。

避妊の指導です。いらん子どもはつくらんように、言うて。ほしいときだけつくる、というがで。模型と幻灯機をわたしは自転車に積んで行った。性教育に。婦人会の集まりやなんかに。個人の家にも行った。

婦人の模型よね。ペッサリーなんか入れる時はこういうように入れるがです、コンドームの使用の時にはこうするがです、言うて。そこまで、やりました。

する時に借りに行くわけですよね。模型と、幻灯機なんかは保健所に借りに行って。

あの当時は、中絶する人が多かった。夫の証明とか、健康状態とかいろいろ医者が見て、中絶する人が多かったですね。上田梅子

当時は受胎調節言うてね、私も相当した。受胎調節実地指導員の資格を取りに行かされた。保健所でやったね。

その前に中絶が流行って。そのころも相当あったと思うけどねえ。それはもう闇から闇へで、わからんけどねえ。お母さん方の一番の悩みというかねえ。中絶をして母体も傷つくし、気持ちも傷つくでしょう。それよりも、その前に避妊をと。産みたい時に産んで、産みたくない時は産まんという話をしたねえ。

婦人グループによく、「受胎調節の話に来てくれ」言われて、夜ね、幻灯機をかるうて（担いで）ね、今考えると、車もない。自転車に積んで。町で幻灯機は借りて。けど役場はひとつも協力せん、ただ保健婦が個人で行ったがよね。個人の家に集まってもろうて。女の人だけ。男の人は寄せんが。そこのリーダーさんの家みたいなところへ。

コンドームとかペッサリーとかを持って行って、こんなにするがです、と実際の使い方とかねえ。ペッサリーがそのころは主流。けどペッサリーはサイズを測らないかんでしょ。見本にはいろいろなサイズがあってね。けど私はサイズを測るがはようせんかった。抵抗があったし。婦人科で測ってもろうて。私はあんまりペッサリーは勧めんかった。オギノ式、排卵期をよける。排卵期の見方を教えることと、危険期にはコンドームを使うという。それがまだ私が

二二、三歳の時でしょ。独身のころやけん。よう聞くもんもそれ信じて聞いたことよ、思うて（笑）。

コンドームやったら相手の協力がいるけどね。ペッサリーはまあ、自分一人で装着できるメリットはあるけど、サイズを測ったりせにゃいかんという手間があるし、煩わしいがやない？その後あんまり普及してないもんねえ。

婦人の模型もちゃんとあってね。パカンと開いたらね、卵巣とか子宮らもぜんぶある。スポンジみたいなもので作ってね。女の人ら自分の体のなかを知らんでしょ。膣からペッサリーら入れたらお腹んなかへ入って取れんなるがやないろか言うて、みんな不安がるがね。模型を見せてこんなになっちょうもんやから、膣に入れても絶対腸とかお腹のなかへは入るわけない、いうことがわかるわけですよね。そんな説明らあもね、持って行ってからしました。それで初めてみんな納得する。あの当時いうたら医学的な情報のレベルがものすごく低いでしょ。学校で性教育らもなかった世代でしょう。一番わかりやすい指導やなかったかと思います。テレビらも、なんちゃない時代でしょ。

わたしらぐらいまでやろうか。それより後の人ら（保健婦）はもうそんなことせんかったことないろうか。だいたい昭和三五、六年くらいまで。そのあと異動して行った先ではしてないですからね。森良枝

家族計画なんかも進めてた時代でね。乳児死亡が多くて。多産多死をどうにかせにゃなら

んということで。家族計画の衛生教育なんかに行くでしょ。こちらが恥ずかしがったら話ができませんからね。ちょっと年をとって見られるように、けっこう地味な格好して行ったり。そんでしゃべるんですよ。そしたら、「保健婦さんはいったい年はいくつじゃろう」いうふうに言われましたがね。なるべく老けて見せようと思って。

受胎調節指導員の資格が要りました。保健婦はみんな取らされたんです。

助産婦さんと、地区地区へ家族計画の指導に行くんですけどね。いくら教えてものみこみの悪い人なんかはね、その人の家庭に夜行って、助産婦さんと一緒に。ご主人に教えたり。そういう時代だったがです。避妊の仕方を教えるんです。

それまでもコンドームはあったと思いますけどね。けどそれは男性が協力してくれんとできんことでしょう。女が自分でできるという、主にペッサリーを持って参りましたけどねえ。それは私が話をして、助産婦さんが実際にサイズを測って。サイズがあるんです。それにあったペッサリーを挿入して。それで本人に自分で入れらして、出させて、自分で使えるようになるまで個人指導するがです。

一か所一〇人くらいで。こまかくこまかくね。地区で一か所じゃなしに、隣近所一〇人くらい。ほんで、ほとんどそういう時期、毎晩出かけて行って。夜ですね。夜でないとみんなが来れませんでしょう。集会所のときもある、個人の家の時も。だいたい個人の家に集まりましたけどね。

幻灯機とか、女の人の模型なんか、そういうものを使いました。保健所も貸してくれたし、

役場にもありました。それは市町村によって違います。あるところもある、ないところもある。植田信子

それから、家族計画ですね。計画出産の指導員の資格も講習受けて取って。

私は福祉の担当員とペアを組んで、訪問するときに一緒に行って。というのはああいうのは、経済的な部分がずいぶんありますからね。だからある程度生活保護を受けるとか、どうしても中絶させるようなときは、経費の問題があるでしょ。そうすると、福祉の方から医療の面だけでも補助してもらえるようにするには、実際に行って、一緒に指導した方が、話が早いわけです。案外それは成果があったように思います。福祉の方で会があるときは、よう事例として発表しておられたようですけれどもねえ。増本寿女子

一九六〇年代半ばからは、子どもを間引くという発想をもつ「受胎調節」から、いかに産むかという「家族計画」へと転換が図られている。

私のころは、避妊という目的やなくて家族計画という言葉やった。ファミリー・プランニングという。家族計画は、ただ避妊せよということだけじゃなしに、「産む」ということも入っちゅうわけよ。二年間隔で産むと母体にええとか。

指導員の資格、初めは県で取らしたけんど、私ら、昭和四二年（一九六七年）ごろやなかった

かと思うけど、自主的に東京で受けたけん、二、三人で。自費で行ったけん。一〇日間。東京に家を借りて、一〇万円位いったよ。

荻野いうオギノ式を提唱した先生が講師で。直々に習うたがね。東京の市ケ谷に日本家族計画協会いうのがあるがよ。あこ通ったら見えたもんね、大きな看板が。今は保健会館と変わっちょう。今は遺伝相談とか、エイズの問題とか、世界的な視野に立って人口問題とか、分野がものすごう変わっちょう。

家族計画の指導は、女の人を寄せて、助産婦さんと組んで行った。夜。それこそ、時間外じゃなんじゃいうことも気がつかんわね。給料も出ない、いうたらボランティアよね。昼も夜も働いたわね。労働条件じゃなんじゃいうことは、一切考えない。そんなことに目覚めるのは、ずっとずっと後よ。

女の人を寄せて話した。模型を使うて。県が用意する。今も新しいのが中村の保健所にもある。ペッサリーら、コンドームらのつけ方とか、実技を入れて、具体的に。一番大事ながは男の人の協力やに、男の人の教育はしてないのよ。それを今になって思う。

ペッサリーはサイズが個人で違うし、オギノ式も生理の周期が個人で違うろ。集団でやっちょいて、あとは個人的にやらんと、ものにならん。

今は小学校で性教育はカリキュラムに組んで。エイズらの問題も早いこと取り組まんと。性感染症らも、援助交際のことも。いま専門でやりゆう保健婦がおる。学校で生徒集めて。今うんと若い子らが開放的になっちょうけんね。吉岡喜代江

第4節 性病

結核・母子衛生が戦時以来、戦後も継続して保健所・保健婦活動の主要業務となったのに対し、戦後新たに加わったものに、性病対策が挙げられる。これは先に見たように、占領軍が自らの健康保持を優先して公衆衛生制度改革を進めるなかで、重点的に推進された。[16]

高知県でも戦後新たに保健所業務のなかに「性病」が位置づけられ、[17]全国に倣い、県下保健所には性病診療所が併設されている。

しかし保健所内勤務が一般的な他県と比べ、駐在制を敷いた高知県ではほとんどの保健婦が保健所を離れ地域に駐在したために、保健所内でおこなわれた性病診療の経験をもつ保健婦が少なく、先に見た一九四八－五五年の家庭訪問の業務別内容を見ても数％の割合で推移しているにすぎない。[18]聞き書きでも性病対策について語る保健婦は皆無であった。

一九五八年売春防止法が施行されると、翌年には県内保健所に併設されていた性病診療所は廃止されており、[19]これ以後も性病対策は保健所や保健婦の管掌業務であり続けたとはいえ、高知県の駐在保健婦の主要業務といえるほどの取り組みはなされなかった（この点、二七年に及ぶ米国支配下に置かれた沖縄において、軍隊保護の観点から性病対策が強硬におこなわれ、基地周辺の多くの保健婦がそれにかかわったことと著しい対照をなしている。第5章第3節参照)。

言い換えれば、死に至る疾患とはなりにくく、日本人にとってほとんど問題とはなっていなかった性病対策を、軍隊保護の名目から強硬に推進した占領政策のいびつさが、逆にここから浮かび上がる。

第5節 急性伝染病

結核・母子衛生と並び、初期の保健婦活動を特徴づけるものに、急性伝染病対策がある。これらは日常的に発生するものではなく、突発的な現象であり、いったん起こると「事件」として記憶された。

高知新聞には、一九四〇年から六〇年代半ばにかけて、今となってはほとんど問題にならなくなった急性伝染病の発生を伝える記事が以下のように並ぶ。※印は中村保健所管内の記事である。

一九四六年
※一月四日　「伝染病の増加六割 幡多郡の健康調査」
※一月一五日　「県下に天然痘 白田川村に発生」
二月四日　「県下に痘禍蔓延」
八月七日　「腸チフス集団発生 加美郡岩村」

※八月二七日　「赤痢が六四%増加する幡多の伝染病」

一九四七年

七月六日　「伝染病の夏 県衛生課長聖成稔」

一〇月一〇日　「チフスは土佐がお好き 自慢にならぬ全国第一位」

一九四九年

七月二二日　「社説伝染病絶滅を期せよ」

一九五〇年

五月一七日　「社説伝染病流行に備えよ」

七月一一日　「患者すでに三二名 市でチフス予防接種」

一〇月九日　「共同井戸から伝染か 二四名を出してやっと終息 夜須の集団赤痢」

一九五一年

六月一六日　「セキリ、エキリ昨年の二倍 全国的には三倍本県衛生に赤信号」

※七月二八日　「全国でも珍らしい発見 昭和村で同時に二種のセキリ菌」

一九五二年

五月一五日　「セキリ患者一五四名 昨年の七倍 県に防疫本部を設置」

五月二二日　「七〇年ぶりのセキリ禍　本県も本腰入れて防疫対策」

一九五三年

一月八日夕　「セキリ一昨年の二倍半 昨年の法定伝染病患者千二百名」

四月二三日　「戦後最大の発生テンテコ舞の芸郡セキリ防疫本部」

六月二四日　「セキリは昨年の一〇倍 芸郡の伝染病四六〇名」

一九六〇年

※三月七日　「半径約一〇キロに広がる 大月の赤痢真性五二人に」

※三月七日　「弘見小を隔離舎に 大月町の赤痢一四六人にふえる 昨年一一月から潜在 青山県予防課長の話」

一九六一年

一月一七日夕　「県下伝染病昨年の総決算赤痢、猛威のトップに 一五人死亡小児マヒ、日脳もふえる」

一九六五年

六月二日　「社説伝染病と保健所」

※六月三〇日　「感染源は簡易水道 滅菌装置はたらかず 患者一〇八人に 西土佐村集団赤痢」

※一二月二三日　「この一年支局長の手帳から一二 赤痢の当たり年 低い衛生思想に問題 追放決意した西土佐村」

特徴的に言えることは、腸チフスと赤痢の集団発生を伝える記事が多い点であろう。

蝿は腸チフスや赤痢を、蚊は日本脳炎を媒介するため、厚生省の指導で一九五〇年以降、各県にモデル地区が設けられ、特に一九五二年からは、地域社会の組織活動の方式によって蝿と蚊の駆除事業が推進された。このようなモデル地区の実績が基礎となり、全国的普及を図るため、一九五五年六月閣議了解によって「蚊とはえのいない生活運動」が開始された。この運動の基本方針は、モデル地区を年々倍加することにより、三年でこの運動を全国に普及しようとするものであった。[20]

しかし駐在制をとっていた高知県では、地区組織活動の組織化を待たずに、保健婦による日常的な住民との接触によって、衛生知識の伝達は徐々にではあってもおこないうるシステムをとっていたといえる。

聞き書きによっても、緊急性が求められる急性伝染病への対応に、地域住民に身近なところにいた駐在保健婦の、機敏な対応がうかがえる。集団発生の場合には特にそうである。保健所から遠い地に地区が散在する高知県では、保健所のみに保健婦が勤務する他県の方式をとっていては、地域住民の生命が十分には守られなかったであろうことが、ここでもわかる。

私がいたとき、昭和三〇年代。赤痢の集団発生があってねえ。初めて集団発生というものに遭遇したがでしたけどねえ。小学校に住民をぜんぶ集めて隔離舎にしたの。一〇〇人そちこちからおったねえ。すごかった。教室をぜんぶ仕切って。

疫学調査で一軒一軒家々まわって。保健婦と役場と、保健所の方からも応援があったろうと思うけんど。ドクターも県の医務課の方から。症状を確かめて。もうとにかく、お腹が痛くて下痢して、下痢も普通の下痢じゃなくて粘血便いうて粘液と血液が混ざっちゅうがね。検便を持って来らして。熱は腸チフスほどは出んけんど、それでもまあ出て。赤ちゃんがなったら死に至るけどねえ。大人の場合はそこまでは。ただ伝染力は強い。口から入ってなるがやから。まあその時は死んだ人はおらんかったけんどねえ。原因の特定は、わからんままやった。それほどかなりの規模やった。

それだけやった。私が経験した集団発生は。散発的には出たけども。普段の業務としては、学童検便いうのをやったね。学校をずっと回って。保健婦は検査技師が便の検査するのをお手伝いね。森良枝

まだ伝染病予防らもあるぜ。腸チフスじゃ赤痢じゃなんじゃ。しまいにずっとないなった

けんね、それは。それは年間やる。

発生の時期が来たら。そこへばーっとよその保健婦も手伝いにいかにゃいかんけんね。早いけん。

○○地区ではビワの出まわる時季に出てね。ブドウを売る人、ビワ売る人、みな売れんろ。捨てしまわないかんろ。生活にかかってくるろ。嫌われ役じゃけんどしようもないわ。人命優先じゃけん。そんな場合もあるぜ。やりがいのある仕事じゃけんど、嫌なこともあるがね。西岡

末野

また、こうした急性伝染病の発生源として、井戸や谷川の飲料水としての利用が共通して挙げられている。

汚い手で井戸の水を飲むろ。手に菌がついちょったら、それで赤痢でもなんでもかかってしまう。昔の井戸のつるべら、そりゃ汚かったけんね。

○○地区でもあったよ。それは集団発生やけど。疫学調査でいつから食べてというような、聞き取りしたり、井戸の検査したり、衛生係と食器の消毒してまわったり。症状は下痢をして。検便でわかる。検査は医者がするけんど。病人は隔離舎へ。

私の担当じゃなかったけんど、○○地区でも。子どもが下痢じゃったに、川で泳ぎよって、川下の人たちが集団感染。簡易水道ら、川から引きよったけんね。

今じゃ赤痢じゃいうて聞かんでしょう。第一、水道が完備したけん。昔の井戸は汚かったのよ。山本静尾

ある時は、疫痢の子どもが出てね。急性のね。じきにひきつけるけんねえ。中村の病院に送ったわけよ。その子は山のなかの家でね。飲み水なんかも谷間をちょろちょろ流れゆうがを汲んでね。谷で洗濯もしたりなんやかやしたら。水が原因してると。米花綾子

厚生省は一九五二年から簡易水道布設の助成をしてきたが、一九五三年一二月一七日厚生省令六八号「簡易水道布設助成規則」によって本格的に推進することになる。第一条「目的」には「公衆衛生の向上」と記されている。厚生省公衆衛生局水道課・為藤隆弘によれば、当時、都市部の水道の普及率は人口の七割に及んでいたが、農山漁村では人口の五%以下という低さで、大部分の人は、井戸水・流水・湧水等を利用しており、伝染病の発生源となっていたため、消化器系伝染病発生数が過去五年間の平均が一年一万人当たり三五人（一九五四年度から一四人に緩和）以上の地区に優先して助成するとしている。一九五四年度の工事か所は一〇〇〇か所以上、しかし一〇か年計画が完成しても、全国町村人口の二〜三割しか普及したことにならないというものであった。[21]簡易水道は、一般には主婦の労働時間の節約という側面から地域に根付いていったと考えられているが、当初はむしろ、急性伝染病対策を第一義の目的として普及が図られたのである。

水道の普及が、確かに効果を上げえた場合もあったであろうが、以下の聞き書きなどによると、必ず

しも簡易水道によって発生が食い止められたわけではなく、簡易水道が新たな発生源になることも多かったようだ。

赤痢もあった。昔は不衛生なけん。集団発生も出た出た。よう忘れん。昭和三七年（一九六二年）の夏、〇〇地区で。あれはフトかった（大規模だった）。小学校を隔離病舎にして収容して。何百人もかかったけんね。患者を収容して疫学調査、検便。スイカを食べられん（食べてはいけない）いうて騒いだことがあったけん。原因は水道やった。水源のタンクかなんかが汚染されたがよね。その近くの人が赤痢になって、部落ぜんぶの人らが感染した。泊りがけで交代で働いて。大変やった。吉岡喜代江

赤痢でぱーっとなったけんね。ある人が市役所から頼まれて水道掃除したと。そこが本元やけん。それで息子ら生水飲まれんいうのに飲んだ。すぐ来たがやけん。

隣の人が「目が見えんようになった、下痢しだした」いうことになって、こりゃまずい。ぱーっと検便を集めて保健所に持っていったら、赤痢菌が出るろ。水道を掃除したけん、なったが。時間で分裂していくけんね、菌が。井戸水飲んじょう人はなっちょらんがやけん。

秋の盛りの稲を刈らにゃいかんとき。専門家じゃないと対処が遅いろ。伝染病はバタバタしよったら広がってしまうけんね。ぜんぶ学校へ収容したわけよ。患者を。そしたら自分とこの稲がそこに見えちょるに、刈らにゃいかんに、出れんろ。今度それが保健婦にくら。「なぜ

言うたぞ」と。なぜと言われても、こっちはその係じゃけん。どうもならんわね。西岡末野

当初は予防接種が十分にはおこなわれておらず、児童への予防接種の普及が、こうした疾病を徐々に減少させていったともいう。これも保健婦の主要な業務としておこなわれていった。

急性伝染病なんかもボツボツはありましたけどねえ。案外多かったのは日本脳炎とか。多かったといっても、出るとすればですけど。それから、ポリオ（小児麻痺）ですねえ。麻疹（はしか）なんかも、必ず一回するもんだみたいな理解をしてるでしょう。だから一回するとかからないとか。一家に一人かかると全員がかかるし、感染力が強いでしょう。一生のうちに一度はかかる病気やから、早いうちにと。子ども連れてそこの家にわざわざ行ったり（笑）。はしかの予防接種ができたのは最近ですわね。以前は予防接種がなかったですもんねえ。だからどうしても。増本寿女子

衛生知識の伝達、上下水道の整備、予防接種の普及によって、こうした急性伝染病は減少していき、一九六〇年代半ばには、ほとんど問題にならなくなっている。

第6節 寄生虫

初期の活動では、寄生虫対策も中心的な業務となっている。

中村保健所管内に限っても、大方町のツツガムシ、西土佐村の肺ジストマ、沖の島のフィラリアなどが「風土病」として知られており、[22] 個別の対応を迫られたが、一般的には回虫・ギョウ虫など、人糞を畑に肥料としてまくことから起こる寄生虫や、十二指腸虫などの裸足の皮膚から体内に侵入する寄生虫などの対策が多かった。

糞尿の処理を指導したり、場合によっては三層式のトイレの設置を指導したりした場合があった。また学童に対する検便が実施されている。

それから体のなかにわく虫よ。回虫とかねえ。

○○いう地区を訪問したら、トイレが妙に汚いと思うてずーっと見たがよ。めっそうにジルイ(ぬかるんでいる)**じゃかね。トイレの水をそのまま野菜に行くようにしよるがよ。こりゃ不潔なこんなことじゃいかんと。「腹にミミズがおる」と。腹のミミズは、腹のなかで何本も何本もわくがじゃないがやけん。いっぺんウンコになって出て来て、野菜につくがよ。それが目**

にゃ見えな、タマゴじゃけん。また口に入ったがかで増えるがやけん。その野菜をよそへ持って行って売るろ。そんなことしたらいかんと。

昭和四〇年（一九六五年）までじゃねえ。車の免許とった時分よ。うんと貧しい家でねえ。子どもが一〇人あるがよ。名前も覚えちょら。昔やけん、麦にかけよったがよ肥料を。（便所が）やぶれて肥溜めが大きくなって。そこへ柱を一本かけて、そこでまたいでウンコしよったもんよ。なんぼでもあった、そんな家。それじゃいかんつう指導をして。西岡末野

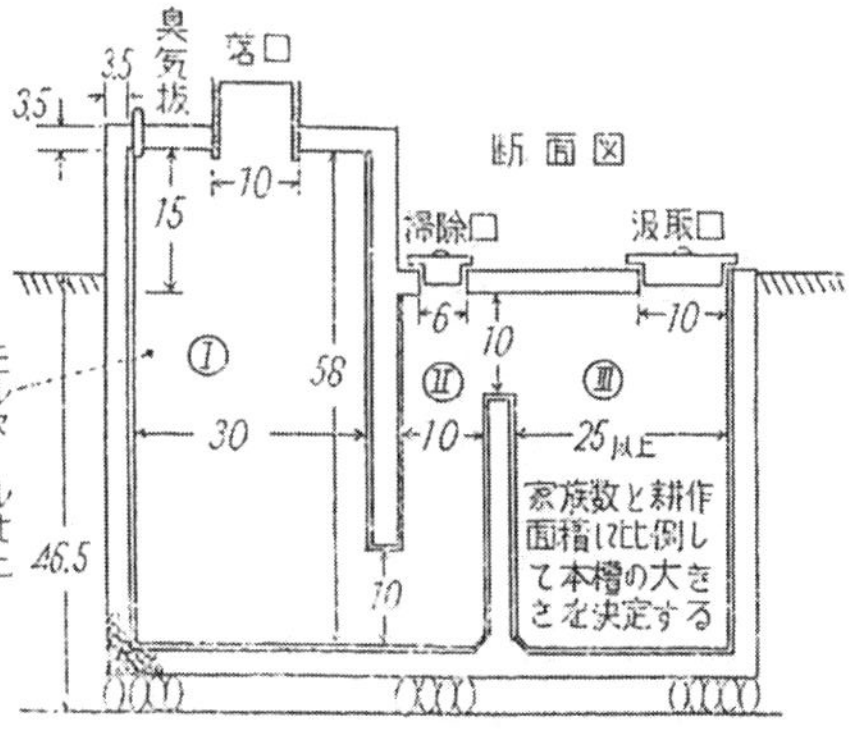

参考：『保健婦雑誌』1957年11月号より
「親園村に設置せる厚生省B型三槽式改良便所」

外でしょ、トイレが。ほとんど家のなかにトイレのある家は特別の人以外ないがです。トレの改善も、層式のね。区切りをつけて。（図示しながら）ここを汲み取り口に、というね。寄生虫の関係で。層はセメントでするが。三層式トイレということで。昔の便槽は大きいでしょ。だからそれを改善するいうたらそれを。寄生虫はだいじょうぶだから、ということで。保健所でも寄生虫予防として。うんと初めの頃、昭和二〇年代です。こっちのがを肥料に使えばええ、という。

もう肥料いうたら下肥で。今でも使うけど、昔は野菜に直接かけよったけんど、今はうん

と掘ってよね、根の肥えというか、埋めちょって、その上に野菜を植えるようにしてるけど。

十二指腸虫とか。あれは皮膚感染でしょ。皮膚に入ってくるのよねえ。裸足で入るでしょ。昔は裸足で歩いたから、そういうことも。今はもうないけんど。貧血なんかあったら十二指腸虫を疑えというね。検便も学校まわってやった。いろいろと思い出す。

わたしら子どものころ裸足でしたもん。学校行くと雨降ったら裸足。そしたらね、学校に池があってね、そこでしゃぶしゃぶと洗って上がって。もうぜんぶ裸足。今は裸足で田んぼに入る人ないけど、ぜんぶ裸足やったもんね。わたしらの時代は、下駄・草履・裸足と。お天気のええがは草履。雨でも降ったら下駄。戦後でも裸足、ありましたよ。田んぼ行きでも裸足でしたから。最近ですよね、田靴いうのができて、今は全部そうですけどね。上田梅子

私が保健婦になってからも、あのころは回虫らようけあって、そんで検便らしたのよね。

初期に、昭和一九年か二〇年に保健婦になった人から聞いた話ではね、口からよう寄生虫らが出たと。回虫が。西土佐は肺ジストマ。それから、沖の島のフィラリヤ。

まあ、日本が生活が向上して、清潔になってきてなくなったし。検査らにも保健婦がかけずりまわって。その当時、保健婦活動の意義もあったろうと思います。吉岡喜代江

第7節 ハンセン病

1 暮らしのなかのハンセン病

日本におけるハンセン病患者の隔離政策は、一九〇七年癩予防ニ関スル件に始まる。この法律は浮浪する患者のみを対象とするものであったが、一九三一年癩予防法に改正されると、在宅患者も含めた全患者を対象とするものに変わった。この方針は戦後の一九五三年改正のらい予防法後も引き継がれ、一九九六年に廃止されるまで続く。

都道府県においてハンセン病対策は戦間期には警察の管轄であったため、保健所が直接かかわることはなかったが、戦後は衛生業務が警察から全面的に移管され、「高知県立保健所処務規程」によって保健所業務のなかに「癩」が初めて位置づけられた[23]。

高知県では一九四八年一一月以来、県保健婦の市町村駐在制を実施してきたため、地域保健法全面実施の一九九七年三月にこの制度が廃止されるまで、保健婦が日常的に地域住民に密着した活動を展開してきた。その結果、ハンセン病患者とのかかわりも必然的に大きいものとなったことを、活動の背景として確認しておきたい。

また、ほぼすべての保健婦がこの地域の出身の保健婦であり、自身の幼少のころから身近にハンセン病患者がおり、差別と偏見に苦しんでいた様子を実際に見聞きして育った体験を共通して語っている。

お大師さんがあっつろ、ここに（三九番延光寺）。こんまいころ（幼少のころ）あこ行ったら昔はいっぱいおったけんね。集まるがよ。手のない人らが。みんな昔はヘンド（遍路）になって来よったわけよ。二〇日から二一日にかけて毎月ご縁日で、特に三月と七月がにぎやかやけんど。一月は年の初めで、一二月は年の終わりでにぎやかやし。みんな信心でお参りに来るけん、（親指と人差し指で輪をつくり）**くれるろ。それを見込んでようけ来るがよ。**

高知県のなかでも中村保健所管内は冬でもとりわけ温暖な気候のため、この土地を訪れる四国遍路のなかにハンセン病者が多く含まれていたという地域的特性もあった。

この辺はこの病気が多かったですけんねえ。まわりにそういう人がよう来たがでしょ。そういう人を泊める場合もあったがでしょ。昔お遍路さんのお宿しよったようなお家からも患者が出たりしたことがあるがですよね。この近辺はものすごい暖かいわけですねえ。毎年、お遍路さんが来るがですねえ。足摺岬（三八番金剛福寺）**から平田**（三九番延光寺）**への通り道。寒い時期だけここへ来るがです。お遍路さんがそうやって橋の下で野宿して歩くというがも昭和三〇年代になったらもうなかったですけんど。**

このように、暮らしのなかにハンセン病者がありふれて存在した環境で、高知県の保健婦活動は展開された。

2　隔離の現場で

高知県のハンセン病患者は、主に瀬戸内海の島にある二か所の国立療養所に送られることになっていた。時期は下るが、一九八六年の時点で、全国で施設に収容されている七六五二人のうち、高知県出身者は一三二人で、大島青松園に八六人、長島愛生園に二一人、その他六か所の療養所に二五人が分散して入園している。[24]

では、実際に保健婦は患者の所在をどのように知り、療養所に入所させるまでにどのような役割を果たしたのだろうか。

昭和二〇年代。〇〇いう地区は、私生児が多いんよ。どうしてここの地域は私生児が多いろう、不思議に思うてね。昔はほら、今のようにないから、レプラをうんと嫌うたでしょ。そこに一人いうたらその地域ではうんと嫌われる。ほんじゃけん結婚できんわけよ。それで、私生児を産んだいうことよね。私も自分がずーっと行ってるうちに、それを感づいたんやけどね。

これなど、地域住民の生活を熟知した駐在保健婦ならではの証言であろう。こうした日頃からの訪問活動などを通して、ハンセン病患者の所在が保健婦によって突きとめられていったことがわかる。

また、以下の証言に見るように、近所の通報によって保健婦が情報を得る場合も少なからずあったようである。

昭和三〇年代。主人がその病気にかかってね。嫁さんも山のトウ（峠）に行くがよね、そしたらみんな嫌がるが、その人のくんできた水は。サスいうもんがあるがよ。サスいうたら天秤よ。こう担いで。水入れるもんを。みんなが山仕事、植林に行くのを。当番が水くみに川まで下りないかんろ。婦人会らで各自一つ水筒持っていくろ。片一方に水筒を一つ吊ってね。あとのみんな九人は片方にぜんぶ。レプラじゃけん、さわらんように。「あんたは水くみに行くにおよばんけん」と、はっきり言うがぜ。あのころのことやけん、それでも問題にならざったけん。

患者の人は、逃げまわって隠れて出てこんしね。保健婦が連れに来るゆうて。行くがが嫌じゃゆうて。どしても近所の人らが嫌がったりしてね。ゆうてくるろ、保健婦に。なんとかしてもらわにゃ困る、ゆうて。そしたら説得に行かにゃいかんろ。炭窯へ隠れたりね、山の奥の方の。奥さんが一週間も一〇日もご飯運んで。本人は炭窯のなかへ布団もちこんで寝よったり。

瀬戸内海の療養所に、県から特別の列車を仕立てて、それで送るわけよ。

一週間も一〇日も炭窯に隠れて療養所への入所を拒否した患者がいる、というのは、他の病気では考えられないことであろう。ハンセン病政策の根本的な誤りは、療養所に退所規定もなく、いったん入所したら病気が治癒しても隔離施設から出られない構造を作ってきたことにある。この証言の他にも、保健婦の説得に対して患者が療養所への入所を拒んだという例が少なくないが、国がそのような政策をとり続けるかぎり、致し方のない患者の反応だったともいえる。

この他、検診を通して患者を発見するという場合もあった。県庁から予防課長（のち厚生労働部長）青山信彦が直々に検診に来たという。青山は一九五一年県予防課長に着任する以前は国立ハンセン病療養所・大島青松園の医官であり、ハンセン病の専門医として、戦後の高知県のハンセン病行政に大きな役割を担った人物である。しかもこの人事は、高知県初代衛生部長・聖成稔の誘いに応じたものであった。[25]

高知県で駐在制実施に尽力した初代衛生部長・聖成稔は、すでに見た通り、終戦後に県外から着任してから、高知県にハンセン病者の多いのに驚き、一九四七年（駐在制度実施の前年）の県議会で、次のように述べていた。

「現在四国四県の状況を見るに高知県には百三十二名の癩患者がございます。これに対し愛媛県は僅か三名、香川県五名、徳島県三十七名であります。高知県の百三十二名という数字は、鹿児島、熊本、宮崎に次ぎまして全国第四位の数字であります。（中略）ひとり癩の問題だけでなくその数字を以てしましてもいかに本県の衛生行政の遅れているかが分かるのであります。（中略。そこで）立ち遅れている高知県の衛生行政の為絶大なる御協力を仰ぎたいと思うのであります」。[26]

聖成は、高知県を去った一九五一年七月から厚生省公衆衛生局結核予防課長に着任し、全国で推進されたハンセン病隔離政策の責任者の職に就く。以後も一九五四年五月から厚生省公衆衛生局保健所課長、一九五八年七月から厚生省環境衛生部長、一九六一年六月から厚生省環境衛生局長を歴任し、一九六一年九月退官するまで、戦後公衆衛生官僚として王道を歩み、その後も財団法人・藤楓協会（ハンセン病関係の厚生省の外郭団体）理事長などを務め、「救らいの父」などと呼ばれている。[27]

高知県におけるハンセン病隔離政策は、聖成稔—青山信彦という連携によって推進されたといっても過言ではない。

青山先生。県の衛生部長しておいでて。大島の青松園においでた方やけんね。レプラの患者でも、手で触れて診てね。なんちゃへっちゃらでね。診察するときでも、その家には行かんわけよ。私に言うてきて、私が集まる場所をちゃんとして、家庭へも私が連絡しちょいて、そこで診察するようにしてね。そんで、その人を収容するいうたら夜中やけんね。ここから窪川までは県の車で。お召し列車を窪川から、ベッド仕立てで、県の担当の人が来て連れて行く。青山部長がね、「いま青松園が増築しよる。それができあがったら、仮入所さすけん」言うて。そこの生活では、人からホラ、ずっと見られてる（偏見の目で見られて生活に困る）でしょう。そこ行ったら人間としての生活ができらあと思ってね。

ハンセン病患者の処遇をめぐっては、強制の側面が強調される場合が多いが、上の証言に見るように、地域の偏見の根強さから逃れるために、よりよい環境に患者をうながすことが、説得の論理として有効に働いたという側面もあるようだ。むろん、入所した先は、退所規定のない終生隔離の場だったわけであるが。

ある男の人に、そんな人がおったがよ。診療所の先生が来いゆうけん行ったがよ。行ったらね、「なぜこんなが処理せんの」、ゆうけんね。先生が目の前で靴下をシャッと脱がせたがよ。そしたら足がないが。足の指が。

結核の検診でわかって。○○病院に結核で連れて行ったがよ。「はよきて」言うけん、そしたら「あんた卑怯ぞね」と言われた。「なんぞね」、「レプラの人、この病院に連れてきて、たまるもんか」、「あの人がレプラということ、私はひとつも知らん」と。他の病気のことは言われん（言ってはならない）がやけん。「知らんつことあるか。みな言いよるぜ。保健婦さんが知らんつことはない」、「私は結核を入れに来たがやけん」。

そのおんちゃん、家へ帰ってね、保健婦の事務所に来た。位牌持って。「保健婦さん、見ての通りみんな死んで、位牌になった。うつす人は家族におらんけん、すまんけんど、見逃してもらいたい」言うて来たがやけん。「私はいっさいそんながでやるがじゃないがやけん、結核じゃったけん、行たがやけん、そんなことしなくても構わない」。そう言うて。できればね、施設へ行かすようにするがも仕事のうちじゃけんどね。それほど厳しくせざった。見逃して、もう、うんと年寄りで結核で死んだ。

この証言に見られるように、家族感染のおそれがない場合、必ずしも強制隔離を急がない例もあったようだが、患者を入所させる以外、治療を受ける道がなかったというところに、国が進めてきたハンセン病対策の誤りが明瞭に浮かび上がってくる。強制隔離か、見殺しか――このような困難な現場に、保健婦は立たされていたのである。

3　社会復帰・里帰りを見守る

療養所に行ったらそこで、軽症になったら事務なんかもとらすけんねえ。それで事務しよる人と結びおうてね。退院さしてもろうたわけよ。昭和三〇年代のこと。退院したらこっちへ帰ってきて。旦那がぎっちり来るわけよ。仕事世話してくれいうてね。やっぱりシャバへ出たら、人並みの生活がしたいでしょう。そやけんど、特技でもあったらあれなけんど、けんどそういうことはないでしょう。私らも断るに断れずに。土木作業らしよったけんど、やっぱり地域からは白い目で見られるし。そしたら、本人たちも困って。いったんは二人で青松園に帰ったわけよ。そしたら、向こうで入水自殺したと。二人の体、くくりおうて、海へ。私もその話聞いてほんまにその人がかわいそうでねえ。

療養所は終生隔離の場であり、病気が治癒しても退所の規定が存在していなかったが、特例として軽快退所が認められる場合があり、軽快退所者は一九五一年の三五人を皮切りに、一九六〇年の二一六人をピークに一九七二年四七人へと山をなしている。[28]

ただし社会復帰すれば故郷で温かく迎え入れられたかといえば、依然として変わらない偏見の目が待ち構えており、仕方なく療養所に戻らねばならない場合もあったことがわかる。聞き書きによれば、保健婦が社会復帰を見届け、さらには就職の相談にも乗るということまでしているが、最悪なことに自殺という結果を招く。こうした一部始終は、保健婦が駐在地区を異動してしまえば耳に入らない場合も多かったろう。このような悲劇を今もって記憶し、胸を痛めている保健婦がいるというところに、目を向けておきたい。

昭和四〇年代。療養所に行って帰ってきた人が受持ち地区にもおりました。感染のおそれなし、ということで。帰ってきてからもちゃんとやってました。地域の人が、（元患者が）**おるけど、……せられん**（そのまま住まわせておくわけにはいかない）**と言うから、もうあの人は伝染のおそれがないから出てきたんだから、それがないから帰っちょうがよと。普通の付き合いをさしていくわけです。**

このように社会復帰者を依然偏見の目で見る地域住民に対し、偏見の除去をうながす役割も、保健婦は負っていたことがわかる。

あの人らも、私らの子どものころは、それこそ惨めな生活しちょうけんね。特効薬のない時やけん、差別されたしね。そんなこともあったけんど、治療薬ができたら早いこと社会復帰さ

してやらにゃあね。一生療養所に閉じ込めるいうがは、いま考えたら大きな差別よねえ。
もうずーっとこっちになってから、昭和五〇年代。県職員の保養所へ、療養所から団体で何回か遊びに来た。私らも保健所から行って、一緒に飲んで、ごはん食べて、歌うたり、いろいろやった。毎年何回も来た。けんど、家族が縁を切って会うがを拒否した人もおるね。

昭和五〇年代。患者さん、県職員の保養所へ、療養所の高知県人会か、団体でよう来た。一緒にごはん食べたり、歌うとうたり。遊びにくるがよ。県の人が連れてね。一回やない。何回も来たもん。保健所の職員の〇〇さんが患者さんに好かれて。ぎっちり一緒に歌うとうて。人のええ人やったき。来る人も、顔ぶれは固定されちょったけん。患者さんのなかで知った人に会うて話をしたがやけど、障害年金をもらいよるがですね。それを貯金にしちゅう、母に、渡すがやいうて言いよったけん。お母さんに会いに行ったら、「二度とお前に会えん思うた」言うたと。夜、人に知られんように、こっそり会いに行っちょったと。「兄弟は嫌がるけんど、やっぱり親は、いつまでも忘れれん」言うてくれる」言うてね。

このような交流の現場にも保健婦は居合わせていた。地域の目を気にして社会復帰はできないが、里帰りは元患者の願いであり、それを見守るのも、保健婦ならではの重要な役割のひとつとなっていた。
ハンセン病の元患者によって起こされた違憲国家賠償請求裁判は、二〇〇一年五月、国の政策の誤りを認めるかたちで決着がつき[29]、高知県でもこの判決を受けて、二〇〇一年七月一一日、橋本大二郎知事による「県発行書物に係るハンセン病に関する記述について」という文書で、県が推進した隔離政策について謝罪し、この政策を肯定的に記述した過去の県発行の出版物に、謝罪の用紙を挟み込むよう県民に呼びかけている[30]。しかしその後現場に携わった元保健婦や保健所職員たち自身の手により、過去を冷静に検証する作業が活発におこなわれているとはいえない現状にある。

だからといってここでは、隔離政策の一端を担った元保健婦のみを断罪するという立場はとらない。なぜなら、現場の保健婦は国の政策決定からは遠ざけられており、むしろ有無を言わさず国の推進する隔離政策の遂行に従わさせられた点で、保健婦もまた困難な立場に身を置いていたことがわかるからである。元患者の立場からすれば、保健婦はこれまで決して隔離反対の声を上げことはなく、あくまでも国家の推進する隔離政策の忠実な実行者であったと映るであろう。しかし、地域にあって患者やその家族に一番身近な存在もまた保健婦自身であり、隔離政策を末端で担った過去を持つが、同時に未来も展望しうる存在だともいえる。

早くからハンセン病の問題に取り組んできた医師の徳永進は、「保健婦が変わらないとしたら、国民はまず変わらない。誰も何も変わらない」と、元患者の抱える問題解決に当たって「今こそ保健婦に」と期待をかけているように[31]、今後地域のなかで保健師の果たすべき役割は大きい。

ハンセン病は現在の日本ではほぼ撲滅され、新発患者はほとんど見られない現状にある。しかし、難病患者やＨＩＶ感染者など、依然として社会の偏見と闘いながら生活する人々に最も身近な現場に保健師は身を置いて活動を続けている。

ハンセン病をめぐる政策の過ちを再び繰り返さないためにも、ここで取り上げた元保健婦の聞き書きは、単に過去を振り返るためのものではなく、よりよい未来を展望するに当たって我々が考えるべきさまざまな課題を突き付けているように思われる。

第8節　精神衛生

1　私宅監置の禁止

一九五〇年精神衛生法の制定により、都道府県に公的精神病院の設置が義務づけられ、私宅監置は禁じられ、精神障害者は医療機関で治療を受けることとされた。

高知県でも一九五二年には保健婦の研修内容に精神衛生が初めて取り上げられ、一九五七年には保健所事業報告には精神衛生の記入欄が設けられて、同年からの保健婦研修会では精神衛生が毎年取り上げられるようになっている。[32]

聞き書きによると、座敷牢に患者を監禁していた事例がしばしば見られたといい、そうした患者の発見に、駐在保健婦がかかわるという機会が多かったということもわかる。

精神も、訪問に行って、エンピ（スコップ）を振り上げられたり。いろいろありますからねえ。保健婦として入って行ったら向こうもわかるでしょ。それだけで怒られた。そんなこともあるし、一言も口を利いてくれなかった人もあるし。

しまいには、保健婦が手続きはしても、入院にはついて行かない方がいいと言われ出したけど。退院して帰った時に、この人に連れて行かれた、ということが反感をもたれるから。やはりええ人間関係をつくるには、連れて行く時は他の人に頼んだ方がええ、というようになってきたねえ。しまいの方は。

最初のころは、誰も行ってくれないから保健婦がやるしかないし。入院をものすごく拒みますでしょ。嫌がるのを無理に入院させたら帰ってきてもその患者とずっと関係が悪くなりますね。いろいろ問題がありました。

昔は座敷牢いうんですか。家のなかに閉じ込めておいた。なんか法改正で家庭管理ができなくなって、それから全部入院させたから。それまでには家庭でそういうことを。

馬小屋を改良して、そこに作っておった人もありますね。そんなところへ行ったこともありますがね。いい時はちゃんとわかってますよ。「あの人が来てこう言うたけん、わたし腹が立ったけんね、この間から手え出して引こずった（引きずりまわした）」言うて、患者が。私も上手に人間関係をつくらにゃいかん思うちょったけん、刺激をせんように話すでしょ。こんなことがあった言うて話してくれるがですよ。その時は病状はよくなってますけれども。あれは昭和三〇年代の初めくらい。その人がぎっちり爪でこうして牢を破ってね。そんなことも。

　ある地区では、座敷牢を見たこと、二回ある。格子入れてね。二畳半くらいの。一人の人は一緒に行って、入院させた記憶があるがです。そこの人は家の端のほうにあった。もう一人の人は家からちょっと離れたところに、人が通るところやったような気がしたけどねえ。

　まだその時は保健婦が精神を受け持つ前。病院に入院する時、連絡することだけやったがやないでしょうか。説得したという記憶もないし。ただついて行ったくらいやった。

　そのあとから、母子らから精神へと替わって。それまで精神は保健婦があんまりしてないのに入って行ったでしょ。試行錯誤ですよね。恐いし。それでも行かないかんでしょ。なんか胸がドキドキしました。知識もない。ちょっと講習を受けただけでしょ。すごい恐かったですよ。マニュアルみたいなもんはないし、それこそケース・バイ・ケースです。

　最初のうちは住民側も精神は隠したいし。こっちは知識はないし。病気が進行してどうにもならなくなった時になって住民も言うてくるでしょ。それで保健婦もなんとかせないかんと思って行くでしょ。そんなになっちょったら入院させるしか方法がないでしょ。そしたら患者は保健婦は入院さす役割みたいな感じで、保健婦に対して敵意をもつ、そんな問題がありましたねえ。

　最初、暴れたりせん時代からずっと話してコミュニケーションができちょったらええけど、そのころはそういう時代じゃなかったしねえ。で、保健婦は入院係みたいなことがあったんで

すよ、最初のころは。暴れてる最中に、入院させてほしいと、家族から言うてくるでしょ。今まで見たこともない人に、説得する役割やないですよねえ。

だんだん、最近になってきたら、そうならんまでに、わかるし。いまはコミュニケーションとっているからねえ。こっちを知ってもろうちょうし、説得もできたしねえ。

「保健婦以外に入所させる人もいないし」という言葉が共通して見られ、駐在保健婦が、唯一、私宅監置禁止の国家の政策と、地域住民とをつなぐ役割を果たしていたことがわかる。場合によっては、地域住民とのコミュニケーションのないままに保健婦が入所にかかわり、その後患者との関係を悪化させるという問題も見られたようだ。

また、以下の聞き書きは、まだ警察が公衆衛生行政を担っていたころの名残りが、地域住民の意識のなかにもあったことを示す話である。

精神病院はね、ここらはね、公立のがはなかった。保健婦になった当時は(一九五〇年代)**。○○病院が個人でやりよった。**

ずっと奥やけんどね。篠山のふもとのことよ。ここらじゃ一番高い山やけんねえ。再々は行けれんゆうたち、やっぱり行かにゃいかんじゃいか。それでね、大きな川を横切って向こうへ渡らんといかんけんね。そこへ、カヅラでこさえた橋を渡らんと行けれんぞ、ゆうてね。それで渡ったところ、○○地区に、一人おったがよね。連絡があってそこへ初めて行ったがよ。山

のトウ（峠）へ。どんな人か知らんけん、行きよったところがね、「ウワー」ゆう叫び声にびっくりして、飛び上がったがよ。「こんなが食えるかー」ゆうて、目の前に、こんなイカのおいしそうな佃煮をお皿に入れたがを投げて。それにびっくりして。家みたいな、ないがやけん。笹がこうザーなっちょうろ。そのなかにおったもんよ。そこに住んじょったが。柱もなにもないがやけん。気分のええときは外へ出て遊ぶ。気分が悪いときはその奥へ隠れるがよ。仕事はようせんが。おばあさんがね、たったね、炭を一俵しかよう焼かんが。それで養いよったが、その人。子はあるけんどね、子は若い衆やった。もうだいぶ大きな子やった。それは違うとこで働きよった。初めて上がった日に「こんなが食えるかー」ゆうて追い出されたがに、びっくりしたがよ。

それから、明くる日あわてて、宿毛へ連絡したら、衛生係の方から来たよ。先生、担架もって、はや。それへ乗せて、こう来たけんどね。来たら、本人も覚悟してた。「昨日つれに来たけん」ゆうて。わかっちょうもんよね。こうやって（両手を出して）出て来たわけよ。「ここをくくってくれ」ゆうて。警察の前に座るみたいに。「警察じゃないけん」ちゆうても、そら、そう思うちょる。それから病院へ。そこで死んだろうねえ、しまいにゃ。

2 精神衛生法改正以後

一九六五年精神衛生法が改正され、保健所が精神衛生の第一線機関として位置づけられると、在宅精神障害者の訪問指導、相談事業が強化され、高知県でも同年から精神衛生相談員資格認定講習会に保健婦を派遣し、全員が資格を取得するようになる。保健婦自身も家庭訪問を繰り返すうちに、強権的な取り締まりを基調とする戦前の衛生警察とは明らかに異なる、保健婦ならではの面接の技術というものを身につけていった。

聞き書きによっても、まさに「昭和四〇年（一九六五年）くらいから、社会が複雑になって、精神病がものすごう出てきだした」という言葉が聞かれるが、これは精神障害が保健婦活動のなかに正式に位置づけられたために、業務の拡大に比例して患者との接触も増えた結果だとも考えられる。

実際、統計資料によって見ても、高知県における精神障害者の数は、一九七〇年に五八二六人だったのに対して、一九八五年には一万一四一一人と倍近い増加を示しており、また精神病院への入院患者は一九八五年六月末現在四二〇〇人で、人口万対五〇・三人と、全国平均の二八・三人を大幅に上回っており、鹿児島県、長崎県、徳島県に次ぐ全国第四位の高率を示している。[33] 地域に密着した駐在制による活動によって捕捉された患者の数が、こうした数字にも反映されていると考えられよう。

昭和四〇年（一九六五年）**ごろから精神病もやり始めたわね。だんだん複雑になってきだしたろ、世の中が。鬱病とかなんとか、そんながようけ出来だしたけんね。ようけあらあね。**

誰にも言われんけんね、一切。縁談に関係するろ。絶対に秘密。

治療できんことはない。生活のなかでコントロールしていけば。環境を変えて。

ある家庭でね、「わしんクの兄貴が枕元へナタを置いて寝よるがね、どしたち危険でいか

んけん、保健婦さんに」ゆうてゆうてきた。行かな、どもならんろ。どこかの大学行きよって、恋愛問題がもつれてね、結婚できざって、それからじーいっと病気がでたわけよ。長いこと悪かったけんどね、今はだいぶ治って結婚もしたけんどね。「ごめんください」ゆうてパッとあがっていったら、そしたら目をギョロリとさして、「誰の許可でここへ入ってきたぞ！」ゆうけんね、「別に誰にも聞いてきませんよ。だいいや、あんたがこうして寝よることも知らった（知らなかった）けんどね、ひとっつもあんたはレントゲンの検診に出てこんじゃかね。どうしたがじゃ、どこぞ悪いがじゃなかろかゆうて、こうして見に来たがじゃ」と、こう言うて。そしたら、頭のええ人やけん。漸次姿勢がやわらこうなって、起きていろいろ話し出してね。すぐに枕元へ行って、ナタを引っ込めてしもうたもんよね。とにかくレントゲン検診を受けましょうと。こちらがね、心の鍵を外してたらね、向こうも外す。絶対そらあ。がんじがらめに自分をしちょったらね、向こうもゆうてくれらあせなあね。けんど、それをできる保健婦とできん保健婦はあるわ。そこまでよういかん、みんなね。慣れちょらんと。

けんどね、納得せずにかかってくる人もあらあ。呼びにきたから行ったがよ。そしたら暴れよる最中で。発作が出たところへ行たらねえ、たたかれたことある。二尺ザシもって追うてきてね。二尺ザシばのことじゃ死にやせんけん、こっちは。まあ、家族が止めたけんどね。「人をたたいてまわる、つうことはいかん」ゆうてね。そんながはそれだけしかない。

座敷牢に入れることもあったわ。けんど病院に入れるようになったけんねえ、人権問題がやかましくなってね。家のなかの座敷へ錠かけてね、格子をこしらえてね、監獄みたいななかへ座らすわけよ。今は置かれんと。それで病院へ入れんといかんが。治すがに。家庭におったら保健婦がお風呂に入れてあげたりね、そんなにせにゃいかん。体もふいてあげたりして。なかなかコミュニケーションとるにはね、パッと行ったっていかんけんね。いろいろ人間関係つくっとかにゃいかん。

3　施設入所から地域でのケアへ

初めはもっぱら施設入所の方針がとられることが多く、入所の説得も保健婦の役割として期待されていたが、次第に地域のなかで治療してゆくという方針への変化があったことが、以下の聞き書きからもうかがえる。命令入所させることが必ずしも患者のためにならないということが認識されていったのである。

最初は結核と母子。成人病はまだ。でも、精神はそのころからありましたよ。けど精神は私たちも知識が乏しかったですからねえ。そのあとで資格取るのに研修受けて、ちょっとはわかってきたですけれども。最初のうちは、どういうふうに接していいか、ちょっとわからなかったですねえ。

地域差がありますね。地域地域ですごく多いところと少ない地域と。やっぱり生活環境も影響してるんじゃないかと思いましたねえ。

昭和四〇年代、山奥の地区に行ったとき、人口の割に案外多かったんです。どうしてかなと思ったら、私があそこ行って、谷間のなかに家があるんですけどね、あすこは山が高いですよね。竿をさせば両方にかかるみたいな。ずーっと奥までそういう地形なんですよね。海もないし、見渡せないんですよね。私、あすこに駐在で行ったときに、あの山に行ってお腹から叫びたいと思ったこと、何回もあったんです。その精神障害者が多いというのは、こういう地形からもきちょりゃせんろか。若い子が友達もなくこういうところで生活しよったら。自分らはその間の二、三年ですけど、一生そこで過ごすいうことになれは、案外そういうことで多いんじゃないろか。自分で勝手にそういうふうな思い込みしたこともありましたね。

私が一番困ったのは、男の方をみる場合、保健婦を女として見るようになったら駄目なんですよ。指導失敗なんですよ。こちらがあんまり親切にしてあげてると、やっぱ向こうがそういうふうな感情をもってくるんですよ。一人、まだ若い青年で、年は十いくつ違ってたと思うんですけど。ご両親がかなり年がいってて、入退院を繰り返してましたね。一人で退屈でしょう、話があったらいつでもいいからいらっしゃい言うて。そうすると、何日かたった頃でしょうか、夜ひょこっと来ましてね。こっちもいらっしゃいと言った以上は夜であろうと。ケースによっては昼間は人に見られるから嫌っていう、そういう立場もあると思うんでね。そしたら、次から夜間になると来るんですよ。いろいろ話はするんですけど。昼間やったら保健婦室ですけれども、夜だと自宅になるでしょう。そしたら帰るとき私が送っていってやらにゃいかんでしょう。というのは、家に実際に帰るかどうか確認せんとね。保健婦さんがおいで言うから行ったら帰ってこんなった、では困るしね。話す話も普通の話だし、別にどういう行為があったわけではないですけれども。その時、いや、これはひょっとしたら私を保健婦ではなしに女性としてみてるんではないかしらと思って。多少、そのケースにしてみたら、恋心みたいなものがあったのかもわかりませんねえ。こりゃいかんと思いましてね。

そのケースの場合はしばらくしてから入院するようになりましたけどね。このケースは自分で失敗だったなあ、ああいうふうになったらいかんなあと。だから、あまり優しい一方でもいけませんしね。そこのあたりすごくむつかしい。そうかといって、あまり杓子定規にやってると、実際に悪くなったときに全然打ち解けてくれないという面もありますしね。日頃から親密にやってたら、あの人だけは私を守ってくれると思うんですよね。他はみな敵に見えますから。そこの兼ね合いがむつかしいです。相手が女性やったら別に問題ないですけどもね。特に二〇代後半から三〇くらいの男の方たちはね。よっぽどこっちが気いつけて指導しないと、気持ちがそっちの方にいく。

座敷牢なんかもありましたよ。私が昭和四七年から五〇年まで駐在した場所でしたから、その間までありましたし。家のなかの、すまっこ(隅っこ)に作ったりしてましたね。それから、普通だったらここは押し入れじゃなかったかな、と思うようなところに、格子戸だけ入れたようにしてね。

それほど暴れるっていうこともない。女の子でしたのでね。家族にしてみれば、徘徊しても困りますしねえ。地形的に、山なんかに入り込んでも、なかなか探すのに大変なことですしねえ。危険なところはいっぱいあるし。それから自傷行為なんかがあるような人は、前兆がわかりにくいですよ、突然やったりとか。

それも、そういうふうにしたらいかんからというてね。施設に入れるのに説得することもけっこうありましたけど。

上品ないい奥さんなんだけれども、お家もいいところにいらっしゃるんですけれども、分裂病だったように思うんですけどね。家に行ったら自分の衣類を家にいっぱい広げさがしてね。少しずつでいいから片付けよう言っても、そういったことなんか全然無関心ですよ。けどその人は夜になると、歌をうたいだす、それでご近所の人が怖がってね。訴えがきて、結果的には福祉の方に行って相談もし、最終的には病院に入れることになりましたけどねえ。けど、あの人やったらちょっとおかしいとこもあるけど、普通やったら家庭でも生活できないことはなかったんじゃないかなあと、思うケースでしたけどねえ。

施設に入れることが必ずしもベターとは言えないですね。ある程度、家族も困ってるし、周囲からヤイヤイ言われるという場合はね。やっぱり施設に入れれば適切な治療も受けられる。けど当時は治療が受けられるというよりは、「入れておきさえすればいい」みたいな措置でした。そういうふうに持っていけば、一人このケースは解決したよと。自分で自己満足するだけで、それがケースのためになったかどうかってことは別ですよね。

私は自分の仕事のなかで、精神の仕事は案外好きだったです。どうして言われると困りますけど、嫌いじゃなかったですね。私たちが計画的にずーっとまわっていってあげて、地域のなかで生活できるのが一番いいんじゃないかなって思いますけどね。やっぱり一緒に生活してる家族によっぽど理解がないと、それはやりにくいことじゃないかと思いますけどもね。こちらが威圧的になったらいけないですしね。同じ立場に立って話せば、そんなにおかしいことはない、けっこう普通の話もできますよ。

精神衛生相談員の資格も取っちょうけんね。昭和三〇年代やけんどね。ものすごくひどかった分裂の女の子がね。その子が最初の発作のときには高校の時で。お母さんが過保護でね。その子につきっきりで、兄にはひとつも。妹ばっかりかわいがって。

それから年がたって。その女の子に結婚話がある。そんで結婚させて。私も「精神病というのは家族の役割がフトいわけやけんね。病院に入院さすだけじゃない。家庭で、家族によって治していくことが第一番のあれやから」と。まあ、結婚するがはいいことやと。

いまここまで治ってきてるのに、薬を上手に隠して飲んだ振りして捨ててしまう。それで薬を上手に飲ましつつ、結婚に踏み切ったわけよ。

「悪くなったらどうしよう」言うて、お母さんがものすごく心配したが。私は「結婚して悪くなる病気やないけん。結婚して子どもでもできたら子どもに集中するようになったら病気はもう治るけん」言うて励まして。

で、あとでお母さんに会うたら、挨拶せずに飛びついてきてね。子どもができた言うて聞いたときはうれしゅうてね。二人子どもができた。

結局、精神は、家族が気がたったらダメやけんね。家族がその人を導いたら、必ず治るけんね。ただ病院にさえつめこめばいいというもんじゃないわけよ。

数次の法改正による国の方針を受けて、結核・母子が一段落した一九六〇年代半ば以降、精神衛生は保健婦の主要業務であり続けた。駐在保健婦は、まさに国家と地域とのはざまに立って、精神衛生の活動に取り組んでいる。一連の聞き書きは、施設入所か、地域でのケアか、という古くて新しい課題にまで及んだ。

二〇〇二年四月改正精神保健福祉法の全面施行により、長らく保健所(県)の業務だった精神衛生業務も、市町村に全面移行している。地域住民に身近なところでサービスをおこなうことをうたったこの法改正による今後の活動に、駐在保健婦の経験が示唆を与えるところは大きいと思われる。

第9節 成人病

脳血管疾患が高知県で死因の第一位となったのは、案外早く一九五一年のことである(全国でも同年)。しかし当初は、結核・母子衛生といった業務に追われており、一九六〇年代半ば以降、ようやく本格的に取り組みがなされるようになってくる。

一九六三年老人福祉法が制定され、これは全国に老人ホームの設置が推進される画期となる法律だったが、別に第八条(保健所の協力)では「保健所は、老人の福祉に関し、老人福祉施設等に対し、栄養の改善その他衛生に関する事項について必要な協力をおこなうものとする」と規定され、保健婦や栄養士による栄養指導を主とした活動がおこなわれる契機ともなった。

高知県では一九六三年四国初の試みとして胃の集団検診を実施し、一六四二人が受診した。一九六四年「成人病対策要綱」を作成し、循環器集団検診の本格的取り組みも始めている。[34]

一九八二年老人保健法が新たに制定され、市町村を実施主体として、四〇歳以上を対象にした成人病検診が規定されている。[35] しかし駐在制をとった高知県では、これ以降も成人病の業務を市町村保健婦とともに県保健婦も担っており、他県との違いをここでも顕著にうかがうことができる。

1　栄養改善指導

栄養改善の指導は、地域の産業構造や地域住民の食事の傾向を日常的に把握していなければ十分な効果は上げ得ない。その点、地域に密着して活動を展開した駐在保健婦の本領が発揮される場ともなっている。

昭和四〇年(一九六五年)**ごろ、酒飲んで不規則な生活したらナンボでも中風の人ができだしてきたわけよ。おんなしような生活しちょっても、できる人とできん人とあるけんどねえ。**

ま、無茶した人に多いわねえ。酒飲みは不規則になるもの。ご飯じゃち、バランスとれゆうたち、じきに酒でごまかすしね。

中風の人がバタバタ倒れることが始まったけん、今度は循環器診療が始まったわけよ。昭和四〇年代には結核は少のうなっちょったけんね。循環器いうたら心臓病とか。高血圧とかね。それまでも集団検診はしたぜ。けんどそれほど大掛かりではせざった。とにかく一軒一軒家庭訪問して。成人病は一軒一軒まわりよったら始まらんけん、みんなを寄せて。ずーっと定期的に血圧を測っていったがよ。そしたら、あこの人とあこの人は血圧が高い、読みこめてしまうろ、頭に。カルテには全部あるし。

成人検診は四月らね。四〇歳以上が。四〇歳以上になったら血圧ら測らないかん年齢になるけんね。おしっこの検査からするけんね。私は腹が痛いです、耳が痛いです、訴えするろ。主要症状いうけんね。保健婦が聞かないかんが。「あなたはよく眠れますか」、「ごはんおいしいですか」とかみんな。日頃ずーっと訪問するけん、プライマリ・ヘルス・ケア。ケアいうたら働きかけじゃいか。その時に聞き出すわけよ。そこの奥さんなら奥さんに「何が好きです?」、「私は肉が好きです」、「魚が好きです」出るろ。そしたら「野菜は嫌いです」と。そしてら「何食べよう?」、「パックに入った既製品の佃煮の煮たがとか食わす」。「おっとのうし(おやまあ)、田んぼなんぼつくっちょる? 一町三反の百姓がお野菜作ってない?」、「作ってません」、「それがいくか(それはいけない)! 畑見せてください」とこういくがよ。行ってみたらなんちゃ(なにも)ないが。「いくもんか奥さん、これは絶対いかん、症状が起こってくるぞね」

いうたら、心臓病ができる、中風の人ができる、女の人は爪が割れてしもうて。血圧検査したら貧血。同じ食事の一家がぜんぶそうなってしまうがやけん、ずーっと。

その調査の結果が、肉を食べる人に腫瘍が多いがやけん。魚はええがやけん。たまに食べる分はええぜ、異常に食べるがよ。自分は好きやけん、好きなものはおいしいろ。野菜らは嫌いじゃないけんど、ないけん食べんのよね。

そしたら奥さんは甲状腺が悪くなって、病院行ってバセドウ氏病で、ここ切ったわけよ。

そこで衛生教育をしていかにゃいかんやか。婦人会で集めちょいて食生活に気をつけましょうとか。食事のバランス。こんまいときにお母さんに食べらしてもろうたものを好きになるけん。

そしたら「保健婦さん、女房にカボチャ食えじゃなんじゃ言わんとってくれ」、「なぜぜね」、「わしらこんまい（小さい）ときにカボチャばっかり食わされちょるに、またそんなこと言われたら困るぜ。たろば（十分に）食うちょるけん、言うちくれるな」と、冗談に言うことよ。昔はカボチャばかりおかわりするほど皿へ盛って食べらしよったけん。現在はそうじゃないけん。

保健所にもおるけんね、栄養士さんが。それから栄養士さん連れては何月何日はどこそこの会場で夜の講習をしますから、ゆうがで何回も何回も栄養講習に来らしたが。地区ごとに。公会堂とかね。公会堂は各地区にある。最初は何するがじゃろ、最初のうちはナグレル（時間が無駄になる）、思いよったけんど、しまいにゃ、これは大事なことじゃと。そしたらいろんなものを食べにゃいかんということで、習慣がついたわけよね。あとあとはもう、シオかった（容易だった）わよねえ。集まりもええし。

しまいにゃ野菜を植えらあね、種まいたり苗植えたりするろ。そしたときにできたときに、「保健婦さんも食べてみてください」と提げてきたこともあった。西岡末野

成人病いうたら、脳卒中とか。お酒を飲むからでしょうね。お酒を飲むことはいいけど食べないでしょう。全然食べずに飲みますからねえ。お酒は悪いものになってますけど、それ自体は上手に飲めば昔から百薬の長で、お薬にもなるんですけど。島の人たちも、いくら食べて飲まにゃいかん言うても、わかってしないのは、どうしてでしょうね、お酒飲みは（笑）。

成人病でもね、ここ（沖の島）は心臓疾患が案外多いように思うんですよ。というのは、この坂道がね。荷物を背負いコで背負って、上がったり下りたりする、それがものすごい負担かかったと思うんですよね。最近はそういうことありません。そっからそこ行くのでも車で。すごく楽にはなりました。道もよくなりましたしねえ。

それと神経痛ですね。私たちの年代は、ほとんど正座をようしません。みな足を放り出してね。昔はこういう道じゃなかったし、悪い道をぎっちり自分の体に荷物を背負って、上がったり下りたりしたから。やっぱり足に負担がかかるんですよね。生活環境が、ここの病気を左右してますね。ここだけじゃないけど、考えてみれば、寿命が短かったですね。五〇～六〇代になったら、みな亡くなってましたから。食べ物もあったでしょうし、労働もあったでしょうね。

保健婦は結局、予防だけしかいけないですよね。原因となることを減らしていかなくちゃい

けないわけですから。どこの家庭がどんなものが好きとか、駐在してたら家庭の背景とかって一番わからないと、援助してゆけないですもんね。だからそれは大事なことですね。増本寿女子

料理の講習したこともありますよ。栄養講習。保健所の栄養士さんがおって、キッチンカーというのがあって、地域地域の街角で料理の講習をしてくれます。

成人病検診の場やったら、成人病予防の栄養講習ですけど、キッチンカーではいろいろです。今日はお豆腐が売れたとわかったら、お豆腐を使った料理とかね。今日は栄養士さん、お弁当のおかずを教えてほしいそうですよ、とかね。いろんな話を。材料かまえ、話は栄養士さんの仕事ですから。

私は人を集めるのと、「どう？　帰ってできそうな？　できぬくいとこあったら聞いときなさいよ」って言うような、そんな話しかしない。栄養士さんが仕事をしやすいように、地域の人もわかりやすいように。保健所のいろいろな事業がありますから、それと地域と、両者をつなぐ仕事です。

「今日はちょっとした料理するけん、大将連れてきてくれ」って。亭主を連れて来させる。「今日は大将に習うてもろうたがやけん、仲ようつまいもん作りやー」言うて。参加をしてもろうて、家庭に帰さにゃいかんわけです。

「大将、今日の料理講習どうでしたか」言うと、

「お前もしぶいようなけんど、味なことやるのう」いうような表現でね。

「今日の料理はどうです、ちょっとぐらいは手伝いができませんか」って。

「できるのう」って言ったですね。

亭主に来させて料理講習したこと、他の保健婦はあんまりないんじゃないかと。私はやってもらった。だいたい婦人にするもんです。大将、だいぶ来ましたね。やはり、夫婦仲のいいとこでしょう。奥さんに「連れてきなさい」と言ったんだから。

そこに八年、昭和四三年（一九六八年）**までおったから、いつのことかわかりませんけど、そのあいだの出来事です。キッチンカーは市町村の事業じゃないんですよ、保健所**（県）**の事業として来てもらうんですから。**尾崎朔

こうした保健婦の活動は、医師などには見えない地域の生活、個々の家庭に根ざして展開したことがうかがえる。食事の傾向は本人の嗜好に深くかかわるため、その改善には時間をかけた粘り強い指導が必要であったこともわかる。またこの点に関しては、以下のように禁酒の運動にまで指導を広げた例もある。[36]

◯◯という地区ではお酒。芋焼酎。婦人会が呼びかけてね。会をつくってね。人口四◯人ほどの地区ですがね。人さえ行ったらまあ一杯で焼酎。それは戦時中お酒もなかなか買えなかったでしょう。で、海岸で芋があるわけですわねえ。海岸の芋はおいしいですねえ。で麦をうんと作るわけですよねえ。で、麦で麹を作って、焼酎を作るがです。それでぎっちり自分とこで

焼酎を作って闇で売ったり。ま、密造の地酒を作ってるとこもありましたがね。で、ここは芋焼酎ですわ。雨でも降ったら、作った焼酎を取り出してきて、それでみんなが味見です。奥さんが注いでは旦那が飲んで味見。それで人が来たら「まあ一杯」って、必ずコップ出して。なんか酒（さか）ごとがあったらその後でじきに友達のうちに二次会に行くがですね。店でなく個人の家へ。そして行って、そこでもうみんなでまたそこの焼酎を。と、いうような地区だったがです。

で、アル中もおりました。予備軍もどっさりおりました。で、断酒会の会長さんと話したことがあるがです。「なんとかせないかんね」と話したがです。

断酒会というのは、お酒に悩む人が、お酒で体を壊した人が、自分たちでお酒をやめようと集まる会。断酒会長さんらもそういう経験のある人で、その地区にはありません。

会長さんがアル中になった原因もその地区にあったがですけん。そこに行ったら「一杯飲み一杯飲み」でしょ。「男がそれば飲めいで（飲めないで）いくかあ」言われて。そういうようなことで体壊して。

そういうことがあった矢先に、一人亡くなったがです。三七歳の人が。肝硬変で。医者からアルコールによる肝硬変だからと言われちょったがです。ナンボ上手に奥さんが隠しても探しちゃあ飲むがですと。漁に行く時なんかも磯なんかにちょっとこう隠しとくがですね。医者が飲まれん言うても、どしたち飲みよう。それが急に、突然死みたいな死亡したがです。

そうすると部落の人なんかも、こりゃ困った。次はうちじゃないろかと。奥さんがたの話があって。で、わたしその時、死んだこと知らなかったがです。そしたら断酒会の会長さんが、「人が亡くなった」と。「どうかせにゃいかんねえ」と。わたしがチラッとそこでね。「どうもこうなったら婦人の力でなんとかならんろうかね」と。

昨日葬式やというときに、ひとまずその地区に行ったがです。日曜日にねえ。断酒会の会長と行ったわけです。

行ったらちょうど親戚の方と思うけど、あとで婦人会長になっていただいた方と道で会うて、「婦人の力でこうしたいから来た」いうことを話したがです。そしたらそこで亡くなった家にひとまず、いうがで行ったら、まだ祭壇がちゃんとあるわけですねえ。そしたらまたそこで、飲みようがです(笑)。じゃけん、そこでお線香上げらしてもらって、別の家で話しよったがです。そしたら亡くなった人の奥さんが聞いてね。「次にうちのようなことをなってはいかんから家で話をしてくれ」言われて。

で、そこで幹部みたいな人に集まってもらって、話をしたがです。なんとかせんといかんけん、奥さんがたの力でないとやっていけれんということで、話し合いをして。やっぱりこういう時、時間がたったらダメですね。葬式の明くる日行ってるから、向こうの人もパッとこう、わかるでしょ。

その時から即、わたしと会長さんとが全戸をまわったがです。行ったところで、お酒飲みよった人が歩いてくるがですねえ。酒を飲む習慣をなんとか変えるようにと話して。みんな、奥さんがたはほぼ了解して。で、またそれから会長さんはみんなに話をしてくれたりして。昭和四八年（一九七三年）二月一七日「アルコールに悩む婦人の会」結成。

その時は集会所もなにもないわけですね。会議なんかには区長さんの家を会場なんかに使わせてもろうて。初めは私と会長さんが各家をまわって、そのあとで婦人会長さんもまわってくれたがですけんど。毎月わたしも行って。婦人学級ということであれば講師も、ということでありましたので、高知から精神科の先生に来てもろうて。その先生、ものすごいアル中の患者を見ておって。話をしてくださいました。

酒屋さんにも協力してもろうて。酒を売りよる人が、区長さんの兄弟だったがです。で、区長さんのお父さんに頼んで、三七歳の人が死ぬる前の年のアルコールを売ったデータを全部出してもろうたがです。それで一年後またデータをとってもろうたがです。ずーと四、五年続けてとってもらいましたけどね。それで量がずっと減ったがです。

で、会合を、酒屋の二階でするように変わったがです。当時、なんかの会合いったら酒屋の二階を使いよったがですね。お酒を飲むがに。そういうこともあって。そうすと酒を飲まんようにいう会を、酒屋の二階で（笑）。いろいろ夫婦喧嘩とかあったらしいですけれども。そこはみんなが部落のためにということで、みんなからの納得があって。協力をしてくれたんです。そのうちまた集会所ができて、集会所でするようになりましたけどねえ。

けんど、こうした活動も、私の言うことに対して地区の人が全部協力してくれたけんできたがです。一を聞いたら十を悟る式で。私の言うことを悟ってくれてやってくれたがです。私だけの力じゃないですよ、地区住民の力です。上田梅子

2　リハビリ教室

一九七一年県主催のリハビリ看護技術研修が開始され、一九七二年から七七年にかけて、機能訓練用具が県下の保健婦駐在所三〇か所に配備された。一九七五年からは理学療法士の参加も得られ、脳卒中患者のリハビリ教室には力が注がれるようになっている。[37]

しかし聞き書きによれば、地域の実情に応じて、県が取り上げるよりも早く、個々の保健婦によって脳卒中患者のリハビリ教室を開いた例もある。これらも、地域に根ざした駐在保健婦の活動の一端をよく示している。

昭和三〇年代に、卒中の人がおってね。昔は「ブンまわし歩き」いうてね、卒中になって、麻痺してるでしょう。それも、倒れたすぐに処置しちょったら、長引くことはないわけよ。今はなにもかも道具ができちょうけど、私はその時ね、箱を立てておいて、足を固定して、リハビリをね。

私、成人病を保健所が取り上げる前。検診も昭和三四年（一九五九年）ごろからしたけんねえ。三〇代、四〇代……みんな年代的に違うてくるけんね。早うにちゃんとして。

食事もあるけんど、生活状態よねえ。生活様式の改善も指導していかにゃいかんしね。なる人は、その人の栄養のとり方、生活のし方によってよねえ。それを改善するのが一番の目的よねえ。やっぱり食生活が第一番よね。辛いもんを食べるし。バランスのとれた食事はせんしね

え。そやからうんと、栄養改善の指導もしてきたわね。農村よりは漁師が多いところはお酒ばっかり飲むし。米花綾子

昭和四七年(一九七二年)に脳卒中のリハビリの講習があって、機能回復訓練の講習を受けて帰ってから、リハビリ教室っていうのをやったがですよ。

成人病の時代になったがは昭和四〇年代の後半くらいからですかね。私が中村保健所管内では初めてやったと思うけど。警察がおって、駐在さんの廃止したあとに保健婦の事務所を作らしてもろうて。民家みたいな建物やったけどね。そこへみなさんを集めて。

事務所で女一人でしょ。それはいま考えたらおっそろしいけど、誰っちゃあおらんところでね。中風の人を集めてやったがですけんど。手足を動かす運動ですよね。完全に脳卒中になった人は四、五人やったけど、その予備軍みたいな人が一〇人ぐらいでしたねえ。それを週一回やって。けっこう頻繁にやった。県からも自転車とかを買うてくれてね。腕をまわすもんとかも配備してもろうて。訓練ばっかりじゃなしに、卒中になってない人も一緒に体操してね。

それが今でいうたら病院のデイサービスとか、やってるでしょ。その当時全然そんなことしてなかったからねえ。その走りやなかったろうかと思うんですよ。その時に中村市なんかに、機能訓練士っていうの、いなかった時代ですからねえ。それが昭和四七、八年。疾病構造が伝染病から成人病に転換してゆく時期ですよねえ。森良枝

だんだん疾病構造が変わってきたろ。感染症から成人病というふうにね。

家庭訪問したら、脳卒中で倒れて自宅で一人、寝たきりになちゅう人がおったがよ。身のまわりのことを一人でようせんろ。みじめなね。脳卒中の死亡率も高くなりだしたころやけん。

実態調査に、昭和五〇年（一九七五年）一月から家庭訪問でぎっちりまわって。人口三〇〇〇人のなかに、一一人の寝たきりの人らがおったがやけん。ほとんどが脳卒中やった。本人も家族も、どうしてええやら知識がないろう。それで、そのなかから本人の希望のあった三人を呼んで、三崎の保健婦室で、リハビリ教室を始めたが。一〇畳くらいの部屋やった。それが昭和五〇年五月。毎週月曜日に午前中をあてて。家族の協力で送り迎えはしてもろうて。

運動の機械は県がおこしてくれてよね。運動するがです。血圧測ったり。一人一人その人に合わせて目標を決めて。言葉が不自由な人には新聞を声を出して読ませたり。いろいろ工夫して、飽いて嫌になり出したら、浪曲聴かしたり、大正琴したり、草履作りらも。そんなにして、レクリエーションも取り入れてよね。

そうこうするうちに、人が聞いてだんだん増えてよね、一年後には六人になったけん。しまいにゃ、昭和五二年（一九七七年）一一月には一〇人になったけんね。こっちは一人よ。けど、競争で訓練するようになったけん、意欲が盛り上がったわね。軽度の人らはどんどんよくなったがよ。自分で身の回りのことができるようになりだしたわけよ。気持ちも明るくなったし。メンバーのなかからもリーダーがでだしてよね、みんなを励ましたりして。家族の人らも、家でおじいちゃんが元気になった言うて喜んでくれてね。

そんなにしたことも、印象に残っちゅう。保健婦が、現場で問題をもちかえって、住民と一緒になって解決するというね。吉岡喜代江

3　健康体操

さらに成人病予防として、「健康体操」、「真向法《まっこうほう》」、「自彊術《じきょうじゅつ》」と呼ばれる現在でいうストレッチ・柔軟体操も、取り入れられている。

健康体操から真向体操から、ぜんぶしよったんよ。人を寄せてやりよった。真向体操の道場は松山に二年、受けに行ったけん。退職してからも、県から頼まれて、年寄らと集まって体操して。米花綾子

健康体操は、リハビリ教室とはまた別。全然県の方針ではなかったです。ただ、県の講習で集まる時に、指導者が来てくれてやったがです。保健婦らは個人的に進んで指導員みたいな資格をとったけどね、私はそれを使って指導したりということはしてない。健康相談みたいなときにみんなでそれをやって、そのあとで血圧測ったり、みたいなことはしてたけどねえ。森良枝

「健康体操」というのは、当時成人病予防のためにとられたストレッチ体操、柔軟体操で、県の方針として正式に採用されたわけではないが、個々の保健婦が個人で指導の資格講習を修め、県下に広めている。

特に中心人物となったのは中村市保健婦の富田繁子で、本人からの聞き書きによれば、一九七〇年代に入って、たまたま中村市の商工会で真向体操の講師を招いたとき、成人病予防に必要だと直感し、以後、県保健婦係長・上村聖恵にはかり、県でも講習会を開いたり、県下市町村に指導に出たりして普及が図られた。[38]

昭和四八年（一九七三年）やったかね、日付ははっきり覚えてないけどね。東京から健康体操の講師が来たがですよ。真向体操の永井洞《ながいどう》先生。そのときに中村の商工会議所で、保健婦は婦長も合わせて一三人ですけんどね、一般の人とか、受講したわけよ。五〇人ば集まっちょったね。みんなで体操をやったりしたわけ。

役場かなにかが招いたがでしょう。県の主催ではなく、中村市の主催だったと思います。そのときは上村さんが来たわけじゃなくて。県が動く前に、中村市がたまたま招いたということでしょうねえ。

そのとき初めて知ったわけよ。これは絶対に必要だと私も考えたがよね。見通したがよ。足腰が丈夫にならにゃきかん、ということで。健康体操しかないと。取り上げたがは私だけやけん。

その後、私が働きかけて、上村さんも必要やと、取り上げてくれてね。そのときは保健婦が

二〇〇人はおったけんね。ぜんぶ県庁へ二〇〇人集めて私が健康体操を教えたわけ。

それで昭和五〇年代は、上村さんを連れて。まあ、上村さんに私がついて。ぜんぶ市町村に教えに行ったわけよ。ほうぼうへ行って教えましたぜ。婦人会やら老人会やらで人を寄せてね。ぎっちり教えて。ぜんぶ普及していったけん。

あれは役立ったですよ。体全体を鍛えて。ほんとに体操ブームでしたね。男の人も女の人も、たいがい二〇～三〇人ば集めてね。多いときは六〇人ば。

必ずそのあとで歌をうとうたり踊りとかおどってね、体操してさようならでなしにね。皆を楽しませちゃあもんてきましたよ。皆が知っちょう歌よね。その方が、みんなが楽しいでしょ。私も歌が好きやき(笑)。

例えば「〽吉野へ出て～」いうがあるろ。みんなでうたおう、いうて書いてあげてね。プリントに書いてみんなに配るが。踊りは炭坑節。炭坑節なら誰でも踊れるでしょ。そんなにしてきましたよ。だから私も楽しかったです。みんなを楽しますこともないと。ただ自分が保健指導するだけじゃいかんでしょう。それは常に私、思うてました。

いっつも呼びに来るけんね。「また来て」とか。家でやりよります、とか。何回も行きましたよ。私でないといかん言う人らもおったもんね。その人らも今亡くなった。

たいちゃ(非常に)その体操がよかった思います。ペアになるがもありますけど、自分一人で自由にできて。私は今でも毎晩しますよ。だからひとつも体が曲がってないでしょ。疲れたときとか、いまだにええと思いますよ。

しばらくして、どこの保健所へ行っても真向体操のやり方をぜんぶ絵をかいてね、掲げるようになりましたけどね。 富田繁子

西岡末野の遺品には、当時健康体操の指導に参考にした数々の文献が含まれており、[39] このうちの「指導者全員リスト」の高知県の項には、駐在保健婦ほとんどの名前が掲載されている。[40] 県の資料には取り上げられることが少ないが、成人病予防の方策として、かなり広範に採用されていたことがわかる。

第10節 小括

駐在保健婦経験者からの聞き書きを通して、駐在制というシステムは、保健婦個人に依存する側面が強く、時代によって、地域によって、保健婦個人の力量によって、成果もまちまちで多様であり、決して国家の意図がすんなり国民に浸透していったわけではないことがわかる。

その活動の内容を仔細に見ると、結核撲滅、乳幼児・妊産婦対策、受胎調節普及事業、ハンセン病隔離政策、精神衛生対策、成人病対策など、国家が次々と打ち出す政策を、上から地域に普及させる側面を確

かにもってはいたことがわかるが、同時に、地域に埋もれていたさまざまな問題を発見して解決してゆく側面をも併せもっていたことがみえてくる。

国家の政策を受け入れ、実行に移した例としては、ハンセン病の強制隔離政策などはその最たるもので、入所を拒み逃げ回る患者を草の根を分けてまで探し出す徹底ぶりであった。入所を拒めば治療が受けられず、隔離施設で治癒しても退所規定がないなど、今日ではその政策の誤りが明らかとなったが、患者に身近なところで活動した駐在保健婦たちのあいだから、法改正を求める動きが起こることはなく、総じて法律の枠内で忠実に活動が進められたといえる。

しかし一方で、結核を併発していたハンセン病患者の意向に沿ってハンセン病療養所への隔離を一時猶予し、まず結核の治療を優先させた例や、法的に命令入所ができるようになっていた結核患者に対し、患者の収入や家計を考慮し、季節労働が終わるまで入所に猶予を与えた例、入院指導が中心だった精神障害者を家族・地域ぐるみでケアしてゆく方針に指導を転換するなど、柔軟な対応をとった例もある。

家庭訪問のなかから、家族によって隠されていた障害児や育児に問題ある母親を発見し支援につなげた事例。成人病対策が県の主要課題として認識されていない時期から、密造酒が盛んな地域のアル中・脳卒中予防のために地域ぐるみで禁酒運動を成功させた事例。地域の脳卒中患者予備軍の住民を集めてリハビリ教室を開いた事例。個人的に担当地域で取り入れた健康体操をやがて全県下に広めた事例も見られた。こうした実践は、上からの指示が先にあったものではなく、あくまでも地域住民を前にした駐在保健婦の自主的な取り組みが出発点になった。

もっとも、必ずしも指導のすべてがうまくいったというわけではなく、地域住民の理解を得られず、指導が失敗に終わった例もある。戦後、国の政策として普及が目指された受胎調節指導では、避妊方法としてペッサリーの装着の仕方を中心に、個々人に徹底指導する活動が広くおこなわれたが、戦後の日本人の避妊方法として、ペッサリーが浸透定着することはついになかった。個々人のサイズを計測して体に合ったものを使用する指導が、住民には煩わしいと受け取られたためだという。このように、時として国家の画一的な政策の普及の方針が、地域住民の拒否によって頓挫する場合も見られたのである。

以上のような、公衆衛生の地域への複雑な浸透過程、また上から指示される政策よりも地域住民のなかにある問題を出発点にした保健婦個々人の創造的な実践は、国家と住民のはざまに立つ保健婦という主体に注目することによって初めて明らかにすることができたのではないかと考えられる。

第5章

沖縄における公看駐在制

保健婦駐在制の関係史（その1）

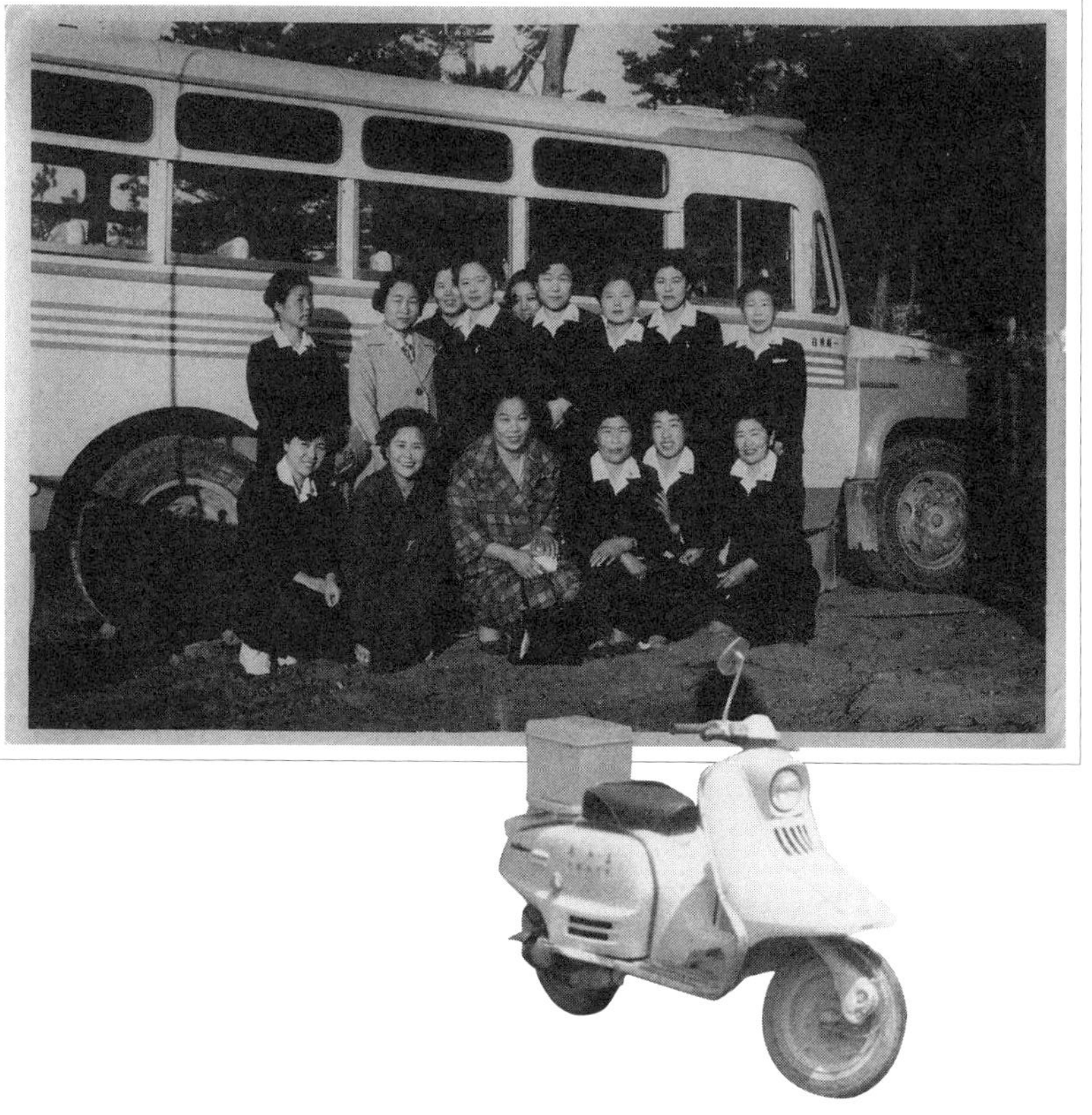

一九四八年全国に先駆けて保健婦駐在制を継承・実施した高知県の実践は、一九五一年米軍占領下の沖縄でも同じ指導者によって導入され、一九六五年には青森県でも参考とされて保健婦派遣制という独自の制度にかたちを変えて実施された。また、厚生省の目に留まり、国民皆保険制度の下での無医地区問題や、高度経済成長と過疎化の進行に伴う無医地区問題が浮上した一九六〇年代から一九七〇年代にかけて、全国の都道府県にも導入を指示するなど、さまざまなかたちで各地に影響を与えた。そこで本章以下、保健婦駐在制の全国への波及の典型例として、沖縄の駐在制（第５章）、青森県の派遣制（第６章）、厚生省による全国への駐在制導入（第７章）を取り上げ、それぞれの制度実施の経緯と各地での展開を明らかにする。

一九四八年から高知県で公衆衛生制度改革の指導に当たったアメリカ人看護指導官・ワーターワースは、一九五〇年高知県から沖縄に転任し、一九五一年沖縄でも同様に保健婦駐在制を導入しており、一九六〇年にアメリカに帰国するまで一〇年ものあいだ、制度の確立に努めた。一九九七年の制度廃止まで、長期にわたって駐在制を維持したのは、高知県と沖縄の二県のみである。二七年に及ぶ占領という特異性と合わせて、沖縄の駐在制の経験は、戦後日本の公衆衛生史のなかでもとりわけ独自の位置を占めている。

高知県の保健婦駐在制がそうであったように、沖縄の保健婦駐在制についても、医学・公衆衛生史研究のなかでは等閑視されてきた。日本復帰の前後には、看護・公衆衛生の専門雑誌で盛んに特集が組まれたり、[1]数次にわたって関係者による記念誌が編まれ、[2]証言集や体験記も出版されたりしているが、[3]歴史研究において深い検討がなされてきたとは言いがたいのが現状である。

そんななかでこの制度について言及しているわずかな先行研究をたどっても、部分的な記述にとどまり、その全体像をうかがうには不十分なものと言わざるをえない。例えば小栗史朗や大嶺千代子は、沖縄の保健婦駐在制は戦後になって四国軍政部から赴任したアメリカ人看護指導官・ワーターワースが導入したものであるとし、戦時とのつながりは全く視野に入れていない。[4] 制度実施の責任者がアメリカ人看護官である点を強調することで、戦時に沖縄で展開された保健婦活動とのつながりがまるでないかのような印象を与えるうえ、戦時以来看護経験を積み、戦後の制度実施に重要な役割を果たした沖縄の日本人スタッフの存在も、なかったことにされている。なぜこのような理解が一般化してしまったのか。これまで筆者が強調してきたように、戦後の保健婦活動と戦時のそれとがどのような関係にあるのか、両者を視野に収めて論じ直す必要がある。

唯一、崎原盛造のみが、沖縄において戦時の保健婦が戦後も保健婦として第一線で活躍し、指導者として戦後の保健婦を指導育成したことに目配りをしており、「戦前の保健婦のことが語られることはあまりないが、戦後沖縄の保健婦駐在制度が脚光を浴びる程高く評価されている背景には、戦前から戦中にかけて活躍した先輩の保健婦達がいたことを決して忘れてはならない」と的確な指摘をしている。このような見解はごく例外的である。[5]

以下に明らかにするように、戦時に経験を積んだ保健婦である具志八重や伊礼登代子らは、戦後一九五〇年あたりまでは引き続き行政組織にあって保健婦指導者として活動したが、一九五〇年代以降、沖縄における保健所・保健婦制度改革が本格化するなかで、アメリカ人看護指導官の意向により、戦後になって看護指導者としての養成のためアメリカ留学を命じられて帰国した金城妙子に指導者が交代し、以後沖縄の公衆衛生制度の指導・維持は、長期にわたって金城によっておこなわれたため、関係者のあいだではそこに戦時との断絶が強く意識され、戦後アメリカの影響下にある人材のみによって制度が導入されたかのような理解が広まったのではないか。また、ワーターワースの在任が、一九四八－五〇年にかけてのわずか二年間で終わった高知県と比べ、一九五〇－六〇年と一〇年間に及んだ沖縄では、実際ワーターワースの影響力は強く、アメリカ人指導者による戦後を起点とした駐在制という認識が広く共有される要因をなしたのではないか、というのが筆者の見解である。

しかし、具志や伊礼はその後も保健所内という現場にあって、地域に出た駐在保健婦を直接指揮する保健所看護課長の要職を務め、戦時以来の保健婦としての経験を生かし、沖縄の駐在保健婦活動の展開に決して小さくない役割を果たしている。

このように、日本本土と異なる沖縄の複雑な戦時・戦後のつながりを、本節では改めて掘り下げて考えてみたい。

また、米軍占領という環境で展開した駐在制は、当然日本本土とは異なる様相を呈した。そこで駐在保健婦経験者からの聞き書きを中心に、沖縄独自の公衆衛生看護活動の展開についても明らかにしてゆく。

さらに付け加えれば、沖縄の駐在制は、高知県の保健婦係長・上村聖恵の長期にわたる指導援助を受けており、沖縄と高知県の保健婦どうしの積極的交流によって制度が維持されている。この点を明らかにした歴史研究もまた皆無といってよく、沖縄と高知県との関係をより掘り下げて解明することで、国－

地方という構図にとどまらない地方どうしの関係を浮き彫りにすることを目指す。

そこで本章では、第1節で、戦時体制の一環として沖縄県で保健婦活動がいかに展開したかを、第2節で、戦後の米軍占領下の沖縄でその制度がいかに継承されてゆくかを明らかにする。戦時期から戦後占領初期までを通覧することで、これまで両者を切り離し、駐在制を米軍占領の成果とする傾向が強かった先行研究からは見えてこない歴史像を提示しうるであろう。さらに、第3節では、米軍占領下という環境で、沖縄固有に展開された公衆衛生看護活動の実態を、関係者からの聞き書きをもとに明らかにする。そして最後に、第4節で、沖縄と高知県とのかかわりが最大限発揮された日本復帰時の駐在制存続問題にも注目することで、「日本－沖縄」、「アメリカ－沖縄」という従来の図式とは異なる、地域どうしの関係の重層性をも明らかにしてゆく。

最後に、使用する語句について付言する。言うまでもないことだが、アメリカ占領下の沖縄では日本の法律用語が適用されなかったため、「保健婦」という呼称は存在せず、一般にPublic Health Nurseの直訳である「公衆衛生看護婦（以下「公看」と略す）」の呼称が用いられた。資料にも頻出する語句であるため、本稿でも占領期に当たる叙述では「保健婦」ではなく、「公看」を用いる。また、同じ理由により、占領期に限っては「沖縄県」という語句は使用せず、「沖縄」とする。ただし、戦時と復帰後については「保健婦」、「沖縄県」とした。

第1節　沖縄戦と保健婦

1　保健婦駐在の実態

沖縄県における戦時の資料は戦災でほとんどが消失しており、周辺の資料や当事者による後の回想・証言を突きあわせる以外にないのが現状である。

そんななかで、具志八重・小渡静子編『沖縄戦前保健婦の足あと』(ニライ社、一九八六年)は戦時の保健婦経験者の証言集として貴重である。[6] 編者の二人はともに戦時に活動を始めた保健婦経験者であり、戦後を起点として語られることの多い沖縄の保健婦活動について、戦時の歴史をしっかり残しておきたいという意図で本書の編集を開始している。しかも行方のわからなくなった戦時の保健婦経験者を、丹念に訪ね歩いて聞き書きを集めており、まさに歴史を残すことへの執念の賜物といえる。戦時の保健婦活動の歴史に取り組む者にとって、この書は必読の文献となっている。本稿でも、特に断りのないかぎり、戦時における沖縄の保健婦活動については本書の記述によった。

まず国保保健婦について見る。第1章で見た通り、厚生省では一九四二年一－二月第七九回帝国議会「国民体力法中改正法律案外四件委員会」審議を経て、一九四二年二月「国民健康保険法」を改正し、それまで任意加入だった国保組合を、地方長官の権限で強制設立、強制加入とする規定を設けた。これによって全国の市町村の九五%で国保組合が設立されるまでになり、医療機関の充実している都市部を除く、すべての市町村で国保組合が設立されることになる。

沖縄県での国保組合の設立状況はどのようなものだったのかというと、改正直前の一九四一年一〇月時点での組合数は、わずか一〇にすぎず、宮崎県の八、高知県の九に次ぐ最低レベルであった（全国平均三一・八）[7]。沖縄県でも、法改正による強制によらなければ、国保組合の設立がなかなか進まなかったことがわかる。

興味深いのは、沖縄県と高知県という後に駐在制を採用する両県で、ともにそろって国保組合の普及が停滞していたという事実である。沖縄県と高知県では、この欠を補うために、県保健婦の市町村駐在という形式に力を入れざるをえなかったのではないか、という仮説を改めて提起しておきたい。

沖縄県国保連合会では、一九四一年九月東京でおこなわれた保健婦指導員養成講習会に山城静子（のち小渡静子）を派遣。同年一〇月彼女は帰沖すると沖縄県国保連合会保健婦指導員となる。同年一一月から県内町村で国保保健婦の駐在が開始されているが、その指導に当たった。

当時南風原《はえばる》村で活動したある駐在保健婦は、当時の活動を振り返って次のように証言している。

「保健婦を〝保険屋〟と間違え、一か所指導に行くとお茶を出しておき、その間に裏から家族みんな出て行き、周囲にも〝保健婦〟が来るからみんなにげなさい、と伝達が行ってるわけです。なぜそうなったかというと、南風原村では、私が来る一か月前から国民健康保険に強制加入させられていたんです。だからそのあとに私が、県保健婦ですと身分証明書を持って歩いても応じないんです。／都会の人は農村から金を吸いあげて、あとは病気するなと言ってくると錯覚を起こしているわけで、保健指導しようとしてもなかなか応じてくれません」[8]。

では、県保健婦についてはどうか。一九三七年四月保健所法公布（七月施行）によっていち早く全国で四九か所の保健所が設立されていた。全国では既存の保健類似施設をそのまま保健所として衣替えすることができたが、そうした施設がなかった沖縄県では他県に比べて大幅に遅れ、ようやく一九四一年七月那覇保健所を開設、一九四四年五月八重山保健所を開設している。

一九四二年四月には県主催保健婦検定試験を実施し、三人の合格者を出しているが、玉那覇好子・山城静子・具志八重はそれぞれすでに沖縄県衛生課、沖縄県国保連合会、恩賜財団済生会沖縄県支部、という保健婦指導者の立場にある者であり、急いで保健婦資格を与える目的が大きく、一般の保健婦検定試験とは区別された特別な存在だったことをうかがわせる。

続けて一九四二年七月から長崎県の九州保健婦養成所に四人を派遣している。沖縄県からは第一回の講習には間に合わず、このときの第二回からが初めての参加となった。翌年三月卒業生たちが帰沖してから、各村へ駐在させている。これが県保健婦駐在の開始といっていい。この四人のなかには、戦後、保健婦指導者の役割を果たす伊礼登代子も含まれていた。

さらに、一九四三年一〇月には東京でおこなわれた中央保健婦錬成所に受講生四人を派遣している。ここでも沖縄県からは第一回の講習には間に合わず、このときの第二回からが初めての参加である。このなかにはすでに名前を挙げた具志八重・伊礼登代子も含まれている。

同年同月になって県主催第二回保健婦検定試験を実施し、三〇人の合格者を出したのが、実質的には県内初の一般向けの保健婦資格取得者だった。資格を得た保健婦は国保保健婦や県駐在保健婦として、沖縄本島を中心に活動を展開した。

前掲『沖縄戦前保健婦の足あと』に証言を寄せた戦時保健婦の所属別内訳を見ると、国保保健婦一四人（この他一人の故人の遺稿が収録されているが、病没保健婦に数える）、県駐在保健婦九人、保健所保健婦二人、恩賜財団済生会巡回保健婦二人、銃後保健婦三人、保健指導婦二人、免許取得者で産婆（助産婦）四人、戦死・病没保健婦六人、合計四二人となる。編者の具志・小渡からの聞き書きによれば、一九八六年に本書を編んだ時点で協力を得られたのはこれだけだが、戦時に活動していた保健婦はこれがすべてではなく、おそらく約五〇人にはのぼるだろうという。

彼女らの経歴を見ると、ほとんどが保健婦資格取得以前に看護婦なり産婆なりの看護活動を経験していたものばかりであり、当時保健国策の第一線の担い手と位置づけられた保健婦という新しい役割を、進んで引き受けるだけの素地がある者ばかりであったことがわかる。

ところで、こうして戦時の沖縄県における保健事業を見てくると、国保組合の設立、保健所の開設、保健婦養成講習会への参加、どれをとっても全国に比べ遅れた対応が目につく。戦時の保健婦制度は、地域の実情を受けて政策化されたものではなく、全国画一的に実施が図られ、この動きに急速に巻き込まれていったことが、この沖縄県の対応からもうかがえる。このため、戦時国策の要請で活動を強いられた沖縄県の保健婦たちが、いざ住民を目の前にすると保健業務への使命感と現実との隔たりに戸惑ったことが、元保健婦経験者の証言からも容易にうかがうことができる。

例えば彼女たちの証言には、沖縄の社会に根強く残っていた伝統的な生活習慣に直面して困惑したという事例が数多く出てくる。

高嶺村駐在の国保保健婦だった玉城文は、国保の医療申請書により指導の必要なケースを選定して家庭訪問をおこなったが、「国保の診療報酬に出てくる診断書では、結核疾患は意外に少なかった。理由は病院の治療よりは『お灸』『家庭での食事療法』『占い』『ユタ』等に頼っていたのではないかと思う」と振り返っている。[9]

金武《きん》村駐在の県保健婦だった新里ヨシは、「村では病気になると瀉血やお灸をやり、ユタのところへ行き、またはお産は何回もお産を経験した人が、手も洗わず、お産に立ち会い、分娩後腹部を湿〔ママ〕めて悪い血だといってどんどん出血をさせ貧血させて産後恢復をおくらせる等、全く反対の療法をしていました。部落内で次々に新生児が、けいれんをおこして同じ症状で三人も死亡した時、古老達は、なにかの祟りであると噂をしていましたが、症状から考えると臍帯感染による破傷風ではなかったかと思います」と証言している。[10]

そういった伝統的な生活習慣の改変指導は、戦後もずっと保健婦活動の課題となり続けるが、それまで何の施策もおこなわれていなかった沖縄県に近代的な公衆衛生思想の普及をもたらした出発点が、この時期の保健婦活動にあったのである。

さらに、当時の保健婦たちの証言に顕著にあらわれる事例がある。戦時期の保健婦活動が、健民健兵と密接にかかわって制度化されたことはすでに述べた通りだが、唯一の地上戦がおこなわれた沖縄県では、他県に比べていっそう露骨に軍隊に協力させられたさまが証言されている。

本部村駐在の国保保健婦だった宮城ツルの証言では、「本島にも離島にも日本の軍隊が増加し、軍への協力の指令が増えてきました。／家庭で療養しているハンセン氏病の調査と屋我地島の愛楽園への収容の説得、児童生徒の身体検査、特に皮膚病疾患を重点的にした検診への協力。また敵機襲来による負傷者への救急処置の訓練を婦人会、女子青年団に指導したりで軍隊に振りまわされているようで最初に立てた計画は何一つ実行出来ない状態でした。昭和一九年には軍部の情勢も激しくなり、徴兵検査も一九歳、二十歳の青年達も一緒に各町郡で行われ、その協力には文句なしに従ったものです」[11]。

美里村駐在の国保保健婦だった伊波静子の証言では、「軍の指示により『ハンセン氏病』患者を施設に収容することになり、私の受持区域で三人～四人が家庭にいた。衛生係の責任で行われるが、協力訪問し、本人及び家族を説得し、安心して療養所行きをすすめた。『ハンセン氏病』は遺伝であるという考えが根強く、衛生思想が低く、無智であることを知り、保健婦の仕事の重要さを痛感し、衛生教育を強化するように計画した」[12]という。

今帰仁《なきじん》村駐在の県保健婦だった与那文子の証言では、「今帰仁村に海陸の部隊が駐屯していたが、陸軍の井上部隊の命令で村衛生主任と共にハンセン氏病調査があり、村内に数人いることがわかった。古賀軍医と衛生兵が二人来て家族とも話し合い、納得してもらって屋我地島の国立療養所愛楽園に入園してもらうことになったが、一人のケースは乙羽山に住居をかまえて、愛楽園入園を拒否した。だが軍命により、入園を決意させられた。患者達は、園から迎えに来た船に乗り衛生主任と保健婦で見送ってあげた」[13]。

この他にも、南風原村の県保健婦だった奥松文子は、県民修練所設立に当たって協力を要請されている。そこでは「大東亜戦争が激しくなっている時に各中学校（今の高校）生徒の中で筋骨薄弱者、身長に対して体重、胸囲の足りない者、ツベルクリン反応陽転の要注意者を夏期休暇の一か月間を利用して、心身を鍛え御国のために十分に奉公出来得るようにと訓練する」[14]ことがおこなわれた。

第1章で、戦時の保健婦制度の登場によって、それまで男性の警察官が担っていた公衆衛生業務が、女性である保健婦に役割転換されたことの意味が重大であることを指摘しておいた。これら沖縄県の駐在保健婦の証言からも、軍の命令が女性である保健婦のやさしい説得を通して住民に浸透してゆく様子をうかがうことができる。いざ沖縄戦が始まると、さらに状況は変わり、保健婦たちが傷病兵の救急処置のためにより苛酷な戦場へと駆り出されてゆく。

戦時・戦後を通して保健婦として活動を続けた具志八重が、「戦前の保健婦や、それに類似した業務は、萌芽的なものではありましたが、草分け時代に苦労して築いたものを基盤にして今日の保健婦業務が成り立っているものと思います」と振り返っているように、戦時期の保健婦活動を戦後のそれと切り離して無視する、ということは到底できないのである。[15]

2　指導者たち

こうした戦時の経験によって、戦後に指導的役割を担うことになる人材が育っていった。特に先に述べた具志八重、伊礼登代子の存在は大きい。

具志八重は、一九一七年生まれ、県立第二高等女学校卒業。一九三七年沖縄県施行の産婆、看護婦検定試験をともに合格した。一九四一年から恩賜財団済生会沖縄県支部の看護婦となり、県学務部兵事課に出向し、出征軍人遺族と低所得者の家庭を回って健康相談に応じたり、無医地区診療、国家総動員法による徴用兵や満蒙開拓義勇兵の身体検査、軍の要請によるハンセン病患者の検診などが主な業務だった。一九四二年県内初の保健婦資格取得。一九四三年戦時保健婦錬成会に参加。一九四四年一〇月の空襲で那覇が壊滅。業務は停止状態になる。南風原国民学校に移転していた沖縄陸軍病院伝染病課勤務。傷病兵の看護に当たり、第三外科壕（ひめゆり部隊の壕）から生還、戦後は行政組織のトップに立ち、各保健所の看護課長を歴任し現場の公看の指導に当たった。[16]

伊礼登代子は、一九二一年生まれ、一九四二年長崎県の九州保健婦養成所で保健婦資格を取得。一九四三年二月宜野湾村国保保健婦として活動を開始。「産めよ殖やせよ」の戦時スローガンに沿って、乳幼児と妊産婦指導を中心とした活動を続ける。戦後は具志同様、行政組織のトップに立ち、また各保健所の看護課長を歴任し、現場の公看の指導に当たった。[17]

戦時に活動を開始した保健婦の経験は、戦後の公衆衛生看護事業の再建に不可欠なものとされたことがわかる。

そしてまた、この二人の指導者以外を見ても、『沖縄戦前保健婦の足あと』に登場するほとんどの者が、戦後も公看（保健婦）・助産婦・看護婦として、地域の現場でなんらかの活動を続けており、沖縄県においても、戦時の経験の蓄積の、戦後への影響の大きさがうかがえるのである。

では、いったいどうしてこのような事象が忘れられ、沖縄の駐在制がもっぱら戦後を起点に語られるようになったのであろうか。戦後への制度のつながりを、次に見ることにする。

第2節

米軍占領と公看駐在制——保健婦から公看へ

唯一の地上戦を経験した沖縄では、戦後の公衆衛生活動の再建は大幅に遅れた。避難生活、収容所生活を強いられた住民たちの混乱が終息し、日常生活に復帰するのに時間がかかったことはもちろんあるにせよ、より大きな要因として占領軍の沖縄政策の姿勢に問題があった。

一九四六年一月のマッカーサー覚書による行政分離以来、日本政府の管轄権は沖縄に及ばず、行政を現地軍に放任する姿勢をとった。南西諸島は当面の作戦上の必要性を失い、米軍の関心はもっぱら日本本土の占領政策に集中した。日本本土で戦後改革が急速に進行しつつある時期に、沖縄は完全に置き去りにされたままとなり、この時期、一九四六年から四九年にかけての三年間は、「忘れられた島」と表現されるような状態が続く。[18]

そんななかで、公衆衛生の分野での制度改革の画期となったのが、一九四九年一二月GHQ/PHW局長サムスが来沖し、沖縄での保健所設置・性病対策を提言したことであった。冷戦の進行をにらみ、南西諸島が太平洋の軍事的要石と位置づけられ、軍隊の健康保護の観点から、性病対策とその拠点としての保健所整備が急がれたのである。[19]

こうした状況を受けて、以下の「米軍政部看護指導者・顧問」のリストに示すように（人名の表記は資料原文ママ)[20]、一九五〇年一月軍政府公衆衛生部看護顧問官としてワニタ・ワーターワースが着任(一九六〇年六月まで)、同年一〇月にはジョセフィン・ケイザーが着任する(一九五二年一〇月まで)。

一九四八年 三月－八月	キャプテン・マンデル
一九四八年 三月	ミス・バージニア・オールソン
一九四八年一二月－一九五〇年八月	ミス・メアリー 落合
一九五〇年 一月－一九六〇年六月	ミセス・ワニタ ワーターワース
一九五〇年一〇月－一九五二年一〇月	ミセス・ジョセフィン ケーザー
一九五一年 六月－一九五二年五月	ミス・エリザベス ランディーン
一九五一年 九月－一九五二年六月	ミセス・トゥルディー スミス
一九五三年 一月－一九五六年六月	ミセス・アグネス カトレス
一九六一年一一月－一九六三年一一月	ミセス・バーバラ シェーイ
一九六五年 八月－一九六六年四月	ミセス・フェアフィールド
一九六六年 五月－一九六八年五月	ミセス・ハルヨ 吉岡
一九六八年 五月－一九七二年	ミス・モートル 漢那
一九六五年 八月一九日－八月二七日	Mrs.Frances Hegglund
一九六五年一一月一〇日－一一月二六日	Mrs.Tonaki
一九六五年一一月一二日－一一月二六日	Mrs.Yasumori
一九六六年 五月二日－五月七日	Dr.Dunlup
一九六六年 五月二日－五月七日	Mrs.Tonaki
一九七〇年一〇月	Mrs.Kimi Hra
一九七〇年一〇月	Dr.Block

ワーターワースは四国軍政部看護指導官として、すでに一九四八年一二月高知県で保健婦駐在制度を実施する実績を積んでいたし、ケイザーは東京にある国立公衆衛生院で全国の都道府県から集められた

日本人看護指導者の戦後の再教育に当たる教育顧問官を担当していた。この二人の沖縄への異動を誰が考えたのかを示す資料を見いだせないが、ともかく沖縄にとって本格的な改革のための人事がおこなわれたといっていい。

占領史研究の天川晃は、自治制度改革の検討を通して、沖縄の戦後改革が日本本土の改革に比べ大幅に時間が遅れて実施されたため、本土の改革の成果を参照する条件にあったと指摘し、他の分野との比較軸を提出しているが[21]、これは公衆衛生の分野での改革にも当てはまる妥当な見解だといえよう。

二人のアメリカ人指導者の指導は厳しく妥協を許さなかったが、日本人との関係はきわめて良好だったようである。[22]

主にワーターワースが制度や法案の準備を担当し、ケイザーが実際に現場に出て講習を担当した。ケイザーはわずか二年間の任期だったが、どんな僻地にも足を運び、業務の方法を現場の公看に指導している。ケイザーが本国へ去ってからは、ワーターワースも現場に出ては、公看への指導に当たった。戦時が「御国のため」、「戦地の兵隊を思え」といった精神の修練に比重がおかれたのと比べ、アメリカ式の近代的な公衆衛生の技術を徹底して指導した。

戦時に保健婦活動を開始し、戦後も駐在公看として活動した元保健婦は、聞き書きに答えて、当時の様子を次のように述べている。

「私、とっても腑に落ちないことがあった。ワーターワーズがついて、ひとつの字を家庭訪問したとき。今日はここだけ、明日はここだけと機械的。戦時中に長崎の講習では、まず乳幼児。結核はあとまわし。先に結核を見て、乳幼児にうつるといけないから、と教わった。アメリカさんは結核のあと無菌的に乳幼児も訪問できるといったんです。でもあのときの衛生状況ではできない。とにかく、あのときの状況では通用しないようなことを強硬に指導していった」（玉城千代）。

このように、戦時の保健活動を知る者にとっては抵抗感のある指導も、ワーターワースは強引に推し進めていったことがわかる。

以後、沖縄ではこうした日本本土で戦後改革の経験を積んだ二人のアメリカ人スタッフの指導や資金的な援助体制の充実により公衆衛生の水準が飛躍的に上がり、占領終結とともに「公衆衛生の黄昏」が言われた日本本土と対照的な歩みをたどることになる。

沖縄戦終結時の医療環境を見ると、当時沖縄全島では生存医師は戦前の三分の一の六四人に激減し、すでに戦闘の終結する以前の一九四五年四月から、医師免許をもっていない衛生兵経験者などにも医療行為を認める医師助手制度をとらざるをえなかった。当時法的根拠はなかったが、一九五〇年になってようやく「医介輔」認定試験がおこなわれ、合格者八二人（医介輔六一人、歯科介輔二一人）に正式に資格が与えられている。[23]

戦時から戦後にかけて沖縄における医療従事者数の推移を図表9に示したように、[24]戦後の沖縄は壊滅的ともいえる医療従事者不在の条件下で再出発しており、このことも、戦時と戦後の断絶の認識が広く一般化した要因となった。また、こうした状況のなかで、相対的に公看への依存度も高くなっていったこともわかる。一九六三年の人口一〇万人当たりの数値を日本全国を一〇〇とした場合、沖縄における割合は、医師三三、歯科医三〇、看護婦五〇、保健婦一一三、助産婦九六、薬剤師二七となり、一〇〇を超えているのは保健婦のみである。日本復帰時の数値でも同じことがいえる。これらの数字を見るかぎ

図表9 沖縄における医療従事者数の推移

	戦前 1943年	米国統治前期 1953年	後期 1963年	復帰時 1972年	復帰10年後 1982年	20年後 1992年
医師	**163**	**184**	**357**	**516**	**1081**	**1972**
人口10万対	29.3	23.9	39.4	53.7	96.1	159.3
（全国）	（67.5）	（103.3）	（110.8）	（116.7）	（141.5）	（176.6）
医介輔	—	**91**	**77**	**49**	**33**	**16**
歯科医師	**69**	**55**	**99**	**139**	**268**	**545**
人口10万対	12.4	7.1	10.9	14.5	23.8	44.0
（全国）	（23.4）	（34.6）	（35.9）	（37.5）	（49.2）	（62.2）
歯科介輔	—	**33**	**30**	**16**	**6**	**1**
看護婦	**113**	**421**	**593**	**889**	**2367**	**4627**
人口10万対	20.3	54.7	65.5	92.5	209.1	373.7
（全国）	（107.0）	（127.7）	（131.0）	（142.1）	（235.2）	（354.6）
准看護婦	—	—	**364**	**1760**	**3650**	
人口10万対	—	—	41.8	155.5	294.8	
（全国）	（3.8）	（1.0）	（93.1）	（172.7）	（220.6）	（284.8）
保健婦	**約50**	**57**	**149**	**187**	**210**	**321**
人口10万対	9.0	7.4	16.4	19.5	18.6	19.7
（全国）	（23.9）	（14.2）	（14.5）	（13.7）	（16.1）	（21.6）
助産婦	**258**	**518**	**427**	**203**	**209**	**244**
人口10万対	46.4	67.3	47.1	21.1	18.6	19.7
（全国）	（70.5）	（64.8）	（48.8）	（26.1）	（21.4）	（18.2）
薬剤師	**24**	**39**	**169**	**594**	**958**	**1205**
人口10万対	4.3	5.1	18.7	61.8	85.2	97.3
（全国）	（28.4）	（58.8）	（67.5）	（79.3）	（104.8）	（130.2）

『沖縄の疾病とその特性』琉球大学、1996年、33頁

り、アメリカ側は軍隊及び軍属に病気が及ばないよう、公衆衛生を中心とする予防活動のみに関心をもち、沖縄人のための総合的な医療を充実させた痕跡は見られない。医介輔制度がかろうじて医師不足を補い、公看駐在制こそが、医師の絶対的不足を補完するかたちで定着し、戦後沖縄の医療・公衆衛生を支える両輪となったのである。

一九五〇年一〇月第一回公看養成講習を開始するが、当然ながら戦時に保健婦として活動していた人々が迅速な改革に不可欠とされ、彼女らへの再研修が中心となった。講習は第五回までおこなわれ、第一回一四人、第二回二八人、第三回八人、第四回三二人、第五回三八人、合計一二〇人が養成されている。この時アメリカ側は受講者の対象年齢を二〇－三五歳と提案したが、日本人側は一八－四〇歳を主張して譲らず、結局認められている。日本人側の主張の理由は、受講希望者のなかに一八歳と三五歳以上の者がいたからだとしているが、その年長者こそ、戦時に保健婦として資格を得て活動していた人材だったわけである。[25]

一九五一年一月にはワーターワースが起草したという看護婦学校に関する布令三五号、看護婦免許に関する布令三六号によって公衆衛生看護婦の名称・資格・業務を初めて規定。一九五五年五月には沖縄公衆衛生看護学校が発足し、第六回生の講習生からは新制度の第一期生となった。

一九五〇年一二月中部保健所（後のコザ保健所）竣工、一九五一年一月北部保健所（後の名護保健所）竣工、同年六月南部保健所（後の那覇保健所）竣工。こうして同年七月沖縄群島政府立、北部・中部・南部保健所が業務を開始し、各保健所所属の公看四〇人が主に出身地の町村に配属され、公看駐在制が始まった。

ただし法律が整備されていないこの時点で法的根拠はなく、一九五二年八月保健所法が公布施行され

(日本本土では一九四七年公布、一九四八年施行)、一九五七年五月琉球政府社会局規則第三四号で公看駐在を規定し、ようやく法的な裏づけがなされた。このように日本本土の法律が遅れて沖縄に導入されたものは他にも、一九五一年伝染病予防法(日本本土では一九四七年)、一九五六年結核予防法(同、一九五一年)、一九六一年精神衛生法(同、一九五〇年)、一九六一年らい予防法(同、一九五三年)、一九六二年性病予防法(同、一九四八年)、一九六四年予防接種法(同、一九四八年)、一九六九母子保健法(同、一九六五年)などがある。

一九五一年八重山保健所、一九五二年宮古保健所、一九六三年石川保健所、一九七二年中央保健所と漸次開設され、無医地区離島を含めた全域に公看が配属されていった。医療機関に恵まれない多くの離島からなる沖縄では、公看駐在制はきわめて適合的な制度だったといえる。

一九六五年からは各保健所内に看護課長を設置する看護課長制度を導入し、琉球政府→各保健所長・看護課長→各駐在公看という指導体制を確立している。

最後に、戦時すでに保健婦活動を開始し、戦後も行政組織のトップに立った具志八重や伊礼登代子に代わって、アメリカ人看護指導官の意向によって指導者の交代がおこなわれていることにも注目したい。沖縄の歴代行政担当係長は以下のようになっている。[26]

一九四六年 九月三〇日－一九五〇年一一月三日	沖縄民政府	公衆衛生部医事課	看護婦長	具志八重
一九五〇年 一一月四日－一九五一年二月	沖縄群島政府	厚生部医事課	看護婦長	具志八重
一九五一年 二月－一九五一年七月三一日	沖縄群島政府	厚生部看護課	課長事務取扱	具志八重
一九五二年 四月一日－一九五二年六月三〇日	琉球政府	厚生局医政課	看護係長	伊礼登代子
一九五二年 九月一日－一九五四年八月三一日	琉球政府	厚生局医政課	看護係長	眞玉橋ノブ

一九五四年九月一日－一九六一年七月	琉球政府	社会局医政課	看護係長	眞玉橋ノブ
一九五六年二月二六日－一九六〇年一〇月一六日	琉球政府	社会局公衆衛生課	主事	金城妙子
一九六〇年一〇月一七日－一九六五年二月一九日	琉球政府	社会局公衆衛生課	公衆衛生看護係長	金城妙子
一九六一年八月－一九六六年一〇月四日	琉球政府	厚生局医政課	看護係長	眞玉橋ノブ
一九六六年一〇月五日－一九七二年五月一四日	琉球政府	厚生局医政課	看護係長	與儀千代子
一九六五年二月二〇日－一九六九年一二月二一日	琉球政府	厚生局予防課	公衆衛生看護係長	湧川房子
一九六九年一二月二二日－一九七一年五月一九日	琉球政府	厚生局予防課	公衆衛生看護係長	伊礼登代子
一九七一年五月二〇日－一九七二年五月一四日	琉球政府	厚生局予防課	公衆衛生看護係長	金城妙子
一九七二年五月一五日－一九七四年三月三一日	沖縄県	厚生部予防課	保健婦係長	金城妙子
一九七二年五月一五日－一九七四年三月三一日	沖縄県	厚生部医事課	看護係長	與儀千代子
一九七四年四月一日－一九七四年六月三〇日	沖縄県	環境保健部医務課	看護係長	與儀千代子

具志八重は、一九四六年九月三〇日から五〇年一一月三日まで沖縄民政府公衆衛生部医事課・看護婦長、ひき続き一九五〇年一一月四日から五一年二月まで沖縄群島政府厚生部医事課・看護婦長、一九五一年二月から五一年七月三一日まで沖縄群島政府厚生部看護課・課長事務取扱というように、行政組織のトップに立つ。この間、戦後混乱期に行方がわからなくなっていた戦時の保健婦免許取得者を訪ね歩き、再就職を呼びかけるなど、戦後の公衆衛生活動の再建に尽力している。

伊礼登代子も、一九五一年度コザ保健所看護課長の後、具志八重の後を受けて、一九五二年四月一日から五二年六月三〇日琉球政府厚生局医政課・看護係長として行政組織のトップに立つ。

しかし、具志－伊礼と続いた戦時保健婦経験者に代わって、一九五〇年代半ば、金城妙子へと、指導者の交代がおこなわれていることがわかる。金城は最も長く係長職に在任し、その名は高知県の上村聖恵と並び、沖縄の駐在制を長きにわたって支えたキーパーソンとして広く知られてゆく。

金城妙子は、一九一六年現名護市安和生まれ。国頭高等女学校(後の県立第三高等女学校)卒。一九三七年満州奉天の日本赤十字社関東洲委員本部甲種救護看護婦養成所入学。卒業と同時に従軍看護婦応召。柳樹屯陸軍病院、ハルビン第一陸軍病院、海城陸軍病院で勤務。一九四三年招集解除され、安和に戻り、結婚。戦中は子どもを背負って山中をさまよう。夫は戦死。戦後は一九四六－五一年屋部診療所看護婦、一九五一年五月北部保健所看護婦、一九五一年七月名護保健所(北部より名称変更)看護婦長をしていたのがアメリカ側の目に留まり、一九五四－五五年沖縄中央病院看護学校講師として招かれ、一九五六年三月二六日－一九六〇年一〇月一六日琉球政府社会局公衆衛生課主事という、行政組織のトップに立つ。この間、一九五六年一一月三〇日から四か月、国民指導員養成のためアメリカへ派遣される。一九六〇年一〇月一七日－一九六五年二月一九日同公衆衛生看護係長、一九六五－六八年度沖縄看護学校教務主任、一九六九－七〇年度那覇保健所看護課長、一九七一年五月二〇日－一九七二年五月一四日同厚生局予防課公衆衛生看護係長、一九七二年五月一五日－一九七四年三月三一日沖縄県厚生部予防課保健婦係長、一九七四－七五年度那覇保健所看護課長と、一九七六年四月三〇日定年退職するまで、公看駐在制の維持に努めた。[27]

この指導者交代の理由を示す資料は今のところ見いだせない。アメリカの対沖縄統治機構は一九五〇年一二月一五日より米国陸軍軍政府から米国民政府(USCAR)に転換し、また沖縄人による自治機構も一九五二年四月一日より沖縄・宮古・八重山・奄美の各群島分割統治から全琉を統合した琉球政府に転換しており、この指導者の交代も、こうした統治方針の大転換に合わせたものと見ることもできるが、定かではない。[28]

筆者の聞き書きに答えて金城妙子は、「日本のものをもう使ってほしくないんだよアメリカは。アメリカさんから見れば自分たちのもので教育したいわけさ」と述べている。戦時以来の保健婦である具志・伊礼らに代えて、保健婦経験のない金城を抜擢したのである。金城は、一九五四年四月から一か年、東京の国立公衆衛生院に指導者としての資格を得るために派遣され、一九五六年一二月三〇日から四か月、アメリカ方式の教育を受けるためにアメリカに派遣されている。

どうして金城が選ばれたのかが問題となるが、具志からの聞き書きによれば、「私は控えめでアメリカさんに対しても積極的に自己主張することができなかった。その点、金城さんは何でも平気でものを言える人だったから」と述べており、また具志・金城をよく知る他の保健婦経験者も、控え目で寡黙な具志と天真爛漫に振る舞う金城とでは「対照的な人」、「(金城は)何でも思ったことを方言丸だしでズケズケ言うのが、アメリカさんにはよくうつったから取り立てられたのでは」という複数の証言がある。

金城自身も、ワーターワースの人物像について、「時には権力で、時には指導助言的に、或いは友人同胞としての態度」だったといい、「彼女の長所もよく認めながら一方、直接自分の仕事に関係ある事で少しでも疑問を持ち肯定出来ない場合、私は必ずと云ってよい程、一応は反発的な態度を示したもの」だったが、やがて両者は厚い信頼感で結ばれ、「心から尊敬している一人」となったと回想している。[29] 指導者への突然の抜擢についても、「なぜ、私が選ばれたか分からなかった。一番嫌っていたはずなのに……(略)疑心暗鬼のまま承諾したのであった」と、ワーターワースの意向によるものであったと述べている。[30]

本書でもかねてアメリカ人指導者に向き合う日本人側の指導者の資質を問題にしてきたが、ここでもワーターワースの指導に対して自律的に振る舞おうとした金城の態度を確認できる。

なお、ワーターワースが一九五〇－六〇年まで、金城妙子が一九五六年－六五年と一九七一年－七四年まで行政の看護指導のトップに立ち、ともに二人三脚で公看駐在制を支えた。この関係は、高知県の上村聖恵（一九五六－七六年保健婦係長）と溝渕増巳（一九五五－七五年知事）の関係、あるいは次節に見る青森県の花田ミキ（一九五〇－七二年看護係長）と竹内俊吉（一九六三－七九年知事）の関係と共通しており、行政の一貫性を考えるうえでひとつの歴史的条件のあり方を示している。

もっとも、具志八重はその後も、一九五三－五四年度南部保健所内勤務、一九五八－五九年度コザ保健所内勤務、一九六〇－六四年度南部保健所内勤務、一九六五－七〇年度石川保健所看護課長、一九七一－七三年度コザ保健所看護課長、一九七四－七六年度名護保健所看護課長で退職するまで、沖縄の各保健所の看護課長を歴任し、現場の駐在公看の指導者として活躍した。[31]

伊礼登代子も同様に、一九五五－六四年度コザ保健所看護課長、一九六五－七三年度南部保健所看護課長（一九六九年一二月二三日－七一年五月一九日の間は琉球政府厚生局予防課・公衆衛生看護係長）、一九七四－七八年度石川保健所看護課長、一九七九－八〇年度南部保健所看護課長と、具志と同様、各保健所の看護課長を歴任している。[32]

具志・伊礼ともに、行政組織の長を金城に譲ってから、保健所看護課長へと役割は代わっても、戦時の保健婦経験を生かして戦後の駐在制を現場で支えたのである。

沖縄の公衆衛生業務は、壊滅的な人材難、物資不足のなかから「戦後ゼロからのスタート」とよく表現され、公看駐在制でさえアメリカ人スタッフが戦後になって初めて導入したかのように語られてきたが、これまでに見てきたように、むしろかろうじて戦時期に育成されていた人材と制度を、巧みに利用し、戦後の再建につなげたと見る方が正しい。既存の人材と制度とが、軍隊保護の観点から公衆衛生の刷新に力を入れようとする米軍の思惑と一致したのである。

一方で、(1)ワーターワースの在任期間の長さと影響力、(2)戦後の医療従事者の圧倒的不足と新駐在制への依存度の高さ、(3)戦後金城妙子が長きにわたって係長職に就いたこと——これらが要因となり、戦時・戦後の断絶を後世に強く認識させることとなった点を改めて確認しておきたい。

第3節 公看駐在活動の展開

では、戦後アメリカ主導の公衆衛生政策にはどんな特徴があったのだろうか。先行研究による言及も多いところなので、以下、簡単に二つの点を指摘しておきたい。

まず第一に、すべての面で、軍隊保護の観点から施策が決定されたことである。

例えばマラリア対策。沖縄戦で米軍は、戦闘による犠牲者よりもマラリアなどの急性伝染病による死亡者を多く出した。そのため、飛行機によるＤＤＴ散布や家屋へのＤＤＴ噴霧など、撲滅に向けて徹底した体制がとられている。[33]

聞き書きによれば、マラリア濃厚地帯を管轄する八重山保健所にはその対策として特別に「マラリア防遏《ぼうあつ》課」が置かれ、離島への検診には「泊りがけでクリ船に乗っていったり、馬に乗っていったり」というように、公看が中心となっての活動が展開されている(細原邦子・伊泊啓子・塩川和子)。

一九六二年八重山ではマラリア患者発生ゼロを初めて記録するまで、八重山保健所管内に駐在する公看にとってマラリア対策が中心業務となった。

さらに環境衛生対策においても、日本脳炎を媒介する蚊の発生源となっている豚小屋を屋敷内に設けることを禁止し、指定区域での建設を義務づけるなど、取締行政を実施した。豚とともに生活をしてきた沖縄住民の文化破壊の面をもっていたことは否定できず、家屋から離された豚小屋では豚が盗まれるなどの混乱も見られたという。[34]

食品衛生施設でも、米軍人が立ち入る飲食店では保健所の検査に重ねて米軍の承認が必要とされ、衛生基準を満たしたことを示す「Aサイン」を看板に記していた。そこでは水洗トイレの設置や人糞を用いていない洗浄野菜の使用を義務づけている。[35]

戦前から保健婦活動を開始し、戦後のアメリカの指導との違いをよく知る元保健婦からの聞き書きによれば、「アメリカさんは清潔の徹底。これだけはアメリカさんのおかげ」(小渡静子)と、清潔の徹底こそが戦後アメリカの恩恵と意識されていたことがわかる。

いっそう露骨に米軍優先の施策がとられたのが性病対策だった。一九四七年三月軍特別勧告として「花柳病取締」、一九五〇年七月「性病取締規則」が出され、一九五一年保健所設置以降、対策が本格化している。保健所には一九五二年以降「性病Gメン」と呼ばれる調査員が置かれ、性病に罹患していないことを示す証明書がないと女性は米軍人相手の売春ができず、検診で罹患が判明すると患者との接触者を追跡調査するほどの徹底がなされた。一九六二年性病予防法制定、一九六四年には同法改正によって、保健所での性病診療、治療は無料と規定された。[36] ちなみに日本本土では一九五八年に試行された売春防止法が沖縄では施行されず、軍人の慰安が優先され、女性の人権が著しく制限される状態に置かれた。

米軍基地を抱えるコザ保健所の性病室で性病担当をしていた時の様子を、元公看は筆者の聞き書きに答えて次のように述べている。

コザ保健所にはね、性病室っていうのがあって、二か月か三か月性病担当したことがある。ほんとにいろんな服装した髪も爪も染めた女たちが、性病室にズラーッと並ぶんですよ。あのころのコザは性病の花盛り。大変な時代がありました。あの女たちをみるとかわいそうで。二〇歳前後の子どもたちが性病にうつってくるわけでしょう。アメリカさんに連れられて。もう夜も寝られなくなってね、私は。あの子たち、なんでこんなことにならなくちゃいけないのかって。今みたいに売春禁止法もなかったですからね。もう野放し状態ですからね。アメリカさんから性病がうつるでしょ、そしたら芋づる式に連れられてくるんですよ。引っ張られてね。性病Gメンがいてね。性病Gメンっていうのは、アメリカさんがなる。徹底的に感染源を追求されて。つきとめられた人はみんな保健所にきて。治るまで治療せんといけんのですよね。自分で自覚症状のある、例えば台湾行ってうつってきて、という人は他の保健所でもありましたけどね。コザのは、強制みたいなものですよね。かわいそうですよね。あの時代の女

たちは。アメリカの餌食になってね。むごいよね。特に基地の周辺は。塩川和子

こうした軍隊保護優先の施策と並行して、一九六〇年代から、逆にアメリカ式の先進的な施策が徐々に沖縄住民に波及していったことを、第二の点として挙げておく。

それは主に結核対策とハンセン病対策のなかに見ることができる。

一九五六年制定の結核予防法では治療業務を保健所で直接おこなう在宅通院治療制度が定められ、公看が投薬行為をすることも認められており、また集団検診においては検診場所の選定からすべて公看に任されており、公看の責任は大きかった。この点、日本本土の保健婦の権限と比べ、顕著な違いといえる。[37]

もっとも八重山では結核よりマラリア対策が優先され、一九五〇年代に八重山保健所管内の離島で駐在していた公看たちは、「私たちのところも、結核はまだまだ少なかった。八重山から沖縄本島の名護に来て、結核が多くてびっくりした。八重山は人口が二〇戸、三〇戸とかの部落だから。わずか一四〇〇～一五〇〇名の担当人口で。名護はもっと多い」(塩川和子)。「私も離島のころはマラリアばっかりだったけど、沖縄本島の糸満の受け持ちになったら結核ばっかり。一〇〇名はいたよ、結核。パス(抗結核薬)を持って訪問して。きちっと薬を飲んでない人には訪問して教育して話したり」(細原邦子)と、そろって八重山での結核業務の経験は少なく、沖縄本島に異動してから結核が多いのに驚いたと答えている。

しかし一九六〇年代に石垣市街担当で駐在を始めたひと世代あとの公看によれば、「先輩達のころは八重山で結核の住民検診をしてないから、患者の掘り起こしがなかったのでしょう。一九六三年に引き継いで。八重山でも実態調査をやったらバーッと患者の存在が判明した。前任者のころは住民検診なん

かする余裕がなくて、私が駐在するようになってから実態調査してるから。家庭訪問は結核がメインですよ。私は石垣市を持っていたんですけど、人口が一万は余ってたんですけど、公看一人で一二〇何名ぐらい結核患者を持ってましたから」（福盛久子）と述べており、時間をおいて業務が浸透していった模様だ。

やがて、一九六八年から保健所で結核患者の中央管理がスタートし、各駐在公看の活動が一元的に把握されるようになっていった。

沖縄の結核は、在宅でずっと保健婦がやってましたでしょ。それを中央で管理しようって言ったのは、コザ保健所がスタートでした。中央管理をするようになって、患者さんのお薬は所内の担当の保健婦がしてましたね。駐在の保健婦が入ったら、すぐ近所の人が「あそこは結核？」って噂になる。保健婦は結核だけの時代があったからね。那覇市は受け持ち人口が多かったんですよ。一万～二万ぐらい持ってますからね。そのなかに患者さんが一五〇～一六〇名いたですよ。結核しかできなかった時代があるからね。塩川和子

さらに、結核患者とともにハンセン病者の在宅通院治療制度がとられたことも大きな特色であった。一九六一年制定のハンセン病予防法は、絶対隔離を基調とした日本本土のらい予防法と異なり、在宅通院治療制度、軽快退園制度が盛り込まれた。

もともとは患者が多いために病床数が不足し、在宅治療をせざるをえないところから出発した制度だったが、時代遅れな絶対隔離政策をとった日本本土と違い、在宅治療に配慮した施策がとられたのは、

アメリカの影響によるものである。[38]

もっとも、以下の聞き書きに見るように、予防法施行以前の活動初期には戦時以来の日本と同様の隔離政策がとられていた。

宮古にいるときですね。一九五五年から五七年までのあいだに一年間平良《ひらら》市にいるとき、八重山からライの患者を、船をチャーターして、夜連れてきたんです。親子でね、子どもをどうしても離すことができなくて、乳児を連れてきたことがあるんです。その乳児をなんとかしなくちゃいけないということで、貰い子にするということで、その子を親と分けて連れて行ったこともありましたよ。心配しないで行ってください、子どもは大きくなるまで立派に育てますからって。名乗り出る人がありましたね。親とは会いたくないけど、自分は引き取りますということでね。それで親から預かって、その方のところに届けるということで。その引き取った方のところへも、一歳まではちょこちょこ家庭訪問してたけどね。そういうかかわりをもって。

それからまた別にCという地区があるんですけど、その地区で、排菌者がいるんですよ。もうあのころ私たち、ストッキングなんてとんでもないんですよね。素足なんですよ。制服に素足で。そこに上がっていったらね、竹で床が張られてるんですよ。そこに行くのは衛生的ではないんですよね。そういう患者と向き合って、入院させたんですけどね。そのとき、散々ひどいことも言われて、家族との生き別れがどんなにつらいかあなたは知ってるかとかね。あそこ

（療養所）に行くとはどういうことか知ってるかとか、いろんなことを言われたんですよね。でも、やっぱり病気は早く治さないといけないんじゃないか、っていうことを必死に話して、奥さんにそのこと話して、ご主人を入院させたんですけどね。

八重山ではね、ある部落でね、あそこのうちにハンセン病の患者がいるんだと言われて。三軒ほどありましたけどね。

そのうちの一人はね、ナタをもって歩くから。結局知られたくないから。隣近所からもこの人には会えないよ、一人では絶対訪問しちゃいけないよって言われたけどね、保健婦としては聞いたからにはやらないといけないでしょ。それで、昼はいませんからね。朝早く野良仕事に出て、夜遅く帰るって。人に会いたくないから。変形してくるから、それを見られたくないっちゅうんでね。そういう人がいるっていうんで、夜おそくから訪問したんですけどね。

戦時の日本と同様、戦後の米軍占領下においても隔離政策が続行されたため、米軍の意向と地域住民のはざまに立って、現場で働く駐在公看がいかなる役割を負っていたかを知るには十分な語りであろう。患者の子どもを預かり、家族との生き別れに立ち会い、ナタを持って隔離施設への入所を拒む患者たちに向き合う活動を強いられたのは、ほかならぬ駐在公看だったのである。

やがて一九六〇年代以降は在宅治療に切り替えられている。ただし、以下の聞き書きに見るように、排菌するＬ型の患者は依然として隔離の方針がとられ、排菌しないＴ型の場合に限ってのみ在宅治療が許されたという。

どういう場合に在宅の治療をやるか、療養所に入所かというと、L型の場合は感染型といって、排菌してるというのがあるから、入所をかなり指導してるわけですよ。あの当時でも。もちろん隔離政策が中心でしたから。八重山の場合は大方、宮古南静園への隔離が多いね。T型の場合は結核型で、感染をあんまりしない。基本はL型は排菌をしてるからこの人たちは、菌が止まるまでは一応入所してもらった方がいいと。T型の場合は基本的には在宅で十分ということ。

しかし、在宅通院治療制度の導入によって、隔離を経験せずに済んだことが、どれほど沖縄の住民にとって大きいことだったかも、以下の聞き書きによってうかがうことができる。

私は、ケースは一番最初は女の人でしたけど、大嶺先生（大嶺経勝《けいしょう》。ハンセン病療養所・愛楽園のハンセン病専門医を経て、一九六〇－六八年の八重山保健所長在任時代、ハンセン病の在宅治療制度をいち早く提唱し実現した）**は、できたら入所をした方がいいでしょうけど、あなたの都合でいいからと、通院治療をしてたら、症状が消えたのよね。本当に目に見えて。結局この方は入所しないで済んだから。**

あと一例、同じ家に中学生と小学生の兄弟二人が排菌してる。この子も入所というふうにはいかず、私はお家に訪問してね。何回か訪問して、薬を。この子も長いこと在宅をしていて、

入所しなくて済んだ。

占領初期こそ軍事優先の目的によって沖縄住民のための施策が後回しにされていたが、やがてアメリカの影響を自分たちのものとする公看らの活動が展開するにつれ、新たに沖縄独自の公衆衛生業務が形成されていったことが理解できる。その内実は、あくまでも、制度と住民のあいだに立つ公看のこうした地道な活動の積み重ねにあった。

第4節　日本復帰と駐在制存続問題

1　高知県との交流

以上見てきたように、沖縄でも戦時に一部の町村で開始されていた保健婦駐在制は、戦後になって全市町村を包括する公看駐在制へと引き継がれた。その戦後の改革に当たって、すでに高知県で保健婦駐在制の実施を経験していたアメリカ人看護指導官ワーターワースが関係していたことも述べた。彼女は、高知県と沖縄という、全国でただ二つの地域でのみ戦後に継承された保健婦・公看の駐在制を直接つなぐ存在となった。以後、沖縄からは留学、視察というかたちで高知県と積極的な交流が始まる。以下、公看駐在制をめぐる、沖縄と高知県の関係について見ておくことにする。

戦後、公衆衛生看護係長を最も長く務め、沖縄の公看駐在制の維持に携わった金城妙子からの聞き書きによれば、一九五〇年国立公衆衛生院衛生看護学科で四か月コースの再教育を終え、帰沖して公看駐在制を実施したときには、まだ高知県の保健婦活動については知らなかったという。一九五四年に再び国立公衆衛生院で一年コースの再教育を受けたとき、自己研修で任意の見学地を選ぶさい、高知県がユニークな保健婦事業をしていると偶然聞いて、他県の学生ら七人と訪れたのが、初めての高知県の視察となった。高知県の保健婦駐在制を知り、保健婦係長上村聖恵の知遇を得る。

ワーターさん（ワーターワースのこと。以下同じ――引用者）**が高知県で駐在制を成功させたのかと思ったら、とんでもないと後でわかったの。それはワーターさんが最初の駒は打ったかもしれないけど、高知県の駐在制を成功させたのは、上村先生と、当時の保健婦のみなさんと、聖成先生**（聖成稔、高知県初代衛生部長）**と、溝渕**（増巳）**知事ですよ。だってワーターさんは高知県に二か年しかいなかったんだもの。上村先生の苦労は大変なものですよ。沖縄もおんなじ。ワーターさんとケイザーが最初の土台はつくった。ところが、あとは何もわからないまま自分たちでやるしかなかった。**金城妙子

高知県の保健婦駐在制について検討した第1、2章で、この制度が戦後ワーターワースによって導入されたとする通説を見直し、実は戦時以来の経験を積んだ上村聖恵ら日本人スタッフによってこの制度の戦後への継承がなされたことを明らかにしたが、生前の上村と親しく接した金城のこの証言によっても、そのことは裏づけられる。

さらに、金城と上村の関係は、沖縄と高知県それぞれにおける駐在制維持という共通の役割を通して、きわめて密になってゆく。

上村先生の情熱というのか、保健婦事業が自分の命ぐらいに考えてやってるから、私はそれに魅かれてさ。ものすごい尊敬して、何かあるごとに電話して、何でも相談してたわけ。だからあんまり困ったときは、先生どうしたらいいでしょう、と。それにあの人はなんべんも沖縄に来てるでしょ。例えば夜通し二人寝て、高知県でこういうことがあってと。実際の駐在保健婦の活動状況や家庭の状況、全部把握してるわけさ。そうでなきゃ保健婦係長はできないってことおっしゃったの。だから、保健婦一人ひとりについて、長所短所全部知ってるわけよ、家庭の事情も。保健婦の実践活動も実際に体験してこられたもんだから。例えば離島に新卒を配置するときも、私、これでいいのかしら、と思い悩んだりしたけれども、先生に相談すると必ずいい刺激があるのよ。今度来たときにはこれ学んだ、次来たときにはあれ学んだ、というようにたくさんあったの。金城妙子日本本土と隔絶され行き来がままならない状況の沖縄で、唯一保健婦の駐在制を実施している高知県とのかかわりが、いかに重要だったかを示す証言である。さらに金城が電話という手段を通じて高知県の上村と頻繁に連絡を取り合っていたという事実も、文書資料からはうかがい知ることのできない逸話となっている。

一九五七年五月琉球政府社会局規則第三四号で、公看駐在制について初めて法的規定がなされた直後、翌六月にはもう高知県から上村聖恵を招いている。以後、上村の来沖は、一九六七年一一月、一九七一年三月、一九七五年六月、一九七七年八月、一九七八年一二月、というように、足掛け二〇年、計六回にわたった。[39]

日本からの派遣講師を以下に示すように、その頻度は日本本土から来沖した他の関係者と比べても、きわだっている（年数の表記の仕方は原文ママとしている）。[40]

一九五五年	六月二六日－七月四日	林塩
一九五六年	六月一二日－六月二〇日	金子光
一九五七年	六月二四日－一九六七年一一月	上村聖恵
一九六四年	九月一九日－九月二八日	氷野貞
一九六四年	一〇月五日－一一月三日	伊藤隆子
一九六五年	一一月二〇日－一九六六年一月一八日	赤沢もとめ
一九六六年	一月二八日－三月二六日	中山妙
一九六六年	二月一四日－二月二〇日	鍋島明子
一九六七年	三月一日－三月二〇日	小井土司禰子
一九六七年	八－九月	吉田時子

一九六七年一〇–一一月	板崎久子・折田扶美子
一九六七年一〇月	井上幸子
一九六七年一二月	大森文子
一九六九年　二月	内田康子
一九七二年　三月二一日–三月二六日	清水嘉与子
一九七二年　八月一一日–八月一七日	都築公

逆に沖縄から公衆衛生関係者の高知県への留学、視察も、一九五八年一月二人、同年四月二人、一九六五年一一月三人、一九六七年一月一人、一九六九年六月二人、一九七四年二月二人、一九七六年四月二人と相次ぎ[41]、[42]聞き書きによれば、学会が高知県でおこなわれたさい、沖縄から七〇人もの公看が全員参加したこともあったという(細原邦子)。

そんななかで、高知県の活動を沖縄に持ち帰り、沖縄での活動に生かす例も見られた。

私が高知に行ったのは、公衆衛生院を終えて、沖縄に帰る前に、最後の現地研修ということで行ったので。昭和四七年(一九七二年)の三月。ぜひ高知は学びたいということで。やっぱりあの当時全県的に駐在制を敷いてるのは沖縄と高知しかないからね。その前から上村先生は沖縄に指導というかたちで何度かいらして、ということがあったんで。ぜひやっぱり見たいということで。だから希望して行ったわけですよ。

高知で私が印象に残ってるのは、ぜひこれを沖縄にも持ち帰りたいというのが、訪問指導記録と家族の健康管理が、ぜんぶ一枚でファイルされてるのがありますよね。それ、とっても

感動したのね。向こうに行って。

その方法をぜひ沖縄でも活用できるのではないのかなと。私が駐在してるところはコザ市でしたけど、今の沖縄市。市の担当者と、せめてかかわってる世帯だけでも世帯管理ができるようにしたいと。少しそこらへんを導入しました。それを取り入れて、必要な備品をすべて請求して。用紙等も高知を参考にして、沖縄風にアレンジをして。かなり、沖縄のビジブルカードに反映された。これは今もやってるわけだけど。ビジブルカード自体は、予防規則で示してあったけど、きちっと導入はされてなかったわけです。あの復帰を境にして。復帰前は沖縄独自の結核予防法がありましたのでね。復帰と同時にすべて本土法に準じるということで、今の結核予防法でやるということになったから。その結核予防法を境にビジブルカードもやるということになったから。

私は復帰の年に公衆衛生院の研修を終わって、沖縄に帰ったから。復帰直前（一九七二年）の三月に高知に行ってるから。そういったものもある程度参考にしながら、一生懸命検討した記憶があるし。

駐在保健婦さんの業務日誌。すべて、日報・月報……町長まで必ず決済がまわると。ということにもとっても私、感動しましたね。それで、地域の保健ニーズがぜんぶそれに書いてあるわけでしょ。保健婦さんの業務日誌を見て町長さんは地域にはこんな保健の課題があるんだとわかる。それによって町長さんは自分の行政の方針に盛り込んで取り組むというかたちで。これ、私、絶対必要だなーと思って。帰って、ずーっとこれを提唱し続けて。町長さんなんて地域の保健ニーズなんてくみ取れるわけじゃないから、業務日誌というかたちでできるんだったら、せめて自分の駐在してるところでやった方がいいんじゃないかってことで。

上地アキ子

高知県における「家族管理カード」が全国で採用されていったことは第3章で見た通りだが、アメリカの施政下におかれていた沖縄では、このように個人の公看の働きによって、一部で取り入れられたことがうかがえるのである。

さらに、公看が駐在地の市町村の首長にその管内の衛生の課題を報告し合う「業務報告会」も、高知県を参考に、個人の公看によって取り入れられ、調査当時も制度として続けられていた。

業務報告会っていうのは、今は保健福祉課長ということになってますけど。前は、看護課というとこだけに保健婦が所属していて、そこの看護課長だとか、市町村の担当職員だとか、首長さんが調整つけられるんであれば、ぜひ首長さんにも来てくださいと。一年間の保健衛生関係の活動実績の報告会をやりますというかたちで。その課題を踏まえて次年度はこういう政策をと。それはずっとやってたんだけど、私が思うのは、それももちろん大切ですけど、業務日誌そのものに毎日保健婦が今日家庭訪問してこんな問題があったとか、健康相談してケースにこんな問題があったとか、毎日の業務日誌を週末に全部町長のところに決済をまわすと。町長さんがそれを見て、保健婦さんが見てるケースにはこんなに大変なケースがあるということをわかって。必要であれば、高知県の保健婦さんは町長さんと一緒に訪問してることもしてると。だから日誌というのは、まあ確かに秘密保持という関係で多少課題はあるかもしれないけど、しかし行政のトップの責任者だから。だから沖縄に帰ってもぜひ私のところでもやりたいもんだねーと。高知に行ったとき一番強烈に感じたこと。

そういう意味では沖縄市はとっても前向きに。例えば予防接種の通知にしても、あの当時は予防接種をみんな保健婦がやってたから。いまだったら驚くくらい、注射行為もやってたから。それも通知も公民館を通して通知をすると。公民館長さんが熱心なところはいいけど、それでは通知が不徹底になって、公衆衛生の平等性に欠けるということで、出生届の台帳を見て個別通知をすべきだということで首長に申し上げたら、やっぱりそうだと。あとで個別通知が個人宛てに保護者宛てにいくようになったし。そういう意味では首長さんとの情報交換は大切になったよ。保健婦と首長がちゃんと情報を共有すると。いかにして首長に自分たちのほうに目を向けさせるかとやってたら、大変前向きな首長さんだったんで。一時間でも二時間でも時間があるときは保健婦と情報交換してましたからね。上地アキ子

それは実現しましたよね。市町村単位で、町長に年間で、例えば読谷村《よみたん》なら読谷村長に、あなたのところの保健ニーズはこうで、平成一三年度はこうで、課題はまだこういうのがありますっていう報告会を、年に一回市町村ごとに。

だからそれが発展して、現在（二〇〇二年調査当時）も継承されてますけどね。保健所の保健

福祉課長と企画課がリーダーシップをとって、関係する保健婦と、首長まではなかなかむつかしいけれど、課長部長あたりには、あなたのところの保健婦はこんな実績と課題を抱えてますといった発信はしてます。

あの時代のことで言えば、県の保健婦が駐在してるわけだから、市町村にとっては、なんで人のところに座って保健所の仕事するの？　って受け止める職員がいるんですよ。住民検診にしても、あなたも住民なのよ、っていう意識がないわけですよね。だから保健所の保健婦にさせられているという意識でね。私なんかも、住民検診にしても三か月検診にしてもぜんぶ私が計画して、いついつあなたのところの住民検診だから、来たときは受付をしてくれと市町村の職員に言うと、保健所の保健婦の仕事なのにと。そういう関係が最初はありましたからね。福盛久子

このように、琉球政府（復帰後は県）と市町村との行政的な壁をくずしてゆき、地域の保健問題に総合的に取り組む活動を、駐在公看が率先して実現していったわけである。

これらの実践は、行政のトップの方針で取り入れられたわけではなく、沖縄の公看による高知県との交流によって個々に取り入れられたため、なかなか資料からうかがい知ることができない事象でもある。聞き書きによって初めて知りうることがらとして、ここに明記しておきたい。

2 日本復帰と駐在制存続問題

やがてこうした沖縄と高知県との緊密な関係が、沖縄の日本復帰という歴史上大きな転換点で重要な役割を果たすことになる。一九六〇年代後半、沖縄の日本復帰が具体化し始めたころ、沖縄の公衆衛生看護関係者にとって公看駐在制の存続が大問題となって急浮上した。日本の一般制度では保健婦駐在制を規定した法律はなく、県の単独事業として独自に全市町村で駐在制を実施しているのは高知県のみであったため、沖縄が日本復帰し、そのまま日本の一般制度が適用されてしまっては、駐在制を裏づける法的根拠を欠くことになり、また、占領下の公看に認められていた沖縄独自の権限すら剥奪されかねない。当時、沖縄のあらゆる水準が劣悪であることから、「本土並み」復帰を目指すという理想が叫ばれたが、駐在制が充実している沖縄の公衆衛生関係者は、逆に「本土並み」に縮小されてはたまらないと積極的な抵抗姿勢をとり[43]、高知県の関係者も全面的な支援にまわったのである。

一九六九年六月には日本復帰に備え、高知県と香川県に駐在制の調査に二〇日間二人を派遣。この時調査に赴いた伊礼登代子は、次のように述べている。

「二人で高知県と香川県を見て来いということでした。何故、両県を選んだかといいますと、高知県は駐在制を中心としており、沖縄も駐在制をとってきたので、それをどう維持するかということが基本的な考え方でした。高知県に二週間位いました。それこそ山の奥まで行きまして、いろんなことをつぶさに見て帰り、そして、あと一週間位は香川県に行きました。香川県に何故行ったかといいますと、最初はワーターワースさんの指導で四国全部が駐在制をとっていたが（この点、事実と異なる――引用者）崩壊して、ワーターワースさんが沖縄に赴任なさった頃には高知県では駐在制で、香川県は事業別に事業をしているんです。例えば結核なら県の保健所保健婦がやり、乳幼児は市町村保健婦がやるというふうな業務分担をしていたわけですよ。それがうまくいっているかどうかを見るために、あっちこっち行って来ました」[44]。

結局、一九七〇年三月には沖縄看護協会公衆衛生看護婦会は、日本復帰に備え駐在制が必要であると結論づけ、駐在制を存続させるための働きかけについて各市町村の指導者の協力を得て必要性を認めてもらうことを決定する[45]。

同年六月沖縄看護協会通常総会は、スローガンを「本土復帰にそなえ、公衆衛生看護婦身分の一本化の維持と既得権を認めさせましょう！」として開催される[46]。

同年一二月には、行政主席と立法院議長に対し公看の身分についての要請をおこない、地域住民の立場、公看の立場、公衆衛生上の立場などから、公看の制度について、中央制・駐在制・派遣制のそれぞれの長所短所をまとめ、参考資料として「復帰に伴う公衆衛生看護事業のあり方」という小冊子を提出[47]。

公看部会のアンケート調査では、身分についての希望は、駐在制九四・七%、中央制（保健所勤務の一般制度）五・三%、市町村〇%だったという。駐在希望の理由は、地域に密着した仕事ができる一七%、身分が安定して安心して仕事ができる一六%、命令系統が統一され仕事がやりやすい一五%、給与の格差がない一四%、保健所の援助が得やすい一三%、人事の交流ができる一三%、離島僻地あるいは財政的に弱小な市町村で平等な事業ができる一三%と、多様な意見が均等に出され駐在制の浸透を印象づけている。ちなみに中央制希望の理由は、転勤による家庭生活の不安がない、二重生活による負担がないことが挙げられている。[48]

一九七一年三月一五－二〇日には高知県より上村聖恵を招き、六日間にわたって駐在制の維持についてアドバイスを受ける。沖縄県立公文書館には、一九七一年三月一六日付、琉球政府厚生局長発・各保健所長宛の「上村聖恵女史来島に伴うご配慮のお願い」（厚予第一三四号）という次のような文書が残っている。

「みだしのことについて別紙日程により懇談会を開催するので二〇日（土）には出来るだけ多数の公衆衛生看護婦が参加できるよう取計らってもらいたい」。[49]

そして「別紙」の「上村女史来島日定〔ママ〕表」には、上村の来島日程が詳細に記されている。[50]

上村の行動範囲は、ＵＳＣＡＲ（米国民政府）や琉球政府という行政組織の高官から、沖縄北方対策事務局のような復帰対策組織、医師会、市町村会、保健所関係者、看護教育関係者、全公看までに及び、最敬礼待遇で迎え入れられたことがわかる。

この時の模様を、金城妙子は次のように振り返っている。

「上村先生に来島してもらい、そこで保健婦の関係する資料を作成したり、市町村への働きかけをどうするか、官公労組合への働きかけの資料を先生の助言で準備しました。その時に集まった場所は『ゆうな荘』で、保健婦の理事役員は全員と各種団体、例えば療友会（結核）、公衆衛生協会、精神衛生協会、予防医学協会、あらゆる民間関係団体が一緒になって上村先生の話を聞きました。ちょうどその時、那覇市で市長会会議が開かれましたので、そこへ上村先生と私が行き、駐在制の位置づけがいかに大事かを説明してもらいました。さらに町村長会の会合でも上村先生に高知県の駐在制を説明してもらい、その後、沖縄は高知県より離島僻地が多いので駐在制が必要であると話したことがありました。その時、上村先生に大変

上村女史来島日定〔ママ〕表

	午前（10時～12時）	場所	午後（2時～5時）	場所
3月15日（月）	来島挨拶	・琉球政府 ・USCAR	来局挨拶	・医師会 ・沖縄北方対策事務局
3月16日（火）	沖縄看護協会役員及その他	・那覇病院会議室	沖縄県市長会	・那覇市役所会議室
3月17日（水）	厚生局関係者及復帰対策室係官	・厚生局会議室	沖縄県町村会	・沖縄会館
3月18日（木）	保健所関係者（所長、庶務課長、看護課長）	・ゆうな荘	琉球政府総務局関係者（行政部長、行政管理課長、公務員制度係官）	
3月19日（金）	看護教育関係者（琉大、那覇看護学校、コザ看護学校）		公衆衛生協会役員	
3月20日（土）	各保健所全公看との会合		帰日	

お世話になりました」。[51]

一方、この時の様子を上村自身は次のように振り返っている。

「その当時、沖縄で現実に保証されていたものが、日本に復帰することにより、すべてが良くなるとは云えないものがありました。／（略）そのため沖縄で現在行なっている保健婦業務のすばらしさを沖縄県内で先づ認めて貰わなくてはならないことでした。／屋良行政主席にお目にかかり、このことを力説しました。立法院議員も廻りました。市長会、町村会にもお願いしました。／なぜ日本の中でも小さな高知県の一係長である保健婦の私がそのようにしたのでしょうか？　又出来たのでしょうか？（略）／たゞそこには、昭和三二年にはじめて沖縄に参りましたときの戦後の沖縄の実態を目で見、身体全体で感じとり沖縄県民の苦しみが私に勇気ある行動を起こさせたのです。（略）／そのなかで沖縄の人々のために精一杯、自分をすてて頑張っている保健婦の姿、私達保健婦の原点である人々のために実際に行っているその尊い姿を大切にしなければならない、ただそれだけでした。(略)／その当時、私はただ一県の係長でしたのに沖縄のことは、厚生省でも高知の上村にと考えられるまでになっていました」[52]

このように、上村は沖縄の駐在制存続のために、文字通り全身を傾けての援助を惜しまなかったのである。

一九七一年七月沖縄看護協会通常総会は、スローガンを「地域住民の健康を守るために公衆衛生看護婦の駐在制と県身分を堅持しましょう」として開催される。[53]

この間の日本国内の動きに目を移すと、一九七一年三月二六日、第六五回国会参議院沖縄及び北方問題に関する特別委員会で「当面の沖縄問題に関する件」が審議されたさい、この問題について喜屋武《きやん》眞榮《しんえい》議員(二院クラブ)と厚生大臣・山中貞則(第三次佐藤栄作内閣)とのあいだに次のようなやりとりがなされていることがわかる。[54]

喜屋武眞榮(一九一二―九七)は、一九六〇年から沖縄教職員会会長、一九六二年―七一年沖縄県祖国復帰協議会会長として復帰運動をリードし、一九七〇年革新統一候補として参院選に出馬し初当選、一九九五年政界引退まで二院クラブに属し、五期二四年、国政の場から沖縄問題を訴え「ミスター沖縄」とも呼ばれた人物である。[55]

○喜屋武眞榮君　次いで、いまの医療問題に関連して、表面にまだあらわれてこないもので、特に沖縄が、戦後沖縄なりに実現したもので、本土ではないすぐれたものの一つに公看という制度があるわけです。正しく言うと、駐在公衆衛生看護婦。本土ではそれは保健婦ということで保健所勤務でありますが、この公看制度は、その地域に住まい込んで、直接患者に接触をして看護しておる。このことについては、私の知る限りにおいては、本土では高知県の沖ノ島ですか、そこに一例あったということをお聞きしておりますが、この公看の制度の問題についてはどうお考えでしょうか。

○国務大臣（山中貞則君）　これは具体的に対策要綱で書く必要があるとすれば書いてもよろしゅうございますが、現在の沖縄における公看制度というものは、医師不足の離島、僻地において、全く背に腹はかえられない必要から生じた制度でございます。当然これは尊重していきたいと思いますし、その考え方は、本土の保健所においては医療診療業務はいたしておりませんが、沖縄においてはそれが結核等において非常に大きなささえになっておりますので、そういうものも将来引き続きやっていただく。本土の保健所と違う機構で、あるいは性格でやっていただこう。さらに、先ほど申しました医介補、歯科医介輔等についてもなお引き続きやっていただくという一連の思想と同じ範疇のものでございますから、それは当然復帰後も公看制度というものが、名称がかりに変わっても同じ役目を果たすことができるように措置するつもりでございます。

○喜屋武眞榮君　その点、ぜひひとつ、本土にないからということでこれを切り捨ててもらわぬように、沖縄にあるいい面は、これは吸い上げていただいて、生かしていただきたい強い要望を申し上げておきます。

高知県と沖縄の駐在制の意義が国会の場でも確認され、厚生大臣も公看駐在制と医介輔制度の存続を約束するに至っている。

こうした一連の運動が実を結び、一九七一年九月「沖縄復帰対策要綱」閣議決定（第三次）で、公看は保健婦として駐在制の存続が決定され、同年一二月「沖縄振興開発特別措置法」でも、保健婦駐在制が認められた。

一九七二年五月沖縄の日本復帰が実現し、以降、沖縄県は高知県とともに一九九七年三月廃止まで、保健婦駐在制を継続して維持することになる(図表10、図表11)(廃止の経緯は第8章で見る)。

以上のような経緯を、復帰運動という歴史の大転換点における、沖縄と高知県の交流史として、しっかりと刻み込んでおきたい。

医療・公衆衛生関係者のあいだではつとに知られてきたこの制度も、これまで歴史研究の対象となることはほとんどなかった。これまでこの制度について言及した先行研究では、戦後になってアメリカ人指導者が初めて導入したものとされていた。しかし、実は戦時期すでに保健婦の駐在は一部の町村で実施されており、そこで経験を積んだ人材が、戦後になって軍隊保護のために公衆衛生に力を入れるというアメリカ側の方針によって活用され、さらに戦後改革のなかで先行してこの制度を継承・実施した高知県とつながりのある人物が、沖縄でもこの制度の実施にかかわり、その後の制度維持を支えたことなどが明らかとなった。以上のような動きから、「日本−沖縄」、「アメリカ−沖縄」とは異なる、「沖縄−高知県」という地域どうしの関係、さらには両県の保健婦どうしの交流の果たした役割も明らかとなった。

図表10 沖縄県の保健婦設置状況

年度	駐在数	駐在保健婦	所内保健婦	所内看護婦	保健所計	市町村保健婦	合計
1951		37	3		40		40
1952		49	3		52		52
1953		54	3		57		57
1954		71	5		76		76
1955		89	6		95		95
1956		89	6		95		95
1957		96	8		104		104
1958		99	11		110		110
1959		103	12		115		115
1960		116	17		133		133
1961		119	19		138		138
1962		119	24		143		143
1963		119	29	11	159		159
1964		119	31	10	160		160
1965		119	32	11	162		162
1966	72	124	41	14	179		179
1967	70	124	41	14	179		179
1968	70	124	44	14	182		182
1969	65	124	44	14	182		182
1970	66	120	47	15	182		182
1971	66	120	49	13	182		182
1972	70	122	46	14	182		182
1973	70	122	50	10	182		182
1974	69	123	48	11	182		182
1975	69	123	49	10	182	2	184
1976	69	123	49	10	182	2	184
1977	69	123	50	9	182	2	184
1978	69	124	50	8	182	3	185
1979	69	125	51	6	182	8	190
1980	69	125	51	6	182	12	194
1981	69	126	50	6	182	15	197
1982	69	126	50	6	182	15	197
1983	69	126	50	6	182	24	206
1984	69	125	51	5	181	32	213
1985	69	124	51	5	180	36	216
1986	69	123	50	5	178	40	218
1987	69	122	49	5	176	43	219
1988	69	119	50	5	174	47	221
1989	69	116	50	5	171	55	226
1990	69	112	51	5	168	60	228
1991	68	104	62		166	66	232
1992	64	92	73		165	77	242
1993	63	87	78		165	86	251
1994	63	87	77		164	91	255
1995	62	87	77		164	106	270
1996	58	58	95		153	127	280
1997	0	0	132		132	168	300
1998	0	0	132		132	179	311

『人びとの暮らしと共に45年』沖縄県、1999年、62頁

全県保健婦の配置状況（1974年）

保健所名	管内市町村数	駐在地区数	駐在保健婦数	離島常駐	離島兼務
中央	1	4	20	0	0
那覇	20	20	28	8	1
コザ	7	8	18	0	0
石川	7	7	15	0	3
名護	9	14	20	3	3
宮古	6	8	10	4	2
八重山	3	8	12	4	4
合計	53	69	123	19	13

前掲『人びとの暮らしと共に45年』32頁

図表11 沖縄県駐在保健婦配置図

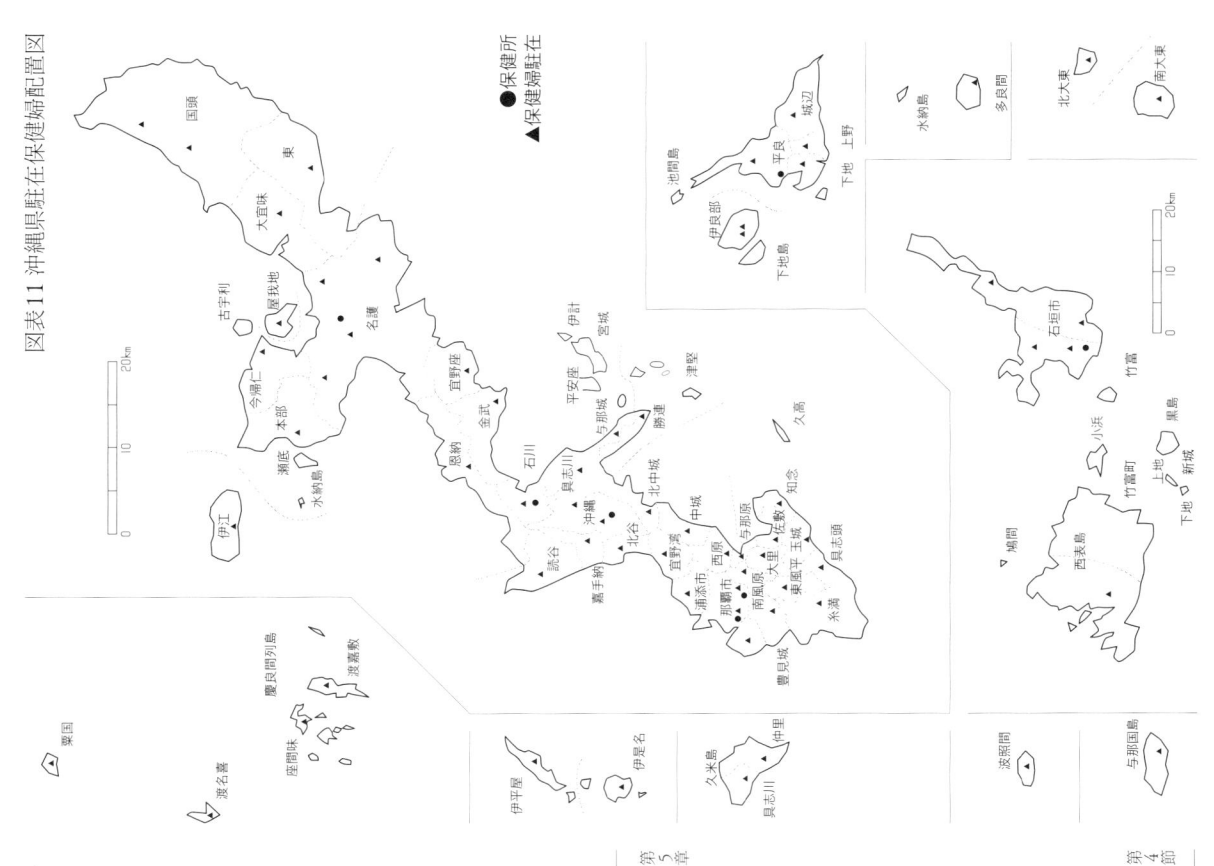

第6章

青森県における保健婦派遣制

保健婦駐在制の関係史（その2）

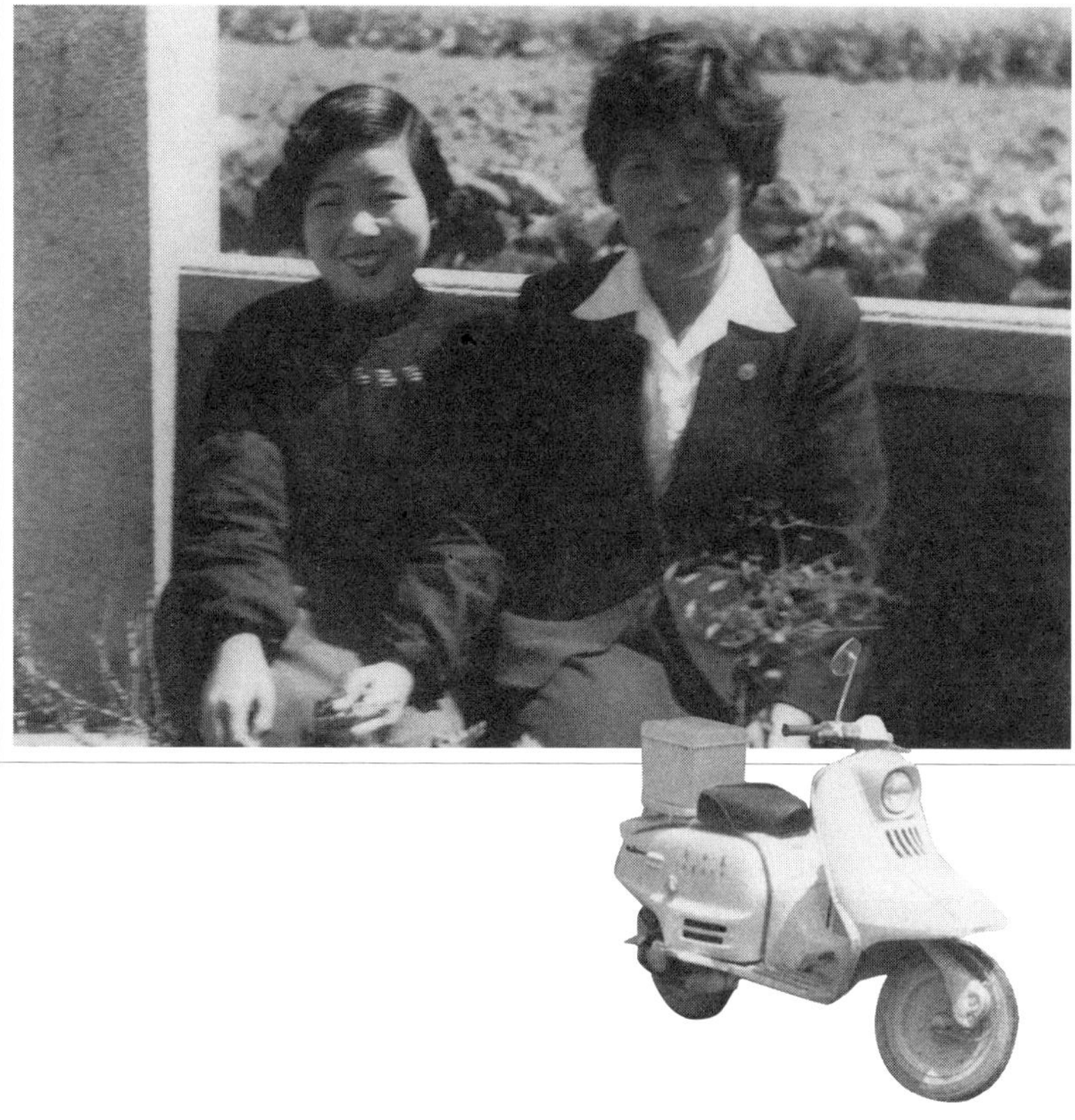

本章で取り上げる青森県における保健婦派遣制は、一九六五年から一九九五年までの三〇年間実施された。「派遣制」という呼称は、地方自治法第二五二条の一七「職員の派遣」に法的な根拠をもつという理由で一般化したものであり、駐在制と呼称は異なるとはいえ、県保健婦が全市町村に派遣されて（駐在し）日常的に住民の衛生向上に当たるという活動形体は、高知県・沖縄県がとった駐在制と全く変わりはない。保健婦駐在制が「高知方式」と呼ばれて公衆衛生関係者のあいだでつとに知られているのと並び、財政的な理由から保健婦を雇えない市町村に県が保健婦を派遣して解決を図るという、青森県の編み出した独自の政策として知られている。

今日この制度について知る手掛かりとして、行政や医療・公衆衛生関係者による記念誌や[1]個人の手記が刊行されている[2]。また、そのつどなされた衛生関係の雑誌への報告が多数あり[3]、大部な資料集もまとめられていて[4]、資料は豊富である。にもかかわらず、歴史学研究の対象として取り上げられることはこれまで全くなかった[5]。ここではそれらを中心資料として積極的に用い、また、青森県議会の議事録や、関係者からの聞き書きも利用する。

筆者はこれらの資料をたどるうち、青森県の派遣制の実施に当たり、実は高知県の駐在制が参照されているという興味深い事実を知ることができた。その一方で、制度実施過程の歴史的背景や活動の内実は高知県とは著しく異なる面をもち、独自の展開を見せたこともわかった。それらを明らかにするために、高知県における駐在制との相互関連や比較検討も併せておこなう。最終的には青森県における保健婦派遣制のもつ独自の位置についての評価を試みることにしたい。

第1節では制度実施までの前提として、青森県における戦時期の衛生環境と、そこで育った人材について述べる。第2節では、戦後の公衆衛生行政の財政縮小、過疎化の進行とともに無医地区・無保健婦町村が社会問題化するなかで、派遣制が実施されるに至った経緯を解明する。第3節では派遣制の展開と制度廃止までをたどり、その歴史的評価を試みる。

第1節 農村恐慌以降の保健活動

1 戦時における衛生環境

初めに、保健婦派遣制が実施されるまでの歴史的前提として、戦時期における青森県の衛生環境を概観しておく。

一九三七年、青森県衛生課長・味岡荘による「東北地方の冬の衛生状態に就いて」[6]という報告に沿って見てみよう。高知県が多くの山間僻地を抱え、また沖縄県が多くの離島からなるという地理条件が公衆衛生の普及の妨げになり、保健婦駐在制を実施するに当たってのひとつの大きな根拠となったように、青森県でも戦時期から、過酷な自然環境が多くの特徴的な疾病を抱える要因となったことがわかる。味岡はこの報告のなかで、青森県の気候条件・生活状態と、疾病の特徴との関連を以下のように述べている。

一九三五年青森県の快晴日数は一年間を通じても二二日しかなく、冬に限って見ると、一一月は一日、一二月はゼロ、一月は一日、二月はゼロ、三月は一日、四月は六日となり、冬の半年間に快晴はわずか九日。平均気温は一一月六度零分、一二月零度一分、一月零下二度六分、二月零下二度二分、三月零度七分、四月七度零分であり、一二－三月の冬の四か月間は平均気温が零度以下である。ちなみに初雪は一一月一一日、終雪は翌年四月一一日であり、総降雪量は九三四・三センチにも及ぶ。これによって交通は途絶し、人々は家に閉じこもって過ごすという生活状態が見えてくる。

また一九三四年一〇月の青森県の住宅状況調査によると、調査戸数一一万六四八四のうち、問題となったのは以下の通りである。掘立家屋一九三七戸（一・六％）、寝室の開閉出来ざるもの三万九二九〇戸（三三・七％）、万年床と称するもの五万四九七〇戸（四七・二％）、台所と厩《うまや》と隣接しあるもの二七万七二六八戸（二三・四％）、小便所の設置なきもの一万三五五九戸（一二・六％）、煙出のなきもの二万四〇四三戸（二〇・六％）、床板を敷かざるもの三〇〇五戸（二・六％）。冷気を防ぎ室温が低下しないように作られた家屋が多いため、採光が悪く換気も不十分な住環境であることがわかる。

さらに味岡は、食生活についても取り上げ、主食は稗・粟七分、米三分。新鮮な野菜が手に入ることは少なく、動物性蛋白質の摂取も少ない。密造酒の飲酒が老若男女ともに盛ん。また、小便樽のそばに食器を洗う容器を置きその水を替えない。沐浴の習慣もない。洗面器の水も替えない――といった生活状態を記している。

では、これらが青森県の疾病の特徴にどのような影響を与えたのだろうか。味岡の挙げるデータは図

表12の通りである。

　このデータから、トラホームを筆頭として、東北各県との比較において、すべての項目で最悪の数字を示していることがわかる。また多産多死の状況が顕著で、子どもが生まれては死に、死ぬから産むの悪循環であることも想像できる。煤《す》が充満した換気の悪い部屋で目を患い、胸を悪くする、といった状況が浮かび上がる。

　青森県のこのような衛生環境は、戦後しばらく、高度成長が進行する時期まで、多くの人々に未解決の課題として意識され続けることになる。保健婦派遣制が実施される背景には、このような青森県に固有の自然環境や、それに規定された疾病の特徴があったことを確認しておきたい。

　ところで味岡は明記していないが、この報告が書かれた一九三〇年代の東北地方は、農村恐慌期に当たり、経済的疲弊から生じたさまざまな医療・衛生の問題が噴出した時期に当たっている。行政の側もそうした事態に対応を迫られ、さまざまな施策が取り組まれている。そのなかから、戦後の衛生行政を支える人材が育っていったことにも、注目しておく必要があるだろう。

図表12 青森県及び東北各県の死亡率・罹患率等

	出生率（人口千対）	死亡率（人口千対）	乳児死亡率（出生百対）	トラホーム罹患率（検査人員百対）	性病罹患率（検査人員千対）	結核死亡率（人口万対）
青森県	41.31	20.74（全国8位）	16.1（全国4位）	30.89（全国1位）	12.16	19.54
岩手県	38.24	20.39	14.3	9.99	6.00	13.89
宮城県	36.70	17.01	12.0	20.62	4.41	14.38
秋田県	38.31	19.61	14.8	15.12	6.81	13.04
山形県	35.15	19.55	14.2	15.42	4.61	12.97
福島県	24.32	18.06	12.2	11.36	9.63	14.32
全国	29.97	18.11	12.5	9.47	10.54	19.29

『公衆衛生』1937年2月、46-51頁

2　さまざまな保健活動

そこで、青森県における戦時の公衆衛生活動として、巡回訪問看護婦・東北更新会・国保組合の三つを取り上げる。

花田ミキは、戦後、青森県看護係長として保健婦指導のトップに立ち続け、保健婦派遣制の実施に踏みきることになるのだが、彼女自身の回想によれば、そもそもの原点は戦前以来の活動にあった[7]。

一九三四年に日赤青森県支部の看護婦として県からの委嘱を受け、トラホーム撲滅指導員として県下の農村を歩いて小学校を回り、正しい洗眼の方法を、学童だけでなく近所の老人たちも集めて指導したという。

「手ぬぐいはひとりに一本ずつもつように、目のわるい人は洗面器を別にするように、めごい（かわいい――引用者）からといって腰の手ぬぐいで孫の顔をこするなとかいろいろ話しました。そのとき聞いたことで、目が小さくなって（目が腫れて――引用者）サカサマツゲが出れば、お互いに目をひっくり返して、カミソリで切り、血をしぼって、さっぱりしたといっていたのにはおどろきました」。

また、日赤では厳寒のころには無医村の巡回診療をしており、花田も巡回訪問看護婦として県内のほとんどの農村をまわった。

「炭火に中毒し、頭ジラミやメリヤスジラミの退治に苦しみ」、「農村の家にかくすようにねかされていたのは、紡績工場からかえされた結核の娘でした」と、農村恐慌期の衛生状態を回想している。

花田はこの後、日赤の従軍看護婦として三度の召集を受けて戦場での看護経験を積むが、こうして恐慌期の農村の衛生状態をつぶさに見てまわったことと合わせて、一連の経験の蓄積が、後述するように、のちの派遣制の実施と制度の維持に当たって、大きな意味を持つことになる。

この時期の保健活動として、東北更新会の活動も重要である。遠藤恵美子の研究によれば[8]、この活動は、農村恐慌への対応策として国と民間の運動が一体となり、一九三六年一〇月に開始された。本会事務所は東京に、支部は東北六県に、分会は指定町村に置かれた。活動内容は、(1)住宅改善、(2)栄養改善、(3)妊産婦乳幼児保護、(4)トラホーム撲滅、(5)清潔整頓の奨励など衛生思想の普及、(6)産業開発に関する啓蒙、その他、寄生虫駆除、衣服改善などである。町村長、助役、小学校校長および職員、青年団、女子青年団、警察官に加え、医師、助産婦、保健婦らが指導に当たった。

こうした動きのなかに、青森県の小山内スナ(旧姓工藤)もいた。一九四二年に東北更新会の分会が置かれた蔵館村で保健婦活動を開始している[9]。

主な活動は大工とチームを組んで窓開けを進めるなどの住宅改善をはじめ、母子衛生の指導、栄養改善だったようだが、その具体的な様子を当時の手記によって見てみよう[10]。

「産婦は室の敷物を除いてワラを敷き其の上に坐って居た。(略)できるだけ坐産は止めさせねばと考へ体の為によくないこと、又取扱ひにも都合悪いこと等云ひきかせて、うすべりを元通りに敷き、布とんも敷いて、急拵への防水ふとんも出来たので臥位をとらせ診察する。(略)いざお産といふ時、一枚のおむつの用意もないのには少し面くらった。ふだんそんなことに就いては注意してあったはずなのに(略)。押入れから出された着古しの物はどれも洗濯されてないのには閉口した。(略)前のお産には二十日以上も御飯と味噌で過した人である。この習慣を改めなければならない」。

このとき、産婦の姑は自分のお産の経験を、次のように語ったという。

「今時の産婦は仕合せですよ。私らの時代は産後七日もワラの上に坐ったきりでした。七日目にワラの上から離れるのですが膝が曲って了ってなかなか起たれなかったものですよ。（略）食物だって四十日位の間は御飯と味噌だけで他のものは絶対食べさせなかった。それで無事に過して来た」。

これを聞いて、「話すときはハイハイと聞いてゐるが、おばあさんは栄養改善の必要をほんとに解っては呉れないらしい。この様な人達に真に解ってもらへるのは何時のことか」と慨嘆している。

古いお産の習慣が、保健婦にどう受け止められたかがよくわかる資料である。当時の保健婦活動は、古いお産の習慣を守ろうとする地域住民と、上からの母子衛生の改善指導という命題がせめぎ合う場に立つものだった。戦後の派遣制の実施の背景としては、戦後も続く青森県における乳児死亡率の高さが最大の要因となるが、戦時期におけるこうした保健婦の活動の蓄積が、のちに生きてくるのである。

ちなみに小山内スナは、保健婦になる以前、一九三〇年に看護婦の資格を得、青森県八戸の医師岩淵謙一の無産診療所で働いていたという履歴を持つ。[11] 無産診療所とは、大正デモクラシー期以降全国で展開され、総力戦体制の下で弾圧された医療活動のひとつであり、岩淵謙一も一九二九年に診療所を開設、一九三五年には特高に検束されている。[12]

戦後の青森県の保健婦活動はのちに見るように住民運動を組織するかたちで展開したことがきわだった特色となっているが、それを支えた保健婦の中に、無産診療所にかかわりをもつ小山内スナのような存在があったことは特筆すべき事実であろう。

最後に国保保健婦の活動について見る。戦後、青森県では行政と医療関係者が住民運動を巻き込んでの保健活動を展開し、やがて保健婦派遣制の実施に至るが、このとき運動の中核を担ったのが青森県国保連合会であった。戦時期における国保組合の活動の経験が、戦後の活動にもつながってゆくのである。

一九三八年に制定された国民健康保険法によって全国の市町村で国保組合の設立が促されたものの、全国的に見れば当時の町村の財政状態によって活動は低調であり、その数はなかなか伸びていない。一九四二年、総力戦体制の要請から法改正され強制加入となったため、有名無実の国保組合が急増する。したがって、それ以前一九四一年時点での組合数を比較してみる。[13]

東北六県	
青森	六二
福島	五六
山形	四九
岩手	二七
宮城	二六
秋田	一七
全国平均	三一・八

東北地方では青森県が最も多く、全国的に見ても長野一一三、京都九五、山口六八について四位の数字である。農村恐慌で打撃を受けた長野県や東北地方で熱心に組合結成がなされたことが、この数字からも裏づけられる。豊崎聡子の研究によれば、そもそも国民健康保険法自体、農村恐慌期に一九二〇－三〇年代末にかけて展開された医療組合運動を受けて制定されたものであり[14]、青森県でも開業医から見放された無医村への対応として、国保法以前の一九二八年から青森市を皮切りに、弘前、五所川原、八戸、

七戸、野辺地、三本木、大湊に組合立の診療所が設立されている。[15]

やがて一九四〇年人口政策確立要綱が閣議決定され、健民健兵政策の第一線の担い手として保健婦の役割が位置づけられ、一九四一年保健婦規則制定、全国の各都道府県で保健婦養成が始まる。

青森県の保健婦は、一九四二年の時点で八三名。内訳は、町村国保組合五五、銃後奉公会六、助産婦・看護婦五、東北更新会四、保健所・県四、診療所・病院三、簡易健康相談所一、県立健康相談所一、養護教諭一と、国保保健婦が最も多い[16](合計と内訳の数字が合わないが、原文資料ママとする)。それだけの数の保健婦が、このときから経験を蓄積していたわけである。

ちなみに一九四一年時点での国保組合数は、高知県九、沖縄県一〇と全国最低レベルで[17]、両県では国保保健婦を雇えない町村に県の保健婦を駐在させる制度をとらざるをえなかった要因のひとつをここに見ることができる。警察に倣った保健婦の駐在というシステムは、総力戦体制という要因で生み出された側面が強く、その制度と人材を生かして戦後にも両県で継承されたものであった。

しかし青森県の衛生行政は総力戦体制成立以前の農村恐慌期にその起源があり、そこに高知・沖縄との最大の違いを見ることができる。後述するように、この戦時期のありようが、戦後の保健婦活動の性質をも規定したといえるだろう。

第2節 戦後改革と「公衆衛生の黄昏」

戦時期に豊富な活動の蓄積があったからといって、戦後の保健婦活動に一直線に結びついたわけではない。戦局の悪化とともに全国の保健婦活動は壊滅的な打撃を受け、戦後はGHQの公衆衛生福祉局（PHW）が改革に乗り出し、一九四七年保健所法公布（＝一九三七年の旧法廃止改正）以降の改革を経て、活動が再開される。

この時期はPHWが保健所網の整備を中心として公衆衛生業務を強力に後押ししたため、全国で保健婦活動が活発に展開された。青森県では敗戦までに、一九三八年青森、一九四四年弘前、一九四四年八戸、一九四四年鰺ヶ沢、一九四五年黒石、の五つの保健所が置かれていたが、戦後新たに、一九四六年五所川原、一九四六年大湊、一九四七年七戸の保健所が開設され、占領終結後も、一九五三年三戸、一九五八年十和田、一九六五年三沢の保健所が増設されている。[18]

一九五二年五月、青森県に看護係が設置されたとき、県内初の女性の係長の座に就いたのが、戦時中から巡回訪問看護婦として恐慌期の農村を歩き回る経験を積み、日赤従軍看護婦として外地で看護活動を経験し、戦後八戸の赤十字病院総婦長となっていた花田ミキであった。以下、花田の回想に沿って当時の状況をうかがうことにする。[19]

「県庁で係長といえば、そのころ、就職して十五から二〇年経ってもなかなかなれないというポスト。いうまでもなく男性の競争社会のひとつのステータスであった。そこにいきなり、外部から、県内はじめての女性の係長を移入したのであるから、県庁内ではもとより、当時のマスコミがおどろいた」。

占領期ならではの人事であった。看護係の係員は、係長の花田ミキをはじめ、保健婦一人、看護婦一人、男性事務員二人、女性事務員一人の計六人。これも異例ともいえる多人数の構成であった。

しかし、一九四五年から九〇年までの青森県における保健婦数の推移を図表13に示した通り、敗戦前後の町村の財政悪化から国保組合が次々と廃止され、国保保健婦が激減しているのがわかる。一九四八年には国保保健婦による給与遅配を訴える集会が開かれるほど、国保財政は逼迫していた。さらに一九五一年占領の終結を境に全国で衛生行政の縮小がおこなわれるが、青森県でも一九五一年から一九五二年にかけて一三七人から九四人へと、保健婦全体の数も激減しているのが見て取れる。

花田ミキの回想を再び引くと、「青森県の保健所長は、私が知らないうちに姿を消し、一足とびに、課長の下の、係長の下の、ヒラにダウンしてしまったのである。病院の総婦長もつぎつぎに消えていった」。こうして、戦後の県庁の花ともいえた看護係は、係長の花田ミキと係員のわずか二名となってしまう。

一九五二年八月地方自治法改正によって衛生部の必置条項はなくなり、保健所運営費は削減され、保健所医すら置けず、保健婦の充足率も満たせない保健所が全国で増大した。一九五五年度の全国保健所職員は前年より六〇〇〇人減り、一九五六年度には一四県で衛生部が他の部署に統合された。[20] この現象は当時全国的に問題とされ、「公衆衛生の黄昏」という言葉で関係者のあいだで取り上げられ、現在も当時の衛生行政の縮小を指す術語として定着している。[21]

図表13 青森県における保健婦数の推移

年度	地域対象保健婦数								無保健婦町村数	保健所保健婦地域活動町村数（特定地域月10日以内活動）	保健婦養成（年度）		
	合計 A＋B＋C	A.保健所保健婦			B.市町村保健婦			C.開拓			定員	卒業者	県内保健所市町村就業者
		小計	所内保健婦	駐在	小計	派遣	国保市町村						
1945	−	23	23										
1946	260	23	23		237		237						
1947	213	23	23		190		190						
1948	−	40	40										
1949	134	39	39		95		95						
1950	133	54	54		79		79						
1951	137	59	59		78		78						
1952	94	46	46		48		48				20	11	6
1953	97	46	46		51		51				20	11	7
1954	101	49	49		52		52				20	11	6
1955	102	51	51		51		51				20	11	2
1956	123	51	51		72		72		33		20	19	6
1957	133	51	51		82		82		33		20	19	16
1958	142	53	53		82		82	7	33		30	28	12
1959	146	52	52		86		86	8	33		40	19	9
1960	158	56	56		94		94	8	36	2	40	13	5
1961	163	59	59		96		96	8	34	4	40	12	9
1962	166	59	59		97		97	10	30	6	40	28	10
1963	191	66	66		107		107	18	28	6	40	14	9
1964	195	68	68		108		108	19	29	12	40	40	14
1965	200	68	68		116	5	110	17	25	12	40	43	18
1966	219	73	73		130	13	117	16	20	20	40	43	16
1967	221	75	75		131	18	113	15	16	26（36地域）	40	39	15
1968	232	75	75		142	21	121	15	11	28（43地域）	40	39	17
1969	238	72	72		156	26	130	10	9	23（47地域）	40	37	17
1970	248	82	82		166	31	135		3	33（44地域）	30	30	10
1971	249	91	83	8	158	28	130		0	36（68地域）	30	30	10
1972	257	96	84	12	161	30	131		0	45（84地域）	30	30	16

年度	地域対象保健婦数								無保健婦町村数	保健所保健婦地域活動町村数（特定地域月10日以内活動）	保健婦養成（年度）		
	合計 A＋B＋C	A.保健所保健婦			B.市町村保健婦			C.開拓			定員	卒業者	県内保健所市町村就業者
		小計	所内保健婦	駐在	小計	派遣	国保市町村						
1973	266	100	84	16	166	32	134		0	44（67地域）	30	29	14
1974	270	102	84	18	168	37	131		0	47（72地域）	30	30	11
1975	282	106	84	22	176	42	134		0	30（56地域）	30	30	8
1976	283	105	84	21	178	45	133		0	34（64地域）	30	30	13
1977	296	104	83	21	192	50	142		0	36（73地域）	30	29	10
1978	306	104	82	21	203	50	153		0	36（62地域）	30	30	9
1979	307	104	83	21	203	50	153		0	34（70地域）	30	29	7
1980	301	104	83	21	197	50	147		0	39（57地域）	30	30	12
1981	304	104	83	21	200	50	150		0	40（51地域）	30	30	17
1982	309	107	83	24	202	47	155		0	37（83地域）	30	30	22
1983	317	100	82	24	211	47	164		0	36（71地域）	30	30	18
1984	321	107	83	24	214	47	167		0	37（78地域）	30	30	14
1985	326	107	83	24	219	46	173		0	36（85地域）	30	28	9
1986	334	111	87	24	223	41	182		0	36（68地域）	30	23	9
1987	340	114	90	24	226	37	189		0	22（77地域）	30	25	10
1988	346	117	93	24	229	34	195		0	23（86地域）	30	26	12
1989	353	120	96	24	233	28	205		0	23（60地域）	30	29	15
1990	360	122	98	24	238	23	216		0		30	26	12
1991	367	127	103	24	240	15	225		0		30	28	17
1992	370	125	100	25	245	11	234		0		30	30	13
1993	377	129	104	25	248	5	243		0		30	30	11
1994	383	130	105	25	253	3	250		0		30	30	23
1995	407	128	104	24	279	0	279		0		30	30	21
1996	421	126	102	24	295	0	295		0		30	30	17
1997	435	118	118	0	317	0	317		0		30	30	16
1998	452	114	114	0	338	0	338		0		30	30	19
1999	478	116	116	0	362	0	362		0		30	30	20

『青森県看護職員の現状』青森県健康福祉部、2000年、40-41頁

図表14 青森県の保健婦配置図（1964年10月1日現在）

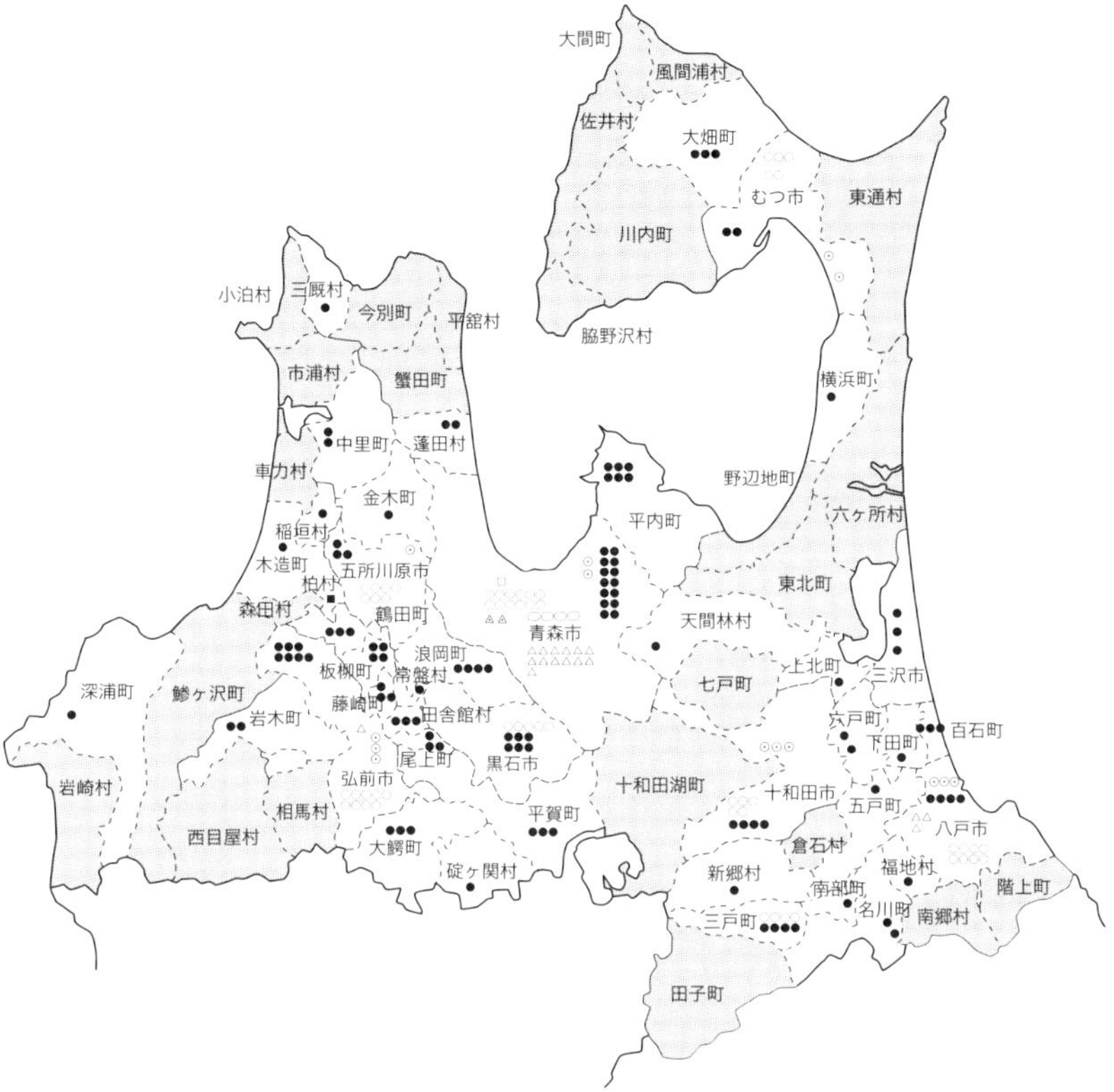

○	保健所保健婦	68
●	国保保健婦	111
△	事業場保健婦	17
□	社会福祉施設保健婦	1
⬭	病院勤務保健婦	2
⊿（点入り三角）	保健婦養成所	2
⊡	県勤務保健婦	2
⊙	開拓保健指導員	16
	計	219

■《アミ》は無保健婦町村

『いのちみつめて』I、青森県退職保健婦の会、1991年

この時、高知県では占領中からすでに保健婦駐在制を軌道に乗せていたし、沖縄でも米軍の手厚い保護の下で駐在制を実施できたが、これらは全国的に見れば特異な事例といえた。青森県の姿こそ、「公衆衛生の黄昏」を示す全国でも典型的な現象だった。

事態が転換するのは、高度成長に伴い一九五〇年代以降急速な過疎化が進行し、無医村、無保健婦町村の問題が青森県内で社会問題として議論されるようになってからである。図表14に掲げる派遣制実施前年の一九六四年における保健婦配置図を見ても、無保健婦町村が全市町村の半分を覆っており、とりわけ過疎地帯に顕著であることが見て取れる。

このころの青森県議会議事録をたどると、毎年のように医師や保健婦の不足が問題となっている。一例を挙げると、一九六〇年三月四日第六一回定例会の一般質問に立った岩岡三夫（自民）は、占領終結による「公衆衛生の黄昏」の現象にふれて次のように述べる。

「昭和二十六年までは三百四十名の（保健所の――引用者）職員がおり、これは（厚生省の設置基準の――引用者）六九・二％の充足率であり不足ながらもどうやら業務を行っていたのでありますが、昭和二十七年の行政整理のため一挙に六十二名の人が減らされ、それから現在まで七年間その復活が全く行われていないのであります」。[22]

さらに岩岡は、現在の青森県の保健所職員一七二名は充足率五五・六％であり、この率は東北地方では最下位、全国では四〇位という数字で、人口一〇万対の人数に直すと全国四六位となる。次に保健婦の設置基準からいっても、一〇五名配置されていなければならないところ、わずかに五一名。人口に対する保健婦の数も、人口一〇万対の三・八人は、全国平均五・八人に遠く及ばず、東北地方で最低であるばかりか全国でも四六位。さらに保健婦の業務内容、保健所の設備の貧弱さを、東北地方、全国と比較して最低レベルであることを指摘。いつまでもこのままの状態で放置しておいていい問題ではない、と知事に迫った。[23]

これに対し、山崎岩男知事は「保健婦の点においても非常に数が少ないことはお説の通りでございます」とし、「この保健婦の充足問題については十分努力していかなければならぬと考えておる次第でございますから御了承のほどを願います」と答弁しているが、具体的な保健婦増員のプランは全く示されていない。[24] 山崎知事はこの時二期目だったが、病気のために任期途中で辞任し、代わって知事の座に就いた竹内俊吉の政権期(一九六三－七九年、四期一六年)に入ってようやく、行政の側もこの問題に本気で取り組まざるをえなくなるのである。

その背景には、立ち遅れる青森県の衛生状態をなんとか改善しようとして取り組まれた保健婦活動の存在があった。そこで次節では、派遣制実施に直接影響を与えたこれらの活動について見ることとする。

第3節 保健婦派遣制の実施

1　夏季保健活動

一九五五年花田ミキは、戦時以来国保組合の活動が盛んな伝統を持つ岩手県を視察し、岩手県国保連の大牟羅良が主宰する夏季保健活動を学んでいる。以下、夏季保健活動については、花田からの聞き書きによる。のちに大牟羅は『ものいわぬ農民』（岩波新書、一九五八年）の著作で、また岩手県内の国保は沢内村の国保一〇割給付で有名になるが、その当時はまだ全国的には無名の存在であった。大牟羅の組織した夏季保健活動は、東北大学医学部学生らが中心となり、夏休みを利用して、地域医師、保健婦らと組んで町村に入り込み、地域の保健衛生に関する住民のニーズをつかみ、これを日頃の保健活動に反映していくための運動であった。[25]

この活動に学んだ花田は、貧困な青森県の衛生行政を変えていくには、住民自身が健康獲得のために力をもつことであり、住民の活動が地域の保健活動を充実させ、ひいては行政の姿勢も改めさせることができると確信をもったという。

青森に帰った花田は、さっそく青森県国保連の青山猛光にはかり、同様の運動を組織することを決める。青山は、戦時期に民間から盛り上がった青森県内の国保の活動に理解があり、この件に最大限の協力を惜しまなかった。戦時の青森県の経験の蓄積がここでもまた生きたわけである。また、弘前大学医学部衛生学教室教授の佐々木直亮を代表として、同学部の社会保健研究会の医学生メンバーが中心となり夏季休暇の一週間を利用して、一九五八年から夏季保健活動がスタートした。一九六〇年からは県立看護学院の保健婦学生も加わっている。一九六二年からは県社会福祉協議会も主催者に加わり夏季保健福祉活動と名称を変え、一九八二年を最後に活動を終えるまで、二四年間もの息の長い活動を展開した。[26]岩手県の活動が花田を通じて青森県に広がったわけである。

メンバーは、各戸を訪問して健康問題について話し合い、アンケート調査をおこない、夜は住民たちと映画やスライドを上映して懇談する。こうした活動の成果を、花田とコンビを組んだ青森県看護係の鈴木治子は次のように報告している。[27]

「問題をもつ住民個人から、家族ぐるみへ、ひいては部落全体の共通問題へと拡大していった一貫した活動は、寄生虫の問題から発展した糞尿処理、一戸ごとの井戸水問題から上水道、下水道施設の問題へと発展し、役場の提案から住民の役場への要求へと改まり、そして食生活、住居、労働時間、生産等へと住民の視点が拡大され、調査データを住民に還元し、一時的な活動を公民館の日常活動へと引きつぐなど」が実現されていった。

ここから、県、市町村、国保連、弘前医大、地域住民という立場の異なる縦割りの壁を突きくずした関係が成立し、行政が上意下達式に下してきた制度をそのまま受け入れるのではなく、住民自身が行政に要求を突き上げる手法を学んでいったことがわかる。

2 派遣制の実施

こうした活動のなかから、保健婦派遣制実施に直接つながる動きが現れる。一九六四年になされた高知県と同じ駐在制の実施を青森県でも求める陳情であった。

一九六四年一〇月一七日付で、「町村保健婦確保に関する陳情書」が、青森県町村会(会長、中野吉十郎)から県知事宛てに提出されている。[28]

「県看護学院卒業保健婦を、県保健所保健婦として採用の上、町村に駐在させる制度を確立願います」という主文に続き、「この制度は既に高知県はじめ数県で実行して大きな成果を上げており、実績は明らかであります。さらに高知県では、この制度実施に要する経費中、国庫補助外分の二分の一を県費で支出し、県、市町村一体となって保健活動を推進しております。(略)本制度実施要望は、去る九月二十八日開催した『町村保健婦対策協議会』でも全町村の強い意見として決定いたしておりますので、よろしく県内の諸事情をご賢察いただきまして、全県民に医療保健の均てんを図られるよう、全町村の意向に基づきまして強く要望、陳情いたします」と結んでいる。

また、同じころ、「保健婦確保対策に関する陳情書」(年月不明、「昭和三九年一一月二〇日に知事に陳情する予定であるとのことです」と花田ミキによる手書きの書き込みがある)が、青森県国民健康保険団体連合会(理事長、千葉元江)から提出されている。[29]

先の陳情書と同様の内容であり、「なおこのような仕組みは、高知県を先進地域として漸増の傾向が見受けられます。市町村保健婦を確保する実効性もさることながら、保健婦の散在孤立化を防ぎ、保健所を中心とした、衛生及び福祉行政と総合され、調和する保健婦業務の体系確立を志向する点に、より強い合理性と、実効性が確信されるものでもあります」と記されている。

高知県では一九四八年に保健婦駐在制を実施して以来、この時点で一六年が経過しており、活動も軌道に乗り、模範的な制度として全国に名が轟いていたことがわかる。青森県の市町村会と国保連合会で、高知県の制度が参照され、導入を求める動きが出たことはあまり知られていない歴史的事実であり、ここでは特に注意を向けておきたい。

この陳情を受け、花田は駐在制の導入を厚生省に打診し、いったんは了解を得たが、予算を削られることを知った高知県から猛然と抗議があり、いったんは白紙に返ったという。そこで青森県では国から補助金をもらわず、県単独事業で派遣制に踏み切ったのだという。[30]

花田からの聞き書きによれば、「青森も、駐在をやろうということになって、上村先生と戦うことになって。高知の予算を削って青森にまわそうと、厚生省も言ってくれた。そしたら上村先生、知事を先頭にして、青森をつぶしにかかって。それで青森は負けたんです。青森では、駐在制が駄目なら派遣制でやろうということで、国から金をもらわず、県単で始めて」。これは「苦肉の策」だったと回想している(花田ミキ)。

派遣制という名称は、地方自治法第二五二条の一七「職員の派遣」の項の次のような文言に由来する。

「当該普通地方公共団体の長、委員会若しくはこれらの管理に属する機関の権限に属する事務の管理及び執行のために特別の必要があると認めるときは、他の地方公共団体の長又は委員会若しくは委員に対し、当該普通地方公共団体の職員の派遣を求めることができる」。

県と市町村が契約を結び、県保健婦を市町村に派遣するというものであった。

この条文に注目し、派遣制を編み出すアイデアがどこから出たかが問題となる。当時青森県看護係におり、事情をよく知る鈴木治子からの聞き書きによれば、以下のようないきさつがあったという。

派遣でやるとき、地方自治法に依拠してやろうっていうのは、文書課のなかに法規係ってのがあるんです。法規専門に検討してるところがあるんで、そこにいる人と、花田さんと親しく、意気投合する人がいたんじゃないかしら。

みんなそれは役人たちは反対でね。とにかく新しいことはやらないっていう考え方がありますよね。国から来る予算の流れに沿ってやってればいいんであって。なにもわざわざ。それは町村がやることであって。保健所がやるべきことじゃないんだと。だからそれは市町村に任せておけばいいじゃないかという意見が濃厚だったと思います。

その時、起案の上に意見をちょこっと書いて、ハンコ押してることあるんですよ。地方自治法の派遣の条項に依拠すれば可能とかなんとか。法規係の職員は若い人でしたけど、それを花田さんが取り上げて、進めたんじゃないかな。鈴木治子

今となっては歴史に名を残していない法規係の若い職員の発案によって、この歴史的な事業は開始されたというのである。

こうして青森県における保健婦派遣制は、一九六五年に五町村に五名の県保健婦を派遣したところか

ら始まり、一九六七年七月一日、青森県告示第四八五号「青森県職員を市町村へ派遣することに関する規程」によって県政のなかに正式に位置づけられた。[31]そして派遣保健婦を毎年増員し、一九六四年度の時点で六七市町村のうち二九あった無保健婦町村を一九七一年度には解消し、七年間かけてすべての市町村に保健婦の配置を終えている。

県議会記録を見ると、派遣制を敷いて間もない一九六六年一二月一四日の第八八回定例会では、花田一(自民)と竹内俊吉知事のあいだで駐在制の導入をめぐって次のようなやりとりが交わされている。

「本県の僻地の二十九カ町村には保健婦が在勤していない。(略)保健婦の待遇を改善して万全を期すべきだと思う。さらに現在の保健所保健婦を町村に駐在させてこの急場を切り抜ける必要があろうと思う」。[32]

「ご指摘の駐在制度も是非実現したい。町村派遣も四十二年度は十二、三名はできるのではないかと話を進めている」。[33]

青森県でも、一九七一年から山村振興法(第八条第一項)と過疎地域対策緊急措置法(第七条第一項)の適用で二分の一の国庫補助が下りるようになり(残る二分の一は県費)、派遣保健婦の一部を駐在に切り替えており、以降、図表13に示したように駐在への切り替えが順次おこなわれている。

無保健婦町村解消を終えた直後の一九七二年、ある看護系の専門誌編集部による青森県保健婦派遣制の取材に対し、花田は「ゆくゆくは高知県の駐在制のようにしたい」と答え、編集部はそれに「めざすは高知県」と見出しを付けている。[34]県と市町村が一年ごとに契約を結んで県保健婦を市町村に派遣する派遣制では、市町村側の状況によって契約が打ち切られるなど保健婦の身分が不安定なところがあり、県の意思で保健婦を全市町村に常駐させることができる高知県の駐在制が、いかに他県から模範とされていたかがわかるし、また花田の一度は頓挫した駐在制実施へのこだわりもうかがうことができる。

これ以後、青森県からは高知県への視察・研修が毎年おこなわれ、保健婦どうしの交流も積極的に重ねられた(鈴木治子・相馬ふさゑ・吉田美代)。

高知県では、占領改革期における公衆衛生の上げ潮に乗って、総力戦体制の「遺産」である保健婦駐在制を継承することに成功したが、青森県の場合「公衆衛生の黄昏」のあおりを受けて、いったんは壊滅的な危機に陥った状況から、住民側の要求を契機に、高知県の先例を参照し、派遣制という独自の制度の実施に踏み切ったのだった。

次の節では、派遣保健婦たちの活動の成果について検討し、青森県の占める歴史的位置の評価を試みることにする。

第4節 活動の成果とその評価

1 活動の成果

青森県では派遣制実施とともに、一九六五年から乳幼児死亡率を下げるために「もったら殺すな運動」を展開する。これは先に見た夏季保健活動と並び、青森県の保健活動の根幹をなす活動となった。保健婦活動の重点課題として、戦前から絶えず問題とされ続けてきた乳幼児死亡率の問題が選ばれたのである。

乳幼児死亡率の高さをめぐる議論は、当時の県議会の記録を見ても枚挙にいとまがなく、しかも次に見るように議員の所属政党は保革を問わない。このころ乳幼児死亡率の高さがいかに広く関心を集めていたかをうかがうことができる。

例えば、一九六四年三月九日第七七回定例会における、大塚英五郎（共産）と竹内俊吉知事のやりとり。

「昨年の本県の一歳未満の乳幼児の死亡率は九百五十二人、岩手県に次いで全国第二位の王座を占めていると報ぜられている。今年の保健費を見ると、県の予算全体が二〇%も伸びているのに保健所費は〇・六%と昨年より一%低下している。青森保健所の保健婦数の定数は十七人なのに十名よりいない。そのため家庭相談にまわるなど思いもよらない。そのほか青森管内に自宅療養の結核患者が登録されているだけでも五千人もいるそうだ。知事に伺うが、このような予算でいつになったら結核日本一の汚名、乳幼児の死亡率日本で二番目という汚名を返上できるのか」。[35]

「乳幼児死亡率の高いことはまことに遺憾であって、何十年来そういう統計をわれわれは持っているということを、私は本県における重要な行政対象の一つと深く心得ている。保健婦の配置その他は、保健婦そのものを得がたいということもあるが、この辺について一そうの努力を払っていきたい」。[36]

一九六五年六月七日第八二回定例会における、岩岡三夫(自民)と高島衛生部長のやりとり。

「本県の乳幼児の死亡率はついに昨年度全国第一位になった。辺地の保健医療対策が貧弱なためである。新任の衛生部長は本県の僻地をどう考えるか、いままでと違った対策、構想があると思うのでそれを伺いたい」。[37]

「個々の団体が総合的に動いて欲しいと思うので、各機関に呼びかけて恒常的な協議会を持ち具体的な長期計画を立てるよう進めたい」。[38]

こうした世論を背景に、一九六五年の春、職能団体である保健婦会と助産婦会による会合が持たれ、縦割りの壁を越えて乳幼児死亡を問題に取り組むことが話し合われた。[39]

「毎日毎日、カッチャだちとあってるけンどカッチャだちの胸にしみることばコないべガ」。

「あいし(そうね)。南部さも津軽さも通じてカッチャだちがほんだのうと思うようなことばがないガナ……」。

このような議論の末に生まれたのが、「もったら殺すな運動」というスローガンだった。「もったら」という言葉には、「妊娠したら」ということと、「出産したら」という二つの意味を込めた。行政が使う言葉に「殺すな」はどぎつ過ぎるという批判が県庁内部からもあがったというが、住民へのインパクトとわかりやすさを優先したと花田ミキは筆者の聞き書きに答えている。

同じく一九六五年には「赤ちゃん会議」という会議も生まれ、県、県医師会、母性保護協会、小児保健研究会、保健婦会、助産婦会が合同で僻地の町村を回り、母親たちと母子問題について話し合いの場を設けている。

こうして保健婦は他の職能団体とチームを組んで村々に分け入り、母子問題の多くの生々しい事例が集められた。[40]

「嫁が軽い肺結核、少し通っては放置、妊娠、未熟児出産とくりかえす。『うちではわるい嫁にあたった』と、姑はグチばかりこぼす。ゆきつくところまでゆかないうちは、積極的に動こうとはしない農村の壁、その中に泣く弱い嫁の立場!!」。

「夫出かせぎ、妻日雇い、祖母出かせぎ、夫の妹精薄、子供十二歳、七歳、〇歳乳児、この乳児、分娩まで診察を受けていない。ひどい中毒症。一年後、乳児をのこし妻死亡。祖母心臓病。ショックで苦しみ乳児をいだいて相談。すぐ児童相談所にかけつけた」。

保健婦がその場にいなければ見過ごされていたであろう課題が次々に浮上し、住民個々のケースに合わせて問題を解決してゆく糸口となっていったのである。

青森県の保健婦活動の特徴として注目すべきは、こうした運動の広がりが、行政をも動かし始めたことである。保健婦未設置町村からは、うちの町村にも保健婦を設置してほしいという声が相次ぎ、乳幼児死亡への対策を求める声が、県議会でもしばしば取り上げられるようになる。そして、行政当局もそれに具体的な政策をもって対応せざるをえなくなるのである。

一九六六年三月八日第八五回対例会における、大塚英五郎(共産)と竹内俊吉知事のやりとり。

「本県の保健婦は二百二十六名、あと三百名足さないと全国平均にならない。しかも都市に偏在している。そのため保健婦のいない町村が二十七もある。たった一人だけいる町村は二十一である。急いで三百名の保健婦をつくり、僻地へ派遣しなければならないと思う。（略）次は助産婦であるが、これもまた全国平均四十八なのに本県は四十三人より少ない。しかも助産施設が全くない町村が二十三町村ある。（略）町村の母子事業こそ県は補助金を出してやるべきである」[41]。

「乳幼児対策は四十一年度の保健衛生対策の一つの重点と考えている。青森県の乳幼児死亡率は全国第一位である。（略）妊婦の届け出制度というのがあるが、よく励行されていない。三〇％以下の町村さえある。平均五〇％もいっていない。妊婦の健康管理がうまくいかないために弱い子供がたまたま生まれる。こういうことも乳幼児死亡率の高い原因であるので、まず妊婦の登録を一〇〇％までやりたい。（略）青森高等看護学院の保健婦科卒業者は保健婦に就職する率が非常に高くなった。今年も全卒業者の三分の二以上は保健婦に就職することになっている」[42]。

一九六六年一〇月四日第八七回定例会における、関晴正（社会）と苫米地衛生部長のやりとり。

「私は青森県のような僻地の多い県では保健婦の活動に十分にその費用を盛るべきであろうと提言した。（略）保健婦は特に僻地における県民の医療における指導、健康に関する相談相手、そういう一種のオルガナイザー的な役割りが大きな任務だと思っている。しかし現実には保健婦の不足等もあってほとんど縦割り行政の中に埋没しているのではないか。保健婦の存在する理由と基本的な目的はどこに置かれているのか」[43]。

「本県は僻地が多く医療機関に恵まれない、しかも衛生思想も低い地域が非常に多い。こういうところに対しては保健婦がその地域に相応した公衆衛生の問題点を引き出して、それを行政に乗せていく活動があるかと思う。こういうことを保健婦の役割りと考えている」[44]。

一九六六年一二月一二日第八八回定例会における、菊池利一郎（自民）と竹内俊吉知事のやりとり。

「住民の福祉水準を図るため最も身近で代表的な指標として、第一に健康水準を端的に示すものとして乳幼児死亡率の問題がある。（略）本県の乳幼児死亡率は二九・二％で全国第一、全国平均十八・五％に比しその遅れが目立つ。特段の配慮が必要と思うが今後の対策についての見解を伺いたい」[45]。

「乳幼児の死亡率が全国一高いことは重大な問題である。四十二年度はこの乳幼児死亡率をどうすれば下げることができるかという問題を衛生部の最重要施策としていきたい。（略）今年調査をして、乳幼児死亡率、特に新生児死亡率が高いのはどこだということが大体地域的にわかってきた。この乳幼児対策の特別地区を十八指定して施策をしていく、明年は特別地区が若干多くなると思うが、保健婦も増員し、医師会その他の援助も受けて進めたい」[46]。

一九六八年二月二八日第九三回定例会、竹内俊吉知事、提出議案理由説明。

「乳幼児及び診療施設に恵まれない僻地の医療確保のため保健所の機能強化、保健婦不在町村の解消、僻地医療体制の確立等、前年に続き内容の充実につとめ、四十年度から実施してきた乳幼児十割給付を四十三年も実施し、さらに乳幼児死亡の大きな原因となっている未熟児の出産防止のため新たに妊産婦についても医療費の十割給付を行い、市町村と協力して乳幼児死亡の低減に努力したい」[47]。

一九七〇年二月二七日第一〇一回定例会、竹内俊吉知事、提出議案理由説明。

「住民の保健対策であるが、本県において死亡率の上位を占める脳卒中、ガン、乳幼児死亡の追放についてかねてからその対策を進めてきた。特に青森県の未来をになう健康な次代を確保するため健康な子を産む運動を一大県民運動として展開してきたのであるが、従来全国第一位だった乳幼児死亡率が昭和四十三年千人当たり二二・六人であったのに対し、四十四年は十六・〇人と大幅に低下し、全国平均との格差も著しく縮小されるに至った。明年度は妊婦の無料検診を拡充するなど一連の母子衛生対策を推進していきたい」。[48]

これまでと違って、知事や衛生部長が議員からの追求に対し、妊婦の届け出制度の励行、乳幼児対策の特別地区の指定、乳幼児の国保十割給付、妊産婦の国保十割給付、妊婦の無料検診の拡充、といったように具体的な目標やプランをもって答弁する機会が増えていることがわかる。さらに「保健婦がその地域に相応した公衆衛生の問題点を引き出して、それを行政に乗せていく活動がある」(衛生部長)、「健康な子を産む運動を一大県民運動として展開してきた」(知事)といった発言からも、当時の保健婦たちの活動が行政当局者にどのような影響を与え、認識されていたかをうかがうことができよう。

知事の竹内俊吉(一九〇〇－八六年)は、戦前一九二五年から東奥日報の記者の経歴をもち、終生短歌を得意とした文人政治家であり、記者時代の一九二七年に車力村で小作争議が起こったさいには東奥日報紙上で支援のキャンペーンを張ったりしている。[49]その後一九四二年衆議院に初当選して政界入りし、戦後も一九五五年から自民党所属で衆議院議員を連続三期務め、一九六三年から同じ自民党所属で知事を四期務めたが、「党派を超えて労働運動にも理解が深く、看護行政の発展や派遣制維持に当たっては竹内の存在が大きかった」と、筆者の聞き書きに花田も答えている。

一例を引けば、一九六三年一〇月保健所に保健婦係長制を創設し、翌年保健婦課に昇格させ、一一名の保健婦課長が誕生したときの様子を花田は次のように述べている。

「県庁内部からの反対の声がつよく、『おなご（女）を課長などにできるか！』と私に直接大声でいう人もいた。女性の管理職が珍しい時期で、今は亡き当時の竹内知事の英断によるものである」[50]。

派遣制を維持していくに当たっては、看護係長の花田ミキと知事の竹内俊吉の二人が、長きにわたって同じポストで指導力を発揮しえたことが大きい。花田が一九五〇－七二年、竹内が一九六三－七九年在職し続けたことが、派遣制の一貫した維持につながったと思われる。この点、高知県の上村聖恵（一九五六－七六年保健婦係長）と溝渕増巳（一九五五－七五年知事）、沖縄県の金城妙子（一九五六－六五年、一九七一－七四年主事・公衆衛生看護係長）とワーターワース（一九五〇－六〇年USCAR看護指導官）の関係と共通しており、行政の一貫性を考えるうえでひとつの歴史的条件のあり方を示唆している。

高知県の保健婦係長・上村聖恵がその指導力やパーソナリティーから「上村天皇」と呼ばれたことは先に見たが、同様に青森県では看護係長・花田ミキは「花田天皇」との異名をとり、当時全国の看護関係者のあいだでは、「西の上村天皇・東の花田天皇」と並び称されるほどだったという（鈴木治子・相馬ふさゑ）。

図表15は、一九六四年から八八年までの乳児死亡率と保健婦数の推移を示したものである。死亡率の減少にはさまざまな社会的要因が働いたにせよ、保健婦活動がその重要な一部をなしたことは疑いようもない。

図表15 青森県の乳児死亡率

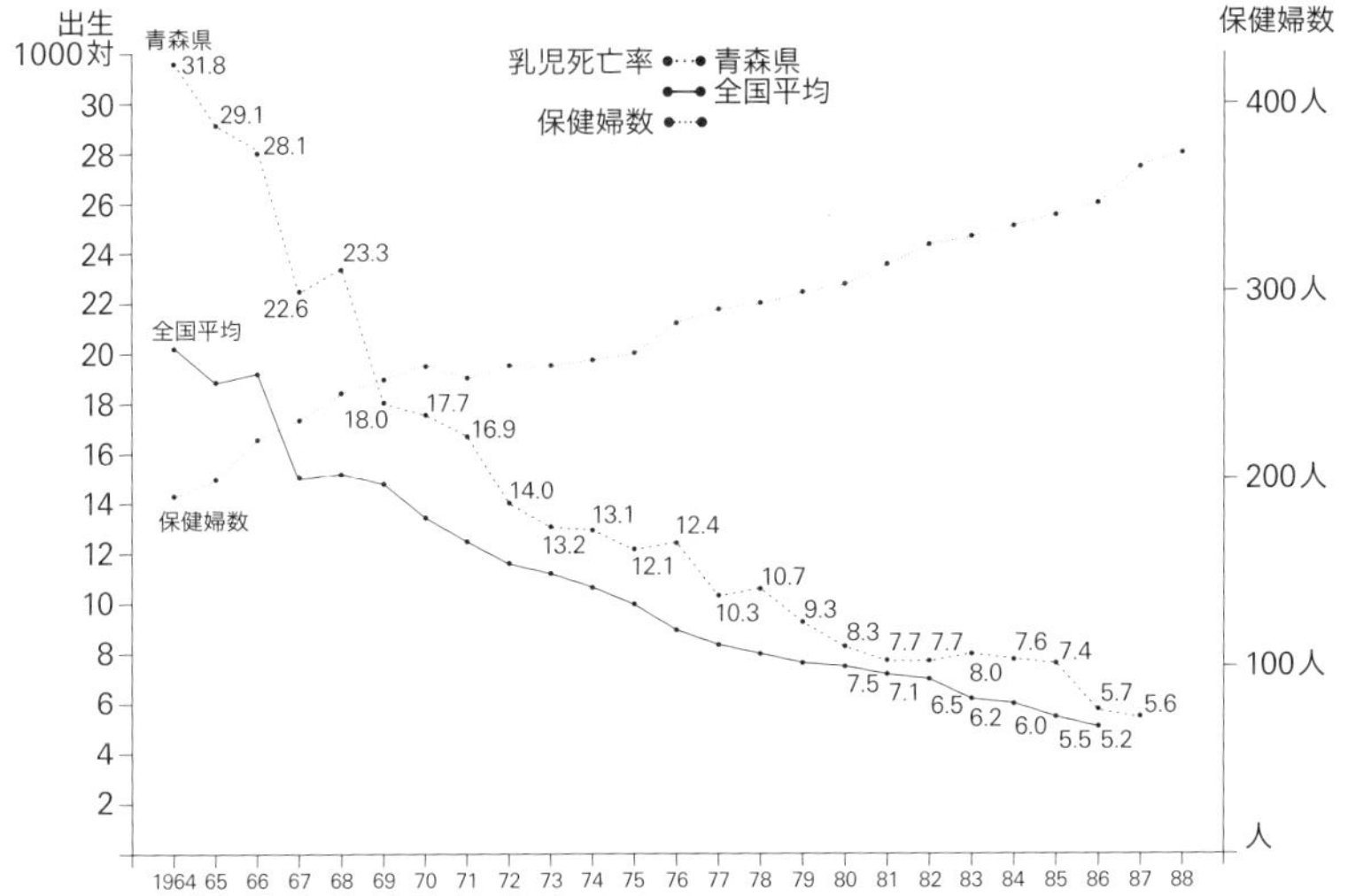

注：保健婦数は、保健所、国保、開拓、市町村、派遣、駐在などの地域対象の保健婦の総数である。
青森県健康推進課資料

こうして青森県における保健婦派遣制は、一九六五年から三〇年間続けられた。さらには財政的な事情などから保健婦を雇えない町村への対応策として、一九七八年以降神奈川県で、一九八〇年以降広島県で、一九八四年以降埼玉県でというように、全国でも採用される制度となっている。[51] 特に一九九七年で駐在制が廃止された高知県・沖縄県では、青森県で編み出された地方自治法第二五二条の一七「職員の派遣」条項に依拠して、県保健婦を一部の町村に派遣する対策をとった。駐在制や派遣制を通して、こうした地方どうしの重層的な関係が、浮かび上がってくるのである。

最後に、青森県健康推進課・島谷カツ子（当時）からの聞き書きによって廃止前後の経緯をたどると、以下のようであったことがわかる。

一九八二年老人保健法によって成人病業務の主体が市町村と定められたことを契機として、

県保健婦に依存する従来の派遣制のあり方が見直され、一九八五年度から一〇年間で派遣制の見直し計画を立て、一九九五年四月一日をもって廃止された。一九八〇－九〇年代にかけては厚生省の推進する行革の指導が加速した時期であり、派遣制廃止のおりしも一九九五年には保健所法の全面改正となる地域保健法が公布され、県の公衆衛生業務が全面的に市町村に移管されることが決まっている。

県の派遣保健婦を市町村から引き揚げ、各市町村の特性に合わせて市町村長の責任で計画を立て、市町村保健婦を増やす。県が面倒を見るのではなく、市町村が自前で保健婦活動をおこなう時代となった。すでに図表13に示したように、一九七七－八一年の五〇人をピークに県からの派遣保健婦は減り、並行して市町村保健婦は増え、その結果、むしろ両方合わせると保健婦全体の数は増えている。健康づくりが叫ばれている現在、健康づくりに予算を割かないという市町村はなく、高齢化社会への対策はどこの市町村でもありふれたものとなった。

過疎の状況も、様変わりした。交通機関が発達し、医療機関も発達した。無医地区は一二～一三か所あるが、すべての市町村内には診療所がある。無保健婦町村はなく、一人でも対応できる小さな町村の二～三か町村を除いてどこも二人以上の体制である。一九九三年から、看護学校でも卒業生三〇人のうち一〇人枠で推薦制を取り、町村の希望によって配置している。

地域保健法の施行により、駐在制を敷いている高知県や沖縄県では、県保健婦の数が市町村保健婦より圧倒的に多いために県保健婦の処遇をめぐって大きな混乱が起きるが、青森県では両県と比較したとき、早くから手を打ち、行政上の混乱の有無という点に限っていえば、県から市町村への業務の移行はスムーズにおこなわれたといえるだろう。

2 評価

最後に、青森県の保健婦派遣制の歴史的位置について評価を試みる。

そのさい前提となるのは、戦前から続く青森県の衛生環境である。極度の日照不足・気温・降雪量によってもたらされた生活習慣・住居・交通の制約・医療の偏在といった環境は、乳幼児の死亡率の高さに象徴されるような深刻な問題を生み、戦後まで引き継がれる課題となり、これが派遣制実施の遠因となった。これは高知県や沖縄県で、地理的条件から引き起こされる衛生環境が駐在制実施の根拠のひとつとなったのと似ている。

しかし高知県・沖縄県では、総力戦体制の「遺産」である保健婦駐在という制度や、健民健兵政策を担った人材が戦後になってすぐに活用されたのと比べ、青森県では、それ以前の農村恐慌への対応策が、戦後に続く人材を育てていた点で著しく異なる。日赤の巡回訪問看護婦として花田ミキが、東北更新会の保健婦として小山内スナが、また国保連合会幹部や国保保健婦たちが、この頃すでに相当の経験を蓄積していた。これらはみな僻地住民の抱える衛生問題に身近なところで向き合う経験であり、それが戦後の保健婦活動の質をも規定したといえる。

例えばそれは、指導者の資質に表れている。花田のとった手法は、保健婦らが住民自身による運動を促し、下からの要求を突きつけて行政を変えてゆくというものであり、上意下達式に制度を住民に押し付けるあり方とは一線を画している。聞き書きによれば花田は、県の看護係長という要職にありながら職員組合の執行部に所属し青年婦人委員も務め、保健婦の労働運動に関しては積極的な理解を示したし、さらに県議会で保健婦行政について革新系の議員から批判的な意見が出されると、花田が煽ったというデマが飛ぶほどだったという。[52]

私、県の看護係長しながら職員組合の婦人青年委員部長もやった。知事とは再三やりあった。私もそれで、現職中は、保健婦の立場と最高権力者の知事の立場とのあいだで、二律背反に悩みましたよ。上意下達では、保健婦は動かない。かといって、意見を言う保健婦は邪魔だという批判が出てくる。青森県では、今では組合活動も無くなってる。知事などに意見を言うルートがなくなった。大牟羅良さんの言葉をもじって言えば、「ものいわぬ保健婦」。左遷を恐れる。住民のための保健婦活動をするためには、ものを言っていくこと。このままでは先細りしてしまう。行政の民主化って、ホントにむつかしい。 花田ミキ

退職後、花田は自らの体験記録をつづった私家版の本の出版を通して、看護史における戦争協力や公衆衛生と住民自治の問題を後世に伝える実践を続けている。[53] 稀有なことといってよい。

この点、高知県で花田と同等のポストにあった上村聖恵の政治的資質とは、相当の違いが見られる。第2章に見た通り、高知県の上村は、憲法第二五条の具体化としての駐在制実施や、女性職員である保健婦の地位向上など、確かに戦後的理念を実践した一面は否定しえない。しかし保健婦に住民への献身の倫理を厳しく説きこそしたが、住民自身から起こる運動を認めようとしなかったし、保健婦による労働運動などは極度に嫌った。これは総力戦体制への協力のみに保健婦活動の目的が一元化された

一九四二年に保健婦としての活動を開始した上村と、青森県で独自に展開したそれ以前の看護活動を知る花田との経歴の違いによるものと思われる。[54]

最後に保健婦派遣制の下での活動の展開について見ると、高知県・沖縄県の駐在制と同様、日常的な住民との接触によってさまざまな問題に対応し、すぐれた成果を上げてきた。しかしとりわけ青森県の保健婦活動で特徴的なのは、制度の実施や維持に当たって、住民主体の運動が下からの支えとなったことであろう。夏季保健活動に代表される住民を巻き込んでの保健活動が、市町村の側から県への下からの保健婦設置の要求となり、行政を変え、派遣制実施となって実を結んだ。また母子衛生を推進するにしても、上からの指導を徹底するのではなく、「もったら殺すな運動」といった住民自身が自覚的に自らの健康を考えるような実践を試みている。

このことは駐在制を敷いた高知県と比較したときいっそう鮮明となる。高知県では占領軍が公衆衛生の後押しをした戦後改革期にトップダウン式に制度を導入しており、必ずしも住民自身からの具体的な要求を受けてのものではなかった。もっとも、全国の画一的な保健婦制度に対して独自の方針をとることの困難や、住民の健康のために日常的な取り組みをした個々の保健婦の活動など、高知県の駐在制の持つ歴史的な価値は否定しようもないが、青森県との手法の違いは大きいと言わねばなるまい。

以上見てきた通り、青森県の保健婦派遣制は、地方自治や公衆衛生の課題を把握し、その克服に取り組む特異な実践例のひとつであったといえる。この制度の下での保健婦活動が、一時的な運動で終わらず、三〇年間もの息の長い活動として続けられ、さらには全国に影響を与えたことの意味は、今後さまざまに検討されるべき重みをもっている。

第7章

「高知方式」の定着と全国への波及

保健婦駐在制の関係史（その3）

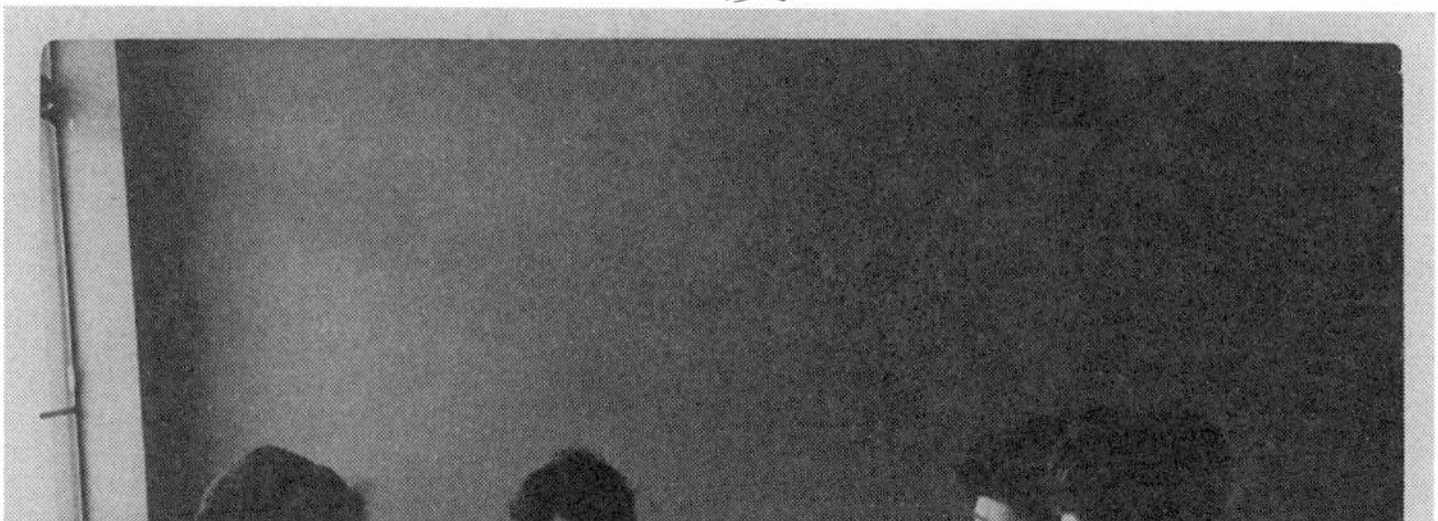

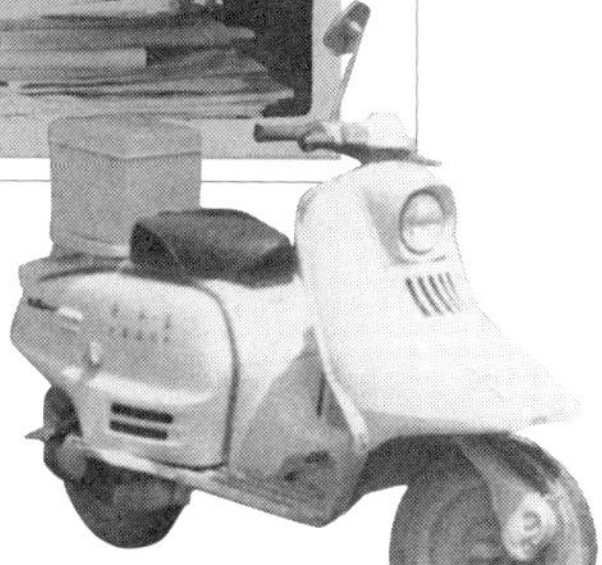

第1節 「高知方式」の定着

高知県の駐在制は「高知方式」と呼ばれて定着し、やがて厚生省の注目するところとなり、全国で導入が図られるようになる。本章ではその経緯と問題点を明らかにする。

この「高知方式」という言葉がいつごろから使われ始めたのかは定かではない。一九五四年には、高知県の駐在保健婦の活動が第六回保健文化賞を受賞し、同年厚生省の企画で高知県の駐在保健婦活動の紹介映画「黒い鞄」が製作され、全国に知られる制度にはなっていた。[1] 保健婦駐在制一〇周年を特集した一九五九年『保健婦雑誌』の座談会では「高知と言ったら駐在制ということにすぐむすびつく」という発言が見られるが、[2] 聞き書きによれば、まだこの頃には「高知方式」という言葉は聞かれなかったという。二〇周年に『保健婦雑誌』が再度特集を組んださい、「高知方式」という言葉こそ使っていないが、高知県駐在制を「保健婦活動の一つのモデル」と表現しており、[3] この間、おおよそ一九六〇年代後半から七〇年代にかけて徐々に定着した言葉であることが推測される。

これまでに見てきた通り、高知県、沖縄、青森県は、保健婦を全市町村に駐在させた点できわだっているが、一部の町村に県保健婦を駐在させることを戦後実施した都道府県も合わせると、筆者の文献調査では北海道・青森県・東京都・千葉県・埼玉県・群馬県・栃木県・新潟県・岐阜県・愛知県・大阪府・兵庫県・和歌山県・岡山県・鳥取県・山口県・徳島県・香川県・高知県・長崎県・大分県・鹿児島県・沖縄県の合計一二都道府県にのぼる。[4] いかに広汎に採用された制度であるかがわかるであろう。

高知県の実践が厚生省の採用するところとなり、全国でも普及が図られたのである。ただし、それは高知県の全市町村配置の方針とは異なり、無医町村、無保健婦町村の医療問題を解決するために一部の町村にのみ県保健婦を置く、というものであり、医師よりも安上がりな保健婦に僻地医療の問題解決に当たらせるという意図があり、その安易な政策には一部には批判も少なくなかった。

厚生省が駐在保健婦の設置を指示したのは早く、一九五一年厚生省公衆衛生局長・医務局長・保険局長通牒「保健婦事業の強化刷新について」（衛発二六八号）に「二、実施要綱、（一）地区保健婦の普及充実、〔二〕無保健婦市町村には保健所保健婦を駐在させること」とある。[5]

一九五四年には厚生省公衆衛生局保健所課・木村与一が、公衆衛生関係の専門誌に高知県の保健婦駐在制を紹介し、住民に密着したその活動を「輝かしい業績」という言葉で高く評価している。[6] また、厚生省看護参事官・金子光《かねこみつ》「保健婦の駐在制度一〇周年によせて」には、「このアイディア（高知県の駐在制――引用者）は、（中略）昭和二五年五月に『保健婦業務の強化刷新』の方法として周知指導方針を樹立するところまでなったものであります」とあり、[7] 厚生省が高知県の駐在制を参考にしていたということがわかるが（ただし「昭和二五年」＝一九五〇年とあるのは、一九五一年の誤りであろう）、まだ全国的な普及を見ることはなかった。

しかし本格的に実施が推進された時期的なポイントが、これ以降大きく分けて二つある。ひとつは国民皆保険制度の達成が目指されたものの、保険料を徴収しながら医療の供給がままならない無医地区問題が浮上した一九六〇年前後。そしてもうひとつは高度経済成長の進行とともに医師が都市に集中し、過疎地の無医地区問題が課題となった一九七〇年代である。

以下、この二つの時期をめぐる状況を見ることにする。

第2節　国民皆保険と無医地区問題

厚生省は、一九五七年度「国民皆保険計画」を策定し、一九六〇年度達成を目標として、四年計画で全市町村に国保の普及を図り、一九六一年四月一日現在九九・八六％と、ほぼ所期の目標を達成している。[8]

しかしこの一連の動きのなかで問題とされたのは、保険料を徴収はするが、公的医療機関の供給体制が不備な無医地区が全国に散在している点であり、各市町村への国保診療所の設置はしたが、財政的理由で医者が呼べない町村が続出したことである。

この時期の高知新聞の記事をたどっても、以下のような記事が並んでおり、社会問題化していたことがうかがえる。

一九五九年

四月四日　「お医者さんヤーイ 沖ノ島 希望者のいない診療所」

四月一九日　「道遠い無医地区の解消 医療制度の欠陥にメス 貧弱財源が大きな原因 高知県は全国的にも多い組 医療機関まで三〇キロも 対策は巡回診療などで」

一一月一一日　「国保は実施されたが…沖ノ島医師さがしに懸命」

一九六一年

二月一四日　「医療問題のカルテ（一五）無医地区解消の悩み（上）不安と焦燥の毎日 医者通いも一日がかり」

二月一五日　「医療問題のカルテ（一六）無医地区解消の悩み（中）助かる患者も見殺し 離小島海が荒れるとお手上げ」

二月一六日　「医療問題のカルテ（一七）無医地区解消の悩み（下）確固たる保障体制を 地理的条件だけじゃない」

二月一七日　「医療問題のカルテ（一八）医師の都市集中 高知市に三百五十人土佐山、吉川村はゼロ」

一一月三〇日　「ここでもお医者さんやーい 診療所はできるのに 西土佐村奥屋内と土佐清水市貝ノ川 不安顔の地元民」

一九六五年

二月一五日　「辺地の医療 猫に小判の国保無医地区の悩みは深刻」

四月一二日　「やりくりに懸命 県下の公立病院、保健所深刻な医師不足」

一九六七年

三月一三日　「話題（コラム）無医地区」

一九六九年

八月一六日　「貝ノ川診療所（土佐清水）も医師倒れ、後任さがしにやっき」

高知県の場合、こうした医療の不在を駐在保健婦がカバーしていたわけだが、駐在制をとらない全国各県では、この時期の無医地区問題はより深刻であった。一九五八年と一九六〇年で、無医地区数を比較した場合、一九五八年は一一八四地区、一九六〇年は一三五二地区と、この二年間で一六八地区も無医地区が増加している。[9] 高度経済成長へ始動を見せたこの時期の医師の都市部への集中の動きが背景にはある。

そこで厚生省は打開策として、医療機関の設置と並行して、駐在保健婦の設置を進めるのである。それは、いわゆる「保健所の型別再編成」と呼ばれる改革のなかに見ることができる。

一九六〇年八月一六日厚生省事務次官通知「保健所の運営の改善について」、同年九月二日厚生省公衆衛生局長通知「保健所の運営について」によって、従来の一〇万人に一か所の保健所設置基準を見直し、産業別・人口密度など地域の実情に応じた保健所の再整備が行われ、全国の保健所は、都市の保健所（U型）、農山漁村の保健所（R型）、中間型（UR型）、人口稀薄な地域の保健所（L型）、所轄人口三万人未満の保健所は支所型（S型）の五類型に再編されることになった。[10] このうち、R型は「状況により、保健所保健婦の駐在制を実施すること」、L型は「保健所保健婦の駐在制を原則とすること」と記され、駐在保健婦への役割が期待された。[11]

この通知を受けた一九六〇年一一月現在、厚生省の調べによれば、高知県を含め、山口県・和歌山県・香川県・栃木県・徳島県・鹿児島県など、一三道府県で駐在制が実施されている。[12]

高知県の保健婦駐在制が、全国の無医地区の医療不在を補うべく活用されていったのである。

第3節

高度経済成長と無医地区対策

さらに一九六〇年代から七〇年代にかけて、高度経済成長による都市部への医療機関の集中と過疎化の進行はいっそう加速し、再び無医地区の問題が浮上した。

一九六三－七三年にかけての人口一〇万対の医師数の地域別分布状況は図表16のように推移している。[13] 総数、七大都市では増加しているが、その他の市、および町村部では医師数は減っており、都市への医師の集中の動向がうかがえる。

こうした状況を受けて厚生省では、一九七一年九月過疎地域対策緊急措置法、一九七三年四月離島振興法改正、一九七五年四月山村振興法改正の、いわゆる過疎三法に基づき、無医地区への駐在保健婦設置費の国庫補助を開始している。[14] ここでもまた、高知県の駐在制が参照され、医療の不在を補うかたちで全国に波及していったのである。

図表16 医師数の地域別分布（人口10万対）

	総数	7大都市	その他の市	その他
1963年	110.8	156.5	123.0	66.3
1964年	111.2	152.7	123.5	66.9
1965年	111.3	151.4	125.2	65.4
1966年	111.8	154.0	123.7	65.9
1967年	111.4	151.2	122.2	66.1
1968年	112.1	148.3	123.4	66.4
1969年	113.0	152.6	124.8	64.9
1970年	114.7	154.1	127.4	63.5
1971年	117.3	166.7	124.8	65.4
1972年	116.7	166.1	121.0	64.9
1973年	116.2	165.6	120.6	64.5

（7大都市の項は1972年以降は10大都市）

ちなみに、この当時の都市への医師集中と過疎化による無医地区増加の状況を高知県に見てみると、一九七九年度末の調査で人口当たりの病院数は全国一位ながら、無医地区人口比は全国ワースト一、つまり、医師は高知市へ集中し、その他の町村は膨大な無医地区を数えるという、過度な医療の偏在状況を生み出していることがわかる。[15] 高知県において、このような医療不在の状況を支えたのは、すでに全市町村に張り巡らされていた駐在保健婦の活動にほかならなかったのである。

過疎地域対策緊急措置法によって厚生省が予算措置した一九七一年度の保健婦設置数は全国で五〇人。[16]

離島振興法指定島三〇五のうち、離島振興法改正六年後の一九七九年度に保健婦を常駐させている都道府県とその保健婦数は、北海道一、東京都六、新潟県一、山口県一、愛媛県一、高知県一、長崎県一、熊本県二、鹿児島県一の合計一五人。[17]

山村振興法による保健婦設置数を直接示す資料は見いだせていないが、一九七三年度の政府調査によると、全国無医地区二〇八八か所のうち、山村振興法適用地域の無医地区数は一二一二か所（五八%）を占め、これだけの数の地区が駐在保健婦設置対象となったことだけはわかる。[18]

この過疎三法を根拠とした厚生省による県駐在保健婦設置の予算措置は、成人病対策事業の主体が市町村と定められ、保健業務の大半が県から市町村へと移行する転機となった一九八二年老人保健法制定を境に打ち切られるまで、およそ一九七〇年代いっぱい継続した。非常に部分的ではあれ、この措置による恩恵を受けた過疎地住民は少なくなかった。

なお、資料を探索するなかで、このような僻地医療を、同時に台湾・韓国籍の外国人医師が補うという状況が広く見られたことにも気がついた。高知新聞の記事では、以下の見出しが目に入る。

一九七三年

四月一五日　「やっと台湾人医師 ブラジルから沖ノ島に 無医の不安解消へ」

一〇月七日　「無医村の不安解消 大川村韓国から医師招く」

一九七五年

一一月六日　「不在の柏島へも…順調なら年末着任韓国人医師が頼み 大月町の辺地診療所五診療所で日本人一人だけ」

一九七六年

二月一九日　「無医の不安消える 一一か月ぶりきょう韓国から医師（大月町立柏島診療所）」

二月二〇日　「待望の医師着任 大月町立柏島診療所盧さんが韓国から『隣の家に来たよう』／芸西村営歯科診療所 台湾から頼さん『村民のためにがんばる』」

一九七七年

五月二三日　「本川村無医村のピンチ回避 北海道から医師（韓国出身）キャリア十分、村民一安心」

七月九日　「三年ぶりに診療再開 土佐清水貝ノ川診療所台湾から医師着任 待合室たちまち満員」

一九八一年

一月八日　「三年ぶりに診療再開へ 物部村高尾診療所 台湾出身の父娘医師赴任」

とりわけ、中村保健所管内の離島・沖の島診療所では、診療所ができても医師の定着が不安定で、長らく医師不在が続いていたが、一九七三年台湾人医師をブラジルから招き、無医地区を解消したことがわかる。この医師は台湾やブラジルで栽培されていた白サツマイモ（シモン一号）に止血や老化防止の効果があることを発見し、高知県下に栽培を奨励したりした。現在、このシモン一号は「健康イモ」として日本国内にすっかり定着している。この台湾人医師は一九八二年に帰国し若い日本人医師に交代するまで、単に医療の分野にとどまらず、このような生活に根ざした実践の足跡を残した[19]。

こうした日本人医師不在の僻地医療を、台湾・韓国籍の医師によって補うという状況は全国でも見られたようで、この問題は国会の場でも取り上げられている。

一九八二年第九六回国会、参議院社会労働委員会において老人保健法案について審議がおこなわれたさい、高杉廸忠議員と厚生省医務局長・大谷藤郎のあいだに、以下のようなやりとりが交わされている[20]。

○高杉廸忠君　また、さきの全国自治体病院協議会の医師充足状況の調査にちょっと戻るんですけれども、これによりますと、先ほど大臣からもお答えがありましたが、僻地診療所に勤めたがらない日本のお医者さん、この穴埋めとして外国籍のお医者さんに依存しているところが調査でも目立っているんです。その数は、調査したところだけでも二百十五人いるんですね。台湾籍の方が百九人、韓国籍の方が九十九人、この人たちが中心になっていることが明らかにされているんです。

さらに、このことを裏づけるのが昭和五十五年の医師・歯科医師・薬剤師調査であって、外国人医師総数が千四百七十四人ですね。そのうち診療所の開設者、勤務者で四百三十五人、こういうふうになっているんです。こうした僻地医療が外国籍のお医者さんによって支えられているという現状これは大臣の地元でもそういう例もあるようですから、こういうふうな現状を大臣はどういうふうにお考えになりますか。

○政府委員（大谷藤郎君）　先生御指摘のように、外国籍のお医者さんが多数僻地で御活動いただいているということは私どもも十分承知いたしております。

厚生省といたしましては、ただこういう方々におんぶするというようなことだけではなしに、先ほどからも申し上げておりますように、僻地の医師確保対策というものをオーソドックスに進めまして、本当に僻地で喜んで働いてくれる若いお医者さんを確保していくということのために、一層の努力をいたさなければならないというふうに考えておるわけでございます。

ここで挙げられている、全国自治体病院協議会の調査で、全国の外国人医師が二一五人（台湾籍一〇九人・韓国籍九九人）、厚生省の調査で全国の外国人医師数一四七四人のうち、町村診療所の医師が四三五人（二九%）というのは、決して無視できない数であろう。厚生省側の答弁でも、僻地医療を外国籍医師に依存する現状を認めざるをえなかったことがわかる。

本書の主題から外れるため、この問題をこれ以上詳述する余裕はないが、戦後の無医地区を支えた外国籍医師の事例については、これまで歴史研究では全く取り上げられることがなかったテーマであり、特に注意を向けておきたい。

高度経済成長と過疎化に伴う医療偏在の問題を各地の無医地区で支えたのは、駐在保健婦と外国籍医師であった、というのが筆者の見通しである。

戦後の高知県における保健婦駐在制は、憲法二五条の定める公衆衛生の普遍性から出発しながら、その後の歩みのなかで、医療の不在を補完する役割を駐在保健婦が担うかたちに変質して定着し、全国へ波及していったという点で、見逃せない問題点をはらんでいる。

第4節 「保健婦美談」と駐在制批判

高知県の駐在制が「高知方式」として全国で注目を浴びる動きを、出版、映画、テレビドラマなどのマスコミも後押しした。さらにそこから、「保健婦美談」ともいえる言説をも生み出していった。

中村保健所管内の離島・沖の島の駐在保健婦・荒木初子の活動が、一九六七年直木賞作家・伊藤桂一のルポ『「沖ノ島」よ私の愛と献身を――離島の保健婦荒木初子さんの十八年』(講談社、一九六七年)によって紹介されると、医師不在の悪条件のなかで、風土病などと闘いながら、住民の命を次々と救っていく孤島のヒロイン・荒木の名は全国から注目を浴び、高知県の駐在保健婦の代名詞的な存在ともなってゆく。荒木は一九六七年第一回吉川英治文化賞を受賞。一九六八年『孤島の太陽』(日活、吉田憲二監督、樫山文枝主演)によって映画化されると、このブームは頂点に達した。『孤島の太陽』(CX、小林千登勢主演、一九七〇年二月五日–四月三〇日)はテレビドラマ化もされている。[21]

荒木の活動を、中村保健所(現幡多保健所)に残されている「功績調書」によって見ると、次のようにフィラリヤ撲滅・乳幼児死亡低下での功績が挙げられている。[22]

当時沖の島では遺伝病と信じられていたフィラリヤについて、蚊を媒介として伝染する寄生虫であるという知識の普及、採血検査、蚊の駆除などの活動への取り組み。特にフィラリヤ仔虫が血液中で活動するのは午後一〇－午前零時までに限られており、その間の一斉採血には夜中に懐中電灯片手の全戸家庭訪問をおこなわなければならなかった。こうした活動の結果、一九四九年当時三〇〇人といわれた患者を一九六七年一一人に激減させるまでに至っている。

一九四九年沖の島の乳幼児死亡率は二一七・〇と、全国六〇・〇に対して四倍近くも高率だった。乳児の発育も悪く、九三％は標準体重以下だったが、個別指導、離乳食指導などを徹底し、一九六五年には死亡数ゼロ、標準体重以上六〇％を占めるまでの改善成果を上げている。

荒木自身は一九一七年沖の島出身、戦時一九三四年に産婆資格を取得し、すでに助産の経験を積み、一九四九年保健婦資格取得と同時に沖の島に駐在している。このとき三二歳であった。

しかし『孤島の太陽』では経験のない新人の保健婦が、島の外部から赴任して、初めは見ず知らずの住民に囲まれ、周囲の無理解に悩みながら、やがて絶海の孤島に骨を埋める決心をするというように設定が変えられており、美談を生む仕掛けが巧妙に施されている。

この一連のブームによって、保健婦の自己犠牲による地域への献身が、時には戦時さながらに美化され、行政が無医地区への医師の確保を怠ったまま、保健婦をその代用として安上がりに肩代わりさせるという、駐在制のもつ問題点を見えにくくする作用をもった。

ブームの火付け役ともなった伊藤桂一は、一九六八年「保健婦への讃美」という一文で次のように言う。

「私は現在のところ、保健婦というものに対して、一個の素朴で古風な讃美者であるらしい。(略) 素朴で古風な、黙々とした挺身だけを使命感とする、高知保健婦に接しただけだからである。／(略) 私はたとえ、保健婦についてだれかが、時代の流れや、機構のむつかしさや、能力の限界やをいかに説いたとしても、それによって自身の保健婦観を妥協させようとは思わない。かりに戦場で歩哨が居眠りをしたとき、その歩哨が、実は昨夜よく眠れなかったのでとか、昼間の戦闘で疲れたので、とかいっても、それが理由にならないのと同様である。保健婦もまたいいわけの成立しないつらい職業である。それがいやならまず保健婦をやめるべきだ――という高知県の上村聖恵保健婦係長の明快な論旨に私も同感する。もともと保健婦は、そういう選ばれた資格の所有者なのだ、というそこに私の讃美観が根ざしている」[23]。

僻地の駐在保健婦の活動が地域住民のなかで十分に効果を上げるには、個人の力量ではどうにもならない部分があり、きちんとした行政のバックアップが不可欠である。しかしそうした「機構のむつかしさ」による保健婦個人の「能力の限界」を知りながらも、戦時の軍隊にまでなぞらえて、「黙々とした挺身だけを使命感とする」駐在保健婦の活動が「讃美」されているのである。

このことがもつ問題点をいち早く指摘したのは、医学史家の川上武であった。川上は沖の島の荒木保健婦が注目を集めたただなかの一九六八年「私の保健婦論」を発表し、このような言説を「保健婦美談」と呼び、次のように批判する。

「全国的に有名な沢内村、沖ノ島の保健婦さんの活動はいうまでもなく、無名の村の保健婦の手記が刊行されて多くの読者の感動をよんでいる。これらの美談の主人公の生き方をみると、“人間の生き方”という点で教えられ頭がさがることが多い。(略)／しかし、それはそれとしてマスコミ、体制側が保健婦の美談をとりあげる背景については、あまり楽観的な明るい面のみで接することはできない。保健婦の美談を分析してみると、辺地の困難の条件のなかで住民の健康と幸福のために保健婦が献身的に奮闘したケースが大部分である。辺地の住民の惨状をみてここにわが生涯をうめようと決意した保健婦さんの心情に共感を持てばもつほど、辺地の矛盾を保健婦個人におしつけてごまかしていこうとする国の政治のあり方に大きな怒りをおぼえずにはいられない。元来、辺地の矛盾は一個人の善意努力ではどうにもならない壁をもっているはずである。(略)／以上のようにみてくると、皮肉かもしれないが〝美談〟に当事者ではなく周辺の関係者が安住しているのは、個人の精神主義によって政治の歪みをごまかしていこうとする側面のあるのを見落とすことはできない。保健婦問題・辺地医療が本当に解決されるのは、いわゆる〝美談〟がなくなったときである。〝美談〟はそれをくりかえすのではなく、その解消こそが関係者の努力目標でなくてはならないはずである」。[24]

また川上は続けて、「保健婦活動と厚生行政とのこのような遊離はすでに保健婦の誕生の時いらいの宿命である」とし、保健婦・保健所が出現したのは、住民の声を反映したものではなく、「太平洋戦争をすすめるための健兵健民政策の一環である。戦争遂行のために(略)登場してきたのである。／人間の殺し合いを目的とする戦争と生命尊重の原則の上にたっている保健婦の姿とはほんらいあいいれないものである。そしてこの背後よりくる暗い影が保健婦の活動がそのヒューマニズムにもかかわらず、結果として必ずしも満足するものになっていない根本原因である」と、戦時・戦後の保健婦制度をめぐる連続面をも指摘している。[25]

荒木自身は一九六八年東京で『孤島の太陽』の試写会に出席中、過労がたたって脳卒中で倒れ、以後右半身不随となり、定年前の五一歳で保健婦を退職しており、一連のブームに巻き込まれた感想を自ら語るところが少なかった。筆者の聞き書きにおいても、「私は人に恵まれてやってこれた。『孤島の太陽』もそう」と控え目に語っているにすぎない（一九九八年八一歳で逝去）[26]。

一方、大阪府下の同和地区の住民への献身で、荒木と同様全国に名を馳せた保健婦・乾死乃生は、この問題に取材に答え当事者の保健婦として次のように発言している。

「保健婦活動で苦労した人に賞をあたえ、マスコミがそれを美談風に書くことには憤りをおぼえます。国がきちっと保障すべきなんです。孤島で活躍した荒木初子さんが、こういう形でしか報われないのでしょうか。駐在制だって、保健婦だけがいって、医者がいかないなんて……。（略）保健婦を僻地へやって、医者がコンピューターで保健婦をリモコンする。ほんとうに生命を大事にするんだったら、こんなことおかしいでしょう」[27]。

いわゆる「保健婦美談」の流布に押されて、こうした声が行政に届く機会はほとんどなかったが、国会の場で、金子光が国側にこの問題を質す発言をしていることが目を引く。

金子光（一九一四－二〇〇五年）は、戦時以来の保健婦で、一九四一年厚生省人口局総務課に採用され日本初の女性任官者となり、戦後も一九五〇年厚生省看護課長として看護改革に関わり、一九六五年から日本看護協会会長、一九七二年には社会党から衆議院議員に当選し、以後一九九〇年政界を引退するまで、国政の場で看護政策に長らく携わった。[28]

一九七五年一一月一三日、第七六回国会、社会労働委員会における「厚生関係の基本施策に関する件」審議の席上、金子は全国の無医地区に駐在保健婦を設置する厚生省の方針に対し、医師不在の国の責任を保健婦に肩代わりさせるものだとして、厚生大臣・田中正巳（三木武夫内閣）、厚生省公衆衛生局長・佐分利輝彦を相手に、次のような論戦を挑んでいる。[29]

○金子（み）委員　（略）その次には僻地の問題なんでございますが、昭和四十六年に「過疎地域保健指導事業の実施について」ということで厚生省から対策が発表されております。それに基づきますと、こういうことになっております。過疎地域対策として、過疎地域の中の医師のいない地域、いわゆる無医地域ですが、無医地域の医療対策の一環として保健婦を設置する、こういう方針が立てられております。しかも、その設置する場合には「保健医療条件の劣悪な無医地区に関し優先して配置すること。」そうしてさらに次の年の四十七年には、無医地区保健指導事業の実施というものが計画されておりますね。これもやはり同じで、この事業ば〔ママ〕無医地区における医療を確保するために無医地区に保健婦を配置する、こういうことになっております。しかも「保健医療条件の劣悪な無医地区に優先して配置する。」同じように書いてあります。さらに四十八年の四月に出た離島における保健指導事業、これも全く内容は同じでありまして、結局一口にして申しますれば、無医地域に医療を確保するために保健婦を置く、こういうことになるわけですね。これが厚生省の政策でございます。しかも、最も劣悪な無医地域に優先して保健婦を置くんだというふうになっておるわけですが、私はここでお尋ねをしたいと思います。

この問題は、多分過去に、昭和四十五年ですか、僻地に医師を確保するという緊急性があるということから、現在の自治医科大学ができる前身の問題が提起されたことがあります。それがまだ卒業生が出ていないのでそのままになっているのかもしれませんが、僻地に医師を置きたいという方針はおありになったのでしょうか、その医者がいない。そこでかわりに保健婦を置こう。そのことは、四十四年に自民党がお出しになった国民医療大綱の中で、官公立病院の出張診療とかあるいは医師を交代に派遣するとかということのほかに、保健婦の必置をしよう《〔ママ〕》、必置制を実行しようというような意見が述べられております。こういうようなことが素地となって、下地になって、いまの四十六年、四十七年、四十八年と、歴年方針が出たんではないかしらと考えるのであります。私は、大臣がお出ましになると伺っておりますので、これは無医地域対策としての重要な政策でありますので大臣の御意見をぜひ聞かせていただきたいのでございますが、過疎地あるいは無医地域あるいは僻地、そういうところの中のとにかく医者のいない地域、最も劣悪な医療条件の地域にどうして医師を設置する努力をしないで、安易に保健婦だけを設置するという政策をお立てになるのか。保健婦が医師の肩がわりをその無医地域でするということを要求していらっしゃるのか、それを保健婦に求めていらっしゃるのでしょうか、その辺を私ははっきりと聞かせていただきたいと思うのでございます。大臣の御答弁は後でいただきます。

〇金子（み）委員　それでは大臣の御答弁の前に申し上げますけれども、局長はいま大変に聞こえのいい御答弁をくださいました。医療の包括的な考え方から、決して直接の診療行為だけではない、保健指導も含めた、リハビリも含めたとおっしゃいました。確かにそのとおりです。保健婦は全部それをやっていますよ。リハビリや保健指導は保健婦の専門業務ですからやります。そして同時にほかのものも、いろいろ健康生活相談をやっているわけですけれども、いまおっしゃった緊急避難の問題はいま問題にいたしません。緊急避難というのは法律でも許されておりますから問題はないわけですけれども、たった一人で無医地域の中に保健婦がおりますと、いま局長がおっしゃったような緊急避難だけで済まないわけですよ。地域住民から日常の医療行為を要求されるわけです。その場合には、私はそれはできませんからお医者さんに行ってください、あるいは医師に電話をかけて、電話で医師が指示をしたことに対して保健婦が医療行為をする、診療行為をするということは許されるのでしょうか。医師は自分で診ないで診断をすることはできないはずだし、それから指導を出すわけにいかないはずですね。電話で聞いただけで決めるというのは非常に危険だと思いますし、保健婦は非常に不安です。そして、そのまま指示を受けて指貫〔ママ〕をするということになったら、果たしてそれでいいのかどうか。人の命がかかっていることですから、私は非常に大きな問題だと思うのです。そのことによって命を落とすような問題があるかないか、たくさんあるというふうには思わないかもしれませんけれども、しかし日常いつどんな問題が持ち込まれるかわからないわけですから、それを一々電話で話を聞く、あるいはまた最近ではコンピューターを導入する話も出ています。コンピューターが診断をして、それに基づいて保健婦が治療をするなどということは言語道断だと思うのですね。そんなふうにして人の命を安く扱うということはとんでもないことだと思うわけです。医師を設置することが非常に金がかかるという話も聞いていますが、金のかかる仕事を避けて通って、安い保健婦を置いて、そして地域住民の命も安く扱うというかっこうに結果的になりはしないかという不安がございます。それでもなおかつ厚生省は方針をお変えにならないで、僻地無医地域にたった一人置くという方針を立て通していらっしゃるのかどうか。大臣にお出かけ前にちょっと御答弁いただきたいと思います。

○金子（み）委員　御見解はよくわかりました。しかし、大臣が言われるように、趣旨に沿わないけれども地域住民の要望があるということですね。これもわかっていただきたいのです。そのときの保健婦は非常に苦しみますよ。医師法と保助看婦法との間にはさまれちゃって、住民のことを考えれば医師法違反になるし、それかといってそれをやればまた問題になるということで、この苦しい保健婦の立場をわかっていただいて、そういう事態に保健婦を陥れないように別の政策を立てていただきたい。これは私どもの考えもございますので、後で局長に申し上げておきますから、それを、ぜひ進めていただきたい。そして、少なくともだんだんに切りかえていただくということを、ぜひお願いしたい。

医師不在の無医地区へ駐在保健婦を設置するという厚生省の方針に対する金子の批判は、委曲を尽くしている。これに対し厚生大臣も公衆衛生局長も、医師の肩代わりをさせることが目的ではないのだと答え、高知県や沖縄で保健婦駐在制が成功していることを引き合いに出し、駐在保健婦設置の意義に理解を求めている。しかし全国でただ二県、全市町村に駐在保健婦を配置して総合的な公衆衛生活動を展開している高知県・沖縄と異なり、一部の無医町村に限って医師の代わりに安上がりな駐在保健婦を設置する方針を他県でとることとは本来別問題のはずである。その点をすり替えての苦しい答弁ともいえよう。

戦時の健民健兵政策に起源をもちながら、戦後憲法第二五条の健康権保障義務条項という、公衆衛生の普遍性を出発点として継承された画期性を持つ戦後の高知県の保健婦駐在制は、高度経済成長と過疎化の進行に伴い、戦時から戦後へと続く僻地医療の歪みを補完する制度へと変質して定着し、全国へと波及していったといえよう。「保健婦美談」の流行が、それをおおい隠す役割を果たしもした。しかし皮肉にも、この頃が最も華やかに駐在保健婦がジャーナリズムを賑わした時期でもあった。これらの動きに対して、一部には川上武や金子光のような的確な批判者も現れたが、駐在制がもつ問題点は克服されないまま、やがて駐在保健婦の活動は世間から忘れられてゆき、高知県・沖縄県の駐在制は知る人ぞ知る存在となってゆく。

そして一九八〇年以降、行革の流れが加速するなかで保健所法が半世紀ぶりに全面改正されて地域保健法となり(一九九四年七月一日公布施行)、都道府県保健所が所管していた公衆衛生業務の、市町村への全面移管の方針が急遽決まり、ほとんど国民的議論もなされないまま、一九九七年三月三一日をもって高知県・沖縄県で続けられてきた保健婦駐在制は廃止されるに至ったのである。

次章では、駐在制廃止前後の経緯をたどることにする。

第8章

保健婦駐在制廃止をめぐる動向

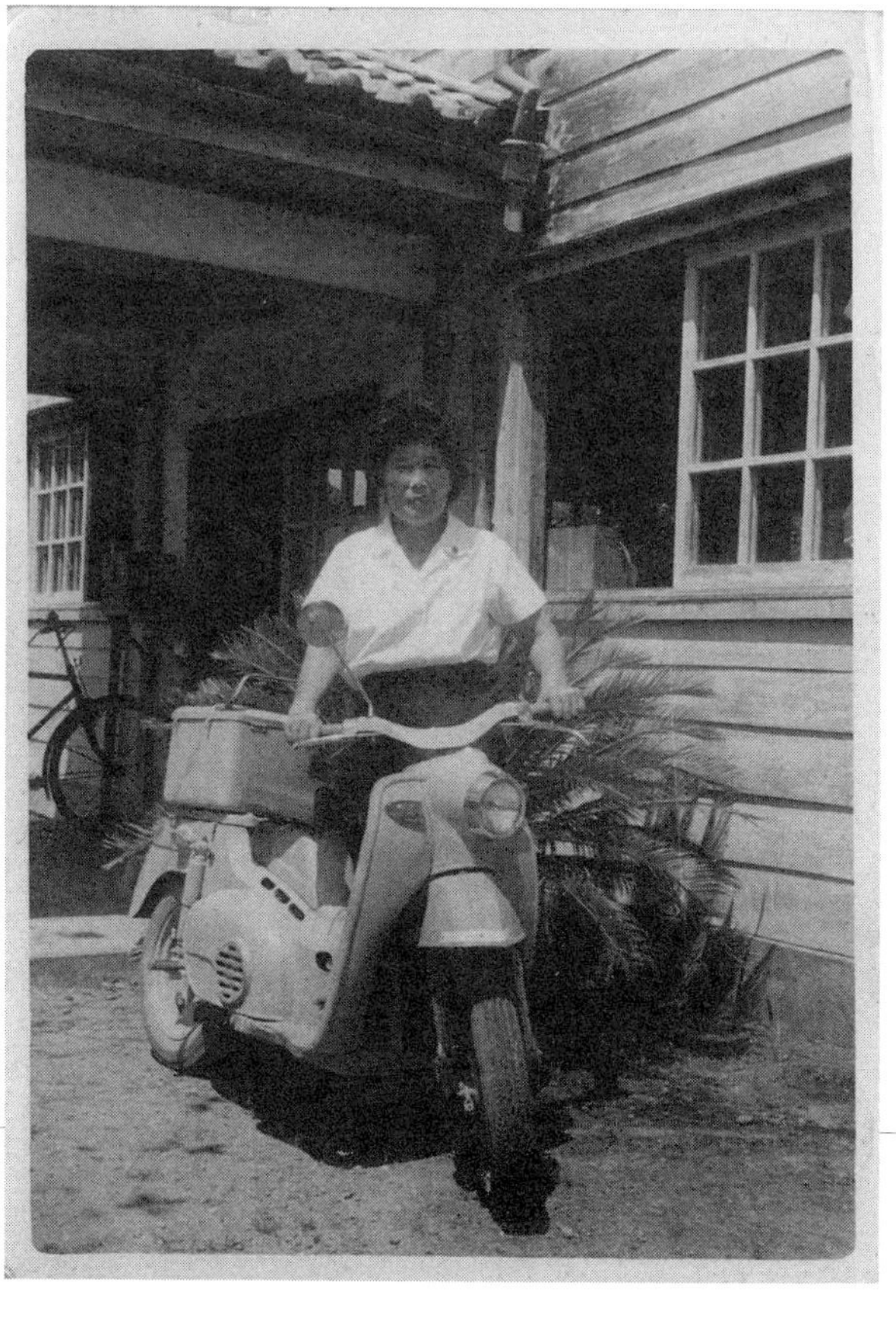

厚生省では、一九七八年度から「国民健康づくり」運動を掲げて自己責任の論理で国民一人ひとりに健康への自覚を促し、住民に身近なサービスを提供するという名目の下、県身分の保健所保健婦よりも市町村保健婦の役割に重点を置くよう政策転換を図ってきた。具体的には国保保健婦を市町村保健婦に身分統一し、市町村保健センターの設置などの施策を進めた[1]。さらには一九八二年老人保健法を制定し、高齢化と疾病構造の変化を背景に、市町村主体に膨大な業務量の成人病対策を定め、市町村保健婦の増員を推進した[2]。これら一連の動きは、全国で県身分の保健所保健婦の活動を住民から遠ざける結果を招いたといえる。

その一連の流れの総決算として、一九九四年七月地域保健法が公布施行され、半世紀ぶりに保健所法は全面改正された。公衆衛生業務の大半が都道府県から市町村に移されたのである。

この法律によって、県保健婦による駐在制に依存してきた高知県と沖縄県では、駐在制廃止と市町村への業務移譲をめぐって困難な対応を迫られることとなる[3]。本章では一九九七年三月駐在制廃止に至る経緯とその後の措置をたどり、その問題点をさぐる。

第1節 地域保健法制定の経緯

戦後改革期の一九四七年に改正公布された保健所法の、半世紀ぶりの抜本的見直しが厚生省により進められ、その姿を現したのは一九九三年である。同年一〇月発行の『保健婦雑誌』は「特集・公衆衛生はどう変わるか―保健所法改正を機に」を組み、巻頭に厚生省健康政策局計画課長・伊藤雅治「「地域保健の総合的見直し」と保健所法改正」を掲げた[4]。

伊藤の論説によって、以下、保健所法見直しの経緯と内容を見る。まず法改正の背景として、人口の高齢化、疾病構造の変化、保健サービスに対する住民のニーズの多様化を挙げ、現行保健所法による住民に遠い保健所の下ではこれらの課題に対応できないとして、一九九三年一月から厚生大臣の諮問機関である公衆衛生審議会において見直しが検討され、七月九日「地域保健対策の基本的な在り方について」という意見具申が提出された。

これには、(1)サービスの受け手である地域住民の視点の重視、(2)都道府県と市町村の役割分担の見直し、(3)都道府県から市町村への権限委譲や地方分権の促進、(4)保健・医療・福祉の連携、(5)地域保健を支えるマンパワーの確保、(6)民間活力の導入の六点が挙げられている。

これを受けて厚生省では、一九九四年度の通常国会に法案を上程すべく準備作業を進めていると報告されている。

公衆衛生行政の分野での、まさに判を押したような行革の論理に貫かれた改革方針が示されたのである。

予定通り改正保健所法は「地域保健対策強化のための関係法律の整備に関する法律案（内閣提出第三六号）」として、一九九四年三月二二日、第一二九回通常国会に提出され、六月一七日衆議院厚生委員会で厚生大臣・大内啓吾（羽田孜内閣）による提案説明がおこなわれた。[5]

大内はここで、急速な高齢化、慢性疾患の増加等による疾病構造の変化、地域住民のニーズの高度化や多様化を背景に、国・都道府県・市町村の役割を再編するとし、法案の内容を以下の四点にまとめている。

第一に、現行の保健所法の名称を地域保健法に改め、地域保健対策推進の理念や地方公共団体及び国の責務を定め、地域保健対策の基本指針を定めること。

第二に、エイズ対策、難病対策、市町村への支援などを法定化し、保健所の機能強化を図ること。

第三に、三歳児健診などの母子保健事業等を市町村がおこない、その実施拠点としての市町村保健センターを法定化し、設置費用に対する国庫補助を創設すること。

第四に、診療所、医薬品の一般販売業等の許可や届け出受理等の事務を保健所設置市に移譲すること。

これを受けた六月二〇日の参議院厚生委員会で審議がおこなわれたが、以下のように反対意見を述べたのは、唯一、岩佐恵美議員（共産）一人にとどまった。[6]

本法案に反対する第一の理由は、人口十万人に一カ所と定めた保健所設置基準が廃止され、事実上保健所を半減させることを第一の目的としていることです。

保健所は、憲法二十五条の「国は、すべての生活部面について、社会福祉、社会保障及び公衆衛生の向上及び増進に努めなければならない。」の規定により、国の責任を明確にした公衆衛生の実施機関として保健所法に位置づけられています。国民の生存権、健康権、環境権を保障するための行政機関であることは言うまでもありません。

その業務も、母子保健から成人・老人保健を初め、結核や感染症対策、エイズやアトピー問題、難病対策、精神保健の推進、栄養改善指導やごみ、公害問題の処理、食品の安全や監視業務、国民生活のあらゆる分野の公衆衛生業務を遂行し、無料の原則により、国民の健康を守るために大きな役割を果たしてきました。

さらに、今日こうした問題に加えて、寝たきり老人の保健指導、育児、仕事、介護に追われる女性たちの健康問題、広がる環境汚染など、健康に生きる権利と密接不可分の問題がより一層深刻になっていると言わなければなりません。

実態から見ても、国の責任を明確にした市町村単位の保健所の増設こそが必要であり、保健所の半減が多くの国民の要求に反することは明らかです。

第二点は、本来国が行うべき保健業務を市町村に押しつけ、責任と財政負担まで自治体に転嫁していることです。

保健所を整理統合、半減させ、さらに、保健所運営費交付金を全額削除しています。これまで必要人員の三分の一を国庫負担していたものを、八四年度からは定額交付とし、母子保健事業の事務経費が一般財源化されたために、東京二十三区だけでも三億円余りの事業費がカットされています。九四年度からは保健所運営費交付金まで一般財源化するとしており、大幅な国庫負担削減になることは、これまでの経緯を見ても明らかです。

また、妊産婦や新生児保健指導などの母子保健業務を市町村に移譲しても、保健婦が一名もいない自治体が七十三市町村もあります。医師や保健婦などの配置基準もなく、きめ細かなサービスどころか人材の確保もできず、均等で良質な保健衛生水準が維持できないおそれも十分にあります。

しかも、センター建設費の予算は年間百件にすぎず、全市町村の設置が順調に終わったとしても十年から十五年もかかる上に、市町村保健センターの設置自体が努力義務規定にすぎず、財政力の乏しい市町村にとって、設置そのものが危ぶまれています。さらに、民間委託を中心にした業務遂行は、かかる費用負担を地域住民に転嫁される懸念や、保健婦の本来業務をも形骸化させるおそれがあります。

第三点は、保健所業務の大半が情報収集や監視、監督業務であり、わずかに残されたエイズや難病等の医療、精神保健業務は、広域化したことによって活用自体が困難となり、また、水質検査や食品の安全性検査などのサービスは著しく低下することも否定できません。保健所職員の合理化も懸念されます。いわば国民のための保健所は一層国民から遠ざかるものとなっていきます。住民の声を聞くための唯一の機関である保健所運営協議会を法定機関から任意設置機関に格下げしていることも大きな問題です。

こうしたやり方は、保健、医療、福祉の質的低下を招き、国民の健康権、環境権を侵害し、住民負担の増大をもたらしかねないものです。

以上の理由により本法案に反対し、法案の撤回を強く求めて反対討論を終わります。

ただし、続けて衛藤晟一ほか四名から、自民党、改新党、社会党（護憲民主連合）、公明党、さきがけ（青雲・民主の風）の五派共同提案による、以下のような附帯決議の動議が提出されている。[7]

政府は、次の事項について、適切な措置を講ずるよう努力すべきである。

一　国及び都道府県は、市町村保健センターの整備、保健婦等人材の確保など、地域保健の基盤整備について、市町村が計画的に推進するよう適切に指導すること。

二　市町村の要請に応じて都道府県が対応する支援体制を確立し、とりわけ保健・医療・福祉のシステムづくりに関する企画や関係機関との連絡調整を行い、各種の地域保健サービスを専門的立場から評価し、将来の施策に反映させていくことが必要であり、これらの業務を円滑に推進するために、都道府県は、保健所の機能強化を積極的に推進するよう努めること。

三　都道府県は、地域の実情に十分留意しつつ、医療計画及び老人保健福祉計画の圏域を参酌して、その保健所の管轄区域を設定すること。

結果、この附帯決議を付すことを決定して、賛成多数で原案通り可決、翌六月二一日の衆議院本会議でも可決された。[8]

同日中には参議院厚生委員会に送付され、ここでの審議においても、唯一西山登紀子議員（共産）によって、反対意見が述べられるにとどまっている。[9]

結局、ここでも賛成多数で可決、翌六月二二日参議院本会議でも可決され、地域保健法は成立した。法律の施行日は公布と同日の一九九四年七月一日とし、ただし都道府県業務の市町村への移譲などについては一定の移行期間を設け、一九九七年四月一日からの施行とされた。[10]

六月一七日の法案説明から六月二二日の成立まで、延べ六日間、正味四日間のスピード審議で、半世紀ぶりの保健所法改正はおこなわれたのである。地方分権の促進という名目の下におこなわれる、都道府県（保健所）から市町村への権限委譲が、実は公衆衛生の公的責任の放棄にほかならないとする一部の反対意見は聞き流され、議論らしい議論を経ないままの急転直下の成立であった。

これにより、駐在制に依存してきた高知県と沖縄県では、深刻な対応を迫られることになる。以下、両県の対応を見ることとする。

第2節　各県の対応

地域保健法制定直後の一九九四年八月、雑誌『厚生福祉』では、「駐在保健婦制にみる現状と課題」として、高知県と沖縄県の現状を二回にわたって紹介している。[11]

これによると、高知県では、一九九二年一二月三一日現在の保健婦総数二一九人のうち、市町村保健婦は六五人（約三割）・残り約七割が県保健婦で、県保健婦のうち九割近くが駐在保健婦である。全国を見ると県三・市町村七の割合で、同県とは逆の比率である。そのうえ、全国の保健婦未設置町村八三のうち、高知県だけで一八（二割）を占める。

沖縄県も同様で、一九九四年六月一日現在の保健婦総数二五四人のうち、市町村保健婦は九〇人（約三割五分）・県保健婦は一六四人（約六割五分）で、県保健婦のうち五割以上の八七人が駐在保健婦である。

ちなみに、一九九〇年一二月末現在での人口一〇万対県保健婦数は高知県が一八・四人で全国一位、沖縄県が一三・二人で全国二位（全国平均五・九人）。同年、人口一〇万対の市町村保健婦は少ない順に東京都三・三人、大阪府三・八人に次いで沖縄県四・九人で三位、神奈川県五・七人、埼玉県六・二人に次いで高知県七・二人で六位（全国平均一二・三人）。つまり県保健婦の割合が大きいトップ二、市町村保健婦の割合で、医療機関に恵まれた大都市を除くワースト二を両県が占めているのである。[12]

両県で、駐在制が地域に根ざして展開し、浸透してゆくあいだに、他県では一九八二年老人保健法による市町村業務の増大を契機に、県保健婦を抑え、市町村保健婦の増員を図ってきた。この間に、県保健婦と市町村保健婦の数や比率は、高知・沖縄両県と全国とのあいだで、これほどまでに開いてしまったのである。

次に、両県での駐在制廃止への対応であるが、高知県では一九九四年三月二二日の地域保健法の国会提出を受けて、同年同月県保健環境部内に地域保健推進室を、外部には知事の委嘱で地域保健問題検討委員会を設置し、地域保健の抜本的見直しを開始する。しかし検討過程の六月二二日の時点で地域保健法が国会で成立してしまい、一九九六年三月に検討委員会が報告書をまとめたときには、「平成九年四月（一九九七年四月一日＝地域保健法により県衛生業務の市町村移譲完全実施と定められた日付――引用者）から、駐在保健婦制を廃止し新たなシステムに移行すべきです」と駐在制廃止は既定方針とせざるをえず、廃止以降、市町村による保健婦確保達成までの移行期間は「一〇年程度が妥当です」とされた。[13]

この提言を受けて県では、一九九七年度から全市町村五三のうち高知市を除く五二市町村をすべて特定町村に指定し、市町村保健婦の人材確保に五年～一〇年間の移行期間を設け、その間県から市町村への派遣保健婦の人件費補助などをおこなう措置を講じた。

一九九六年度の駐在制最後の年の県駐在保健婦は一二三人・市町村保健婦数は六四人だったが、二〇〇〇年度には町村保健婦一五八人・県派遣保健婦二四人と逆転し、以後、市町村保健婦数は二〇〇一年度一七四人、二〇〇二年度一七二人、二〇〇三年度一七八人と定着している。[14]

しかし、駐在制廃止から三年間が経過した一九九九年一二月、高知県健康政策課・田上豊資は、『『地域保健法施行後の保健所は強化されたか？』と問われれば、正直なところ戸惑いの色を隠すことができない。（略）保健所の強化より、むしろ福祉事務所との一体化やリストラ（人員削減）の方が進んだように思われる」と述べ、加えて事務処理上の煩雑さや効率の悪さ、駐在保健婦を介してつながっていた保健所と市町村との連携不全、経験の浅い市町村保健婦の数が急増した点、などの新たな問題点を挙げている。[15]駐在制廃止を推進した側の人物からも、こうした問題点を無視することができないほど、事態が深刻であることを示している。

さらに、駐在制実施時には県内に一〇か所あった県の保健所のうち、高知中央保健所は一九九八年四月一日高知市の中核市移行に伴い高知市保健所へと移行し、残る九か所あった県の保健所は、二〇〇三年四月一日から一挙に五か所に統廃合された。この問題は二〇〇二年一二月、高知県議会で全く別の審議中に議員の知るところとなり、一部の議員が県当局者に事態を質し、審議が紛糾したことが、議事録からもうかがえる。[16]

地域保健法による駐在制廃止後の高知県では、当初懸念されていた通り、保健所数の削減や、県保健婦と市町村保健婦の業務分断による連携不全といった結果をもたらしたのである。

一方、沖縄県では、一九九〇年からすでに保健婦は県職員定数適正化計画の削減対象とされ、退職者の補充が困難となっていた。県は市町村主幹課長会議を招集し一部駐在引き揚げと市町村保健婦採用計画に関する協力を要請し、一九九一年より市部の引き揚げを開始した。市部引き揚げは一九九一年から三年計画で一〇市一二七名とした。[17]

折しも三年計画の市部引き揚げが完了した一九九四年に地域保健法が制定されている。直後に県は駐在制廃止の方針を発表するとともに、県の重点施策として市町村保健婦充足促進事業を挙げた。ここでも駐在制廃止は決定事項として進められ、駐在制存続の余地は残されていなかった。一九九六年、市町村支援に向けて保健婦人材確保支援計画を策定して一九九七年三月に駐在制を廃止した。廃止時の沖縄県保健婦総数一五三名（駐在五八名）、市町村保健婦は一二七名である。

人材確保支援計画では、全五三市町村のうち、特定町村は離島町村を中心に二三で、支援計画の過渡的措置として一九九七年から九九年まで三年間に限り市町村保健婦業務の県受託制度を設けた。この結果、二〇〇〇年現在の未保健婦町村はゼロとなった。[18]

保健所に関しては、高知県ほどの急激な統廃合はおこなわれていないが、県内に七か所あった保健所のうち、二〇〇二年四月一日に石川保健所とコザ保健所が統合され、六か所に減っている。

ここで廃止の経緯を比較すると、両県ともに、一九九四年地域保健法制定を受けて廃止決定の方針を定めるまでの期間が急で、駐在制存続の選択肢、あるいは駐在制の経験を生かした新たな制度の創出を検討する余地などなく、国の方針に沿ったかたちで新制度実施へと推移したと言わざるをえない。

廃止以降の措置については、両県で対応が明瞭に分かれる。高知県では全五三市町村のうち高知市のみを除く五二市町村をすべて特定市町村に指定して予算措置を図り、五年から一〇年の移行期間を設けて段階的に市町村保健婦を増員してゆく方針をとっている。これに対して沖縄県では、全五三市町村のうち特定町村に指定したのは半分以下の二二町村にすぎず、移行期間もわずか三年という短期間であった。聞き書きによれば、この高知県との差は、財政上の理由で県保健婦の予算を確保する意向が県人事課になかったからだという。いずれにせよ、沖縄県ではいかに市町村保健婦確保が急速におこなわれたかがうかがえよう。それでも三年目を経た二〇〇〇年には未保健婦町村がゼロとなったというから、市町村側も相当に無理な対応を迫られたことがわかる。

実際、沖縄県地元紙による報道によれば、「努力の成果もあり、二〇〇〇年度にはすべての市町村が独自で保健師を採用した。／しかし、離島保健師の平均在勤年数は一・七年と短く、『いかに定着してもらうか』が離島町村の悩みの種だ。退職する保健師の相談にも乗った福盛さんは『駐在制の場合は二、三年と期限があり、看護課長らの支援があって乗り切れた。孤立しがちな離島ですべてを抱え、重荷に耐え切れずに退職していくケースが多い』とため息をつく。(略)首長にも意見を言えた駐在保健婦時代とは変わり、現在は上からの指示命令によって保健事業が実施され、『上司が理解してくれない』と嘆く保健師も少なくない。／県健康増進課長の仲宗根正さん(四七)は『首長や上層部の姿勢によって保健事業は大きく変わる。県がすべてを抱える時代は終わり、市町村長らのやる気次第だ。独自の創意工夫がなければ、取り残される』と市町村間の格差が生じることを懸念する。／保健所のベテラン保健師による巡回指導も実施されているが、駐在制のような一体化にはほど遠いのが現状だ」と、廃止後の現状と問題点が指摘されている。[19] 沖縄県が抱える課題は、高知県と比べてより深刻といえるかもしれない。

なお、廃止以降の過渡的な措置の共通点として、地方自治法第二五二条の一七の条項に依拠してともに県保健婦の市町村派遣制を採り入れていることが注目される。先に見たようにこの制度は、一九六五年から青森県で高知県の駐在制を採用することを検討するなかで独自に編み出されたものであり、駐在制廃止以降の高知・沖縄の両県でこの制度が活用されたことは興味深い。国から地方への指導という関係から離れた、地方どうしの相互影響をここにも見ることができよう。

駐在制廃止に当たってまとめられた刊行物は、沖縄県で一九九九年に『人びとの暮らしと共に四五年―沖縄の駐在保健婦活動』という大部なものが編まれたのと対照的に、高知県では県の事業としては取り組まれなかった。一九九三年に保健婦規則五〇周年記念誌として編まれた『明日へ！ 高知の保健婦活動』で予算を使ってしまい、出版の余裕がなかったためだという（同書編集の責任者である高知県保健環境部医務課＝当時・甲田礼子談）。一九九七年三月に高知県下の各保健所では廃止に当たってまとめの冊子が編まれたところもあるが、これすら発行されなかった保健所もあり、駐在制を研究するうえでの資料的な制約ともなっている[20]。駐在制廃止を受けての記念誌の編纂が計画されなかったあたりに、高知県にとっても廃止の方針がいかに急遽決定されたかがうかがえよう。

今回聞き書きの協力を得た保健婦経験者たちのあいだでも、いま自分達が語らなければ駐在制の経験が歴史に埋もれてしまうという思いが共通して聞かれた。

地域保健法制定の経緯から、高知・沖縄両県での駐在制廃止をめぐる動向をたどってきた。最後に指摘しておきたいのは、地域保健法の「地域住民に身近な保健サービスの提供」という理念は、駐在制と決して相容れないものではなく、むしろ共通したものといえる点である。地域保健法と駐在制に違いがあるとすれば、ただ一点、行革の論理の下に、公衆衛生業務の実施主体が県から市町村へと移った、ただそれだけのことなのである。それどころか、財政指数の低い町村を多く抱えた両県では、市町村任せで公衆衛生業務をおこなった場合、市町村ごとの格差が開き、駐在制を敷いていた当時よりむしろ住民への保健サービスは後退する場合すらありえよう。ちなみにこの決定は、高知県知事・橋本大二郎、沖縄県知事・大田昌秀という、ともに「改革派」とみなされる知事の下でおこなわれた。こうした点については、ほとんど国民のあいだに知られることなく、半世紀ぶりの政策転換はおこなわれたのである。[21]

第3節 保健婦経験者による駐在制廃止への思い

駐在制廃止について、聞き書きによる保健婦経験者の思いはさまざまである。

「駐在制も、崩れんと思うちょったけどねえ」（植田信子）、「こんなに簡単に駐在制が壊れるとは思ってませんでしたからねえ。いつのまにかあっというまに壊れちゃったみたいな」（増本寿女子）といった言葉に、あまりに急遽廃止の決定がなされたことへの違和感があらわれている。

そして廃止されたことについては、以下のように、「地域に密着した駐在制は保健婦活動の原点であり、廃止してほしくなかった」という思いと、「時代の変化の中で現在の若い保健婦に当時のような犠牲を強いるのは無理であり、廃止もやむなし」という意見を賛否の典型として、多くの保健婦経験者の言葉は、その両極の間を揺れている。

今の保健婦業務を考える時に、本当にこれで保健婦業務いうもんじゃろかいう気がしてねえ。原点を考えて仕事をしてほしい。高知県の保健婦というものは、方々から見学に来て他県からも手本になってね。今でもやりよることは変わってないわけだから。検診の方法にしたってなんにしたってね。ほじゃからね、ちと原点に帰って保健婦というものの真価を発揮してもらいたい。県外から戻ってきちょった人も、「高知県の保健婦はエラかったんやねえ」言うぐらいやから、みんなから尊敬されちょったんやからねえ。やっぱり今も伝統の原点に帰って、それを踏まえてなかったら。専門職としての立場をわきまえて、ちゃんとしてほしい。

駐在制は、私はやっぱりそのまま残してほしかった。保健婦は市町村に移ったでしょう。予算関係のことで見りゃあね、県と市町村によって続けることもできるでしょう。

今、町の保健婦が四人おる、これが終身、退職まででしょう。異動がなくなるでしょう。進歩もないし、自分らの刺激もない。私これではいかんと思う。保健婦自身が勉強せんし、停滞してしまう。それより、なによりか、異動がないということは、地区住民が気の毒な。私やめてから保健婦活動見てきて、もっと心をもって地区住民に接していくということが大切やと思う。そういう声も出していかんと。米花綾子駐在制はええことにはええけんどねえ、保健婦個人の犠牲の上に立ってる制度やったと思う。新採でも必ず僻地へやられて。私今考えると、新採で僻地へ行って、何も知らん、指導してくれる人もおらん。そんな無茶なと思うんですよねえ。新採で行った先で、保健婦に全部任されるってねえ。そんなことようできるなあ、と思ってねえ。その時は一生懸命やりましたけど。今考えたら、新採をそんなところにポツンとやって、指導体制ができてないでしょ。室長がくるわけでもないし。ほっぽり出すわけですよね。そんなこと考えてもね、保健婦個人が犠牲にされちょうなあと。批判的に思うがですよねえ。

保健所に集まるのは、月に一ぺん。けど個人的に話をするわけでもないし。ただ会議の席上で顔を合わすくらいでしょう。会社やったら、学校でも、上司がすぐそこにおるでしょ。すぐその場で相談したら解決するでしょ。保健婦やったらいちいち保健所にいかにゃいかんでしょ。そんな面でもすごい悩みがありましたね。けどようできたなあ、と思って。今の若い保健婦やったら辞めるろうなあと思いますねえ。

まあ、地域から保健婦をぜんぶ引き揚げるいうことは僻地の切り捨てみたいな感じを受けるけどねえ。やっぱり時代がほら、駐在制をとったときは、電話もない、衛生思想もない、という時代やったから。それはそれでよかったかと思うけどねえ。時代がすっかり変わったから、私は廃止でええがやないかなと思いますけどねえ。

草分けの人らは、なんかこう駐在制は堅持していかないかんみたいな、ものすごく駐在制への思い入れがあるようなことを言われるがやけど、私はそんなに思わんがですけどね。

私より先輩方は、使命感に燃えて。今の若い人は完全に割り切ってるでしょ、仕事と自分との。その中間ながですよね、私らの世代が。つねに反発はしてるけど、それは出さずに、というようなね。

保健婦一人の力なんて微々たるもんでしょ。駐在保健婦が一人おってもよね、いま全部関係機関との連携でやりよる仕事でしょ。一人おっても力を発揮できんと思いますよ。疾病構造も変わってるでしょ。今の保健婦にも、地元の方は、昔の保健婦の方がよう来てくれた、と言うそうですよ。そんな面で住民側からしたら、やっぱり我が村の保健婦いうがあったんでしょうねえ。私も保健婦のありかたに反発しながら、地域の人たちの期待には精いっぱい応えたいという。微妙な時代でしたね。森良枝

かつての駐在制の下での保健婦活動は、私生活を犠牲にして地域住民に献身するという状況が確かにありえた。戦時以来の経験をもつ草分け世代の保健婦は、それを受け入れるだけの資質を備えてもいた。それを保健婦自身の職業観も変化した現代、同じように強いるのは無理だという認識は領けよう。現場での指導体制もままならず、それをかろうじて支えたのは、先に見たように保健婦係長・上村聖恵の個人的指導力や、個々の保健婦の努力に負うところが大きい。世代が変わり、そうしたあり方がいつまでも続くものではないこともまた、当然であろう。

それだけでなく、上記の聞き書きからもわかる通り、保健婦が地域で唯一の衛生指導の担い手だったころと比べて、教育・テレビ・生活の変化などによって、住民の間で保健婦の役割が相対化されたことも大きい。

保健婦なんて、おんなじ仕事をした人はいないんです。地域地域で全部違う。海の人もあれば山の人もある。そうすると、ぜんぜん違ってきますものね。増本寿女子

保健婦の人柄にもよりますからねえ。何年たってもおんなじことしか言ってない人もいっぱいおるんですよ。そこに五年も六年もおったら多少は変わってもええもんやけど。「あんた保健婦に向かんからほかの仕事しいや」って私が言ってやった部下も三、四人おりましたけどねえ。尾崎朔

駐在制の下での保健婦活動は、これらの言葉に見る通り、時代、地域、個人の資質によってまちまちである。しかし、「保健婦活動の原点」という言葉で言い表されている地域住民に密着した活動は、どの保健婦にとっても、常に意識されてきたのである。

ひとつひとつの事例を、保健婦の仕事をしよったら任されるけん、地域全体を把握してよねえ、ここの地区の健康問題はこんなことがあるというがを、みんなが、ずっと学んだと思うがよ。そんで、それを行政へ上げて、ここは脳卒中が多かったら脳卒中の生活改善をせにゃいかんとか、リハビリをしていかにゃいかんとかいう取り組みをよね、保健婦がみんなやってきたということがあったと思います。

それから、いつでも現場におったから、住民の声を、理解できたわね。市町村の言い分とか、

住民の声いうがはすぐわかる。そういう基本があるけん。初めから保健所へおって保健婦でおった者とはぜんぜん視点が違うわけよ。すーっと行ってみても、赤ちゃんがオムツが濡れたりしよったら、こりゃ問題がありゃせんろうか、いう。現場へ視点がいくろ。そこが駐在制からの、ひとつの学びかなあと思います。

全国の保健婦はうんと事務的やけん。けんど高知県の保健婦は駐在から入ってる人は心いうか、感性が現場へやっぱりいく。駐在やって現場を知って、市町村の役場の中へ入っちゅう人は、すぐ現場に目が行くが。現場の意見もパッとわかるがよ。けんど初めから役場にすわった人はなかなかね。

駐在制のころは、言うたら保健婦が、自分の好きなように、自分がニーズをつかんで、しよう思うたらしよったけんど、もうそういうことはできなくなったがよ。吉岡喜代江

このように、保健婦が保健所内にのみ詰めて活動する他県の制度と異なり、地域に駐在することによって、日常的な問題の把握が可能となり、その問題を行政に上げて解決を図ることも、駐在制ならではの利点となっていた。

また、県保健婦の業務、市町村保健婦の業務が、法の規定によって縦割りにされていた他県の制度（業務分担）のもつ弊害を、一人の駐在保健婦が地域の保健業務をすべて受け持つ（地区分担）ことによって克服できる利点が、駐在制にはあった。このかたちが、駐在制廃止によってくずれ、同じ地域の保健問題が、県と市町村によって縦割りにされるわけである。

高知県では、県民に平等に保健サービスを提供するという目的で、駐在制やったがですよね。なんでもかんでも全部、県がやりよったが。それが地域保健法に伴うて、業務分担になったがですよ。結核とか精神とかで、保健所の仕事と市町村の仕事と、地域保健法で役割を分けて。

私らのころは総合的な保健活動だったでしょ。他の県では、結核、感染症、精神は県。寝たきり老人、乳幼児は市町村。そういうふうに分けちょったけんど。高知県は駐在制で、ぜんぶを引き受けてやると。現場はそうでなかったらやれんがよ。これは市です県です言うて分けれんもの。例えば、家庭訪問に乳児のところへ行きよって、お姉さんに障害者の人がおるろ。それを県のがじゃき、言うわけにいかんやか。おんなじように指導して、保健所の方に報告せにゃいかん。吉岡喜代江

地域保健法になったから、今の保健婦も楽であるわけ。私はぜんぶ見たけど、今は「あれは県の仕事です」、「それは市町村の仕事です」っていうふうに。今みたいな地域保健法では。前のような保健制度がよかったじゃないか、というような人が多いんですけれど。

だから、私は駐在制にもどしてほしいの。国や役場には申し訳ないけれど。かといって今、保健婦は浮き草みたいじゃない。仕事は別の仕事が多くなって、保健婦が事務屋になってる。かわいそうになってる。自分の本職はしようと思ってもできなくて。そういうことにつられて事務屋になってる。五時になったらぴしゃっと帰る。それでいいわけ。今の時代。だから、本

当の保健婦とは、と聞かれたときに、どんなに答えるだろうねって。与那覇しづ

ときに一方的で、画一的な指導もあったであろうが、それでは住民の理解を得られないことは、保健婦自身が一番よく知っていた。このことは、以下のように、高知県、沖縄県を問わず共通して聞かれた言葉である。

私ら、突然家庭訪問に行くときは機械的なことはできんやないですか。その人知りませんから。知らない人家庭訪問するときは、話が通じなきゃなんぼ話してもそれ以上通じない。尾崎朔

住民と一体になってましたね。一方的な指導であったらついてきませんよ、住民が。いつでも住民と一緒に立ってたと思いますよ。塩川和子

何かの時には指導的立場になるかもしれないけど、でも、入ったときには、住民と同じような目線でないと。伊泊啓子

個人ごと・家族ごと・地域ごとの個別の問題を発見して解決に取り組んできた駐在制の下での創造的な実践は、地域保健法の掲げる地域住民に身近な保健婦活動という理念とも相通ずるものであるはずなの

に、厚生省の推進する行革の論理に全く無抵抗に廃止の方針を受け入れ、半世紀に及ぶ駐在保健婦の経験の蓄積を十分生かさないまま、急遽新しい制度に移行したことに、疑問を感じる保健婦経験者は多い。

戦後の急速な制度改革のなかで、いち早く地方の抱える課題を見抜き、戦時の駐在制を独自のかたちで継承した高知県の経験は、この時期にこそ生かされるべきだった、というのが駐在制をめぐる史的経緯を踏まえた筆者の立場である。しかし、新たな独自の制度を選択肢に加える動きも見られないまま、駐在制廃止は規定路線として決定され、全国一律の一般制度へと移行したのである。

駐在制廃止の経緯、各県の対応、廃止に当たっての保健婦経験者の思いをたどってきた。一連の検討を振り返ると、駐在制の経験を過去のものにするには、なお考えるべき幾多の問題が残されていると言わざるをえない。

注

はじめに

1 厚生省看護参事官・金子光「駐在制のもつ意義」(『生活教育シリーズ』第二四号、一九五九年)九頁によると、一九五七年末現在駐在保健婦を設置しているのは、以下の一五都道府県である。北海道、埼玉県、東京都、新潟県、岐阜県、愛知県、大阪府、和歌山県、岡山県、徳島県、香川県、高知県、長崎県、大分県、鹿児島県。ここに挙がっておらず、駐在制を採用した県を示す文献として、青森県(鈴木治子・花田ミキ「青森県における派遣保健婦制度について」『保健婦雑誌』第三〇巻七号、一九七四年七月)、千葉県(特集「千葉市の保健婦活動－駐在制をとるに至るまでの経過」『保健婦雑誌』第三一巻一二号、一九七五年)、群馬県・鳥取県(花田みき「開拓地の保健婦－農業行政から衛生行政に移管されるにあたり」所収「開拓地保健婦移管に伴う調査」『保健婦雑誌』第一六巻一一号、一九七〇年)、栃木県(北畑博一・栃木県衛生民生部長「駐在保健婦制度―県の施策として」『保健婦雑誌』第一六巻一一号、一九六〇年)、兵庫県(山本麻香・兵庫県豊岡保健所「郡部保健所における保健婦駐在制について」『保健婦雑誌』第六巻六号、一九五三年)、山口県(大下好子・山口県衛生部医務課「徳山保健所の保健婦駐在制について」『保健婦雑誌』第一五巻一〇号、一九五九年)があり、沖縄県を加えて合計二三都道府県となる。さらに調査すればまだ判明する可能性がある。

2 拙論「高知県における保健婦駐在制」(『歴史民俗資料学研究』第四号、一九九九年)、同「沖縄における保健婦駐在制」(『歴史民俗資料学研究』第五号、二〇〇〇年)、同「青森県における保健婦派遣制」(『歴史民俗資料学研究』第七号、二〇〇二年)。

3 高知県については、「特集・保健婦駐在制の研究」(『生活教育』第二四号、一九五九年)、「特集・高知駐在制の二〇年」(『保健婦雑誌』第二五巻四号、一九六九年)、「特集・高知　駐在制度をめぐって」(『保健婦雑誌』第二五巻九号、一九六九年)、「特集・高知県の公衆衛生活動」(『公衆衛生』第三六巻一一号一九七二年)など。沖縄については「特集・復帰を前に」(『保健婦雑誌』第二五巻一〇号、一九六九年)、「特集・沖縄の公衆衛生活動」(『公衆衛生』第三五巻二号、一九七一年)、「沖縄における衛生の動向」(『厚生の指標』第一八巻一五号、一九七一年)、「沖縄からのリポート」(『看護技術』第一八巻二号、一九七二年)、「焦点・沖縄の医療・看護」(『看護技術』第一八巻六号、一九七二年)、「特集・おきなわ」(『保健の科学』第一四巻六号、一九七二年)などがある。

4 厚生省医務局編『医制百年史』(ぎょうせい、一九七六年)、厚生省五十年史編集委員会編『厚生省五十年史』記述編・資料編(厚生問題研究会、一九八八年)、厚生省健康政策局計画課監修『保健所五〇年史』(日本公衆衛生協会、一九八八年)、厚生省健康政策局計画課監修『ふみしめて五〇年―保健婦活動の記録』(日本公衆衛生協会、一九九三年)。

5 御厨貴『オーラル・ヒストリー―現代史のための口述記録』(中公新書、二〇〇二年四月)。

6 管見に入ったものだけでも、福地曠昭『産婆さん』(ひるぎ社、一九八四年)、吉村典子『お産と出会う』(勁草書房、一九八五年)、松岡悦子『出産の文化人類学―儀礼と産婆』(海鳴社、一九八五年)、落合恵美子「ある産婆の日本近代―ライフヒストリーから社会史へ」(『制度としての〈女〉―性・産・家族の比較社会史』平凡社、一九九〇年)、長谷川博子「「病院化」以前のお産―熊野での聞き取り調査より」(『思想』八二四号、一九九三年)、長沢寿美『産婆のおスミちゃん一代記』(草思社、一九九五年)、井上理津子『産婆さん、五〇年やりました―前田たまゑ物語』(筑摩書房、一九九六年)、西川麦子『ある近代産婆の物語―能登・竹島みいの語りより』(桂書房、一九九七年)、野本寿美子『あたたかいお産―助産婦一代記』(晶文社、一九九八年)など。

7 上野千鶴子『ナショナリズムとジェンダー』(青土社、一九九八年)。

第1章

1 医制については、厚生省医務局編『医制百年史』(ぎょうせい、一九七六年)。

2 コレラ騒動については、小林丈広『近代日本と公衆衛生―都市社会史の試み』(雄山閣出版、二〇〇一年)、特に「第三章　コレラ騒動の歴史的意義」。

3 保健婦規則以前の保健活動については、大国美智子『保健婦の歴史』(医学書院、一九七三年)。

4 厚生省設置の経緯については、藤野豊『厚生省の誕生―医療はファシズムをいかに推進したか』(かもがわ出版、二〇〇三年)。

5 内務省衛生局「保健国策に就いて」(『公衆衛生』第五五巻三号、一九三七年)六頁。

6 床次徳二「人口政策と保健所」(『公衆衛生』第五九巻一二号、一九四一年一二月)六、八頁。

7 「国民体力法中改正法律案外四件委員会会議録(筆記)」(『帝国議会　衆議院委員会議録　昭和篇　一三八巻　第七九回帝国議会　昭和一六年』　東京大学出版会、一九九八年)一九一―一八四頁。「国民体力法中改正法律案特別委員会議事速記録」(『帝国議会　貴族院委員会速記録　昭和篇　一〇二巻　第七九回帝国議会　昭和一六年』　東京大学出版会、一九九八年)二六七―三二七頁。

8 川上武『現代日本医療史』(勁草書房、一九六五年)四五一頁。

9 小栗史朗他『保健婦の歩みと公衆衛生の歴史』(医学書院、一九八五年)三八頁。

10 同前、四一頁。

11 中静未知『医療保険の行政と政治』(吉川弘文館、一九九八年)二八一頁。

12 藤野豊『厚生省の誕生』(かもがわ出版、二〇〇三年)二三五頁。

13 前掲「国民体力法中改正法律案外四件委員会会議録(筆記)」(『帝国議会　衆議院委員会議録　昭和篇　一三八巻　第七九回帝国議会　昭和一六年』)一五八頁。

14 同前、一五八頁。

15 同前、一六五頁。

16 同前、一六七頁。

17 同前、一六六頁。

18 黒川泰一「保健婦普及方策への一批判」(『保健教育』第六巻六号、全国協同組合保健協会、一九四二年六月)四八頁。

19 同前、四九頁。

20 『第八十四回帝国議会関係(健民局)』(国立国会図書館所蔵「厚生省文書」四七　三A・二一・二)体―一四六頁。

21 大日方純夫『警察の社会史』(岩波新書、一九九三年)二三頁。

22 名原寿子「駐在制の今昔―保健所保健婦の活動形態」(厚生省健康政策局計画課監修『ふみしめて五〇年―保健婦活動の記録』日本公衆衛生協会、一九九三年)三〇二―三〇三頁。

23 『丸山博著作集二　いま改めて衛生を問う』(農山漁村文化協会、一九八九年)一三二頁。

24 「わが国における公衆衛生看護業務の変遷」(『保健婦業務覧』第六巻七号)。引用は、具志八重・小渡静子編『沖縄戦前保健婦の足あと』(ニライ社、一九八六年)四〇八頁所載の再録より。

25 同前、四〇八頁。

26 上村基「高知県保健婦歴史・保健婦制度成立まで」(『研究記録』日本看護協会高知県支部保健婦部会、一九五三年)一一頁。

27 利岡波子「高知県保健婦歴史・保健婦制度成立から終戦まで」(同前)一一頁。

28 同前、一一―一二頁。

29 『昭和十七年　高知県通常県会議事速記録』(第六号、一九四二年一二月一日)一六八頁。

30 「保険者別国民健康保険事業運営経過」(『土佐国保だより』第一二〇号、国保連合会三〇周年記念特集号、一九七四年八月)四七―五一頁。

31 『県職員録』(高知県総務部人事課、一九四二年一一月一日現在)二〇〇―二〇一頁。

32 前掲、利岡「高知県保健婦歴史・保健婦制度成立から終戦まで」一二頁。

33 「ルポ・土地に住みついた公衆衛生活動」(東京タイムズ、一九七〇年四月二三日)、上村聖恵「私の歩んだ道―戦中・戦後から今日まで」(『保健婦雑誌』第一九巻一号、一九六三年)一九―二〇頁。

34 中川ヨネコ「保健婦規則制定五〇周年を迎えて」(『明日へ! 高知の保健婦活動―保健婦規則制定五〇周年記念誌』高知県保健環境部医務課、一九九三年)三三―三四頁。

35 長尾寿美　筆者宛て書簡　一九九八年三月五日。

36 厚生省健康政策局計画課監修『保健所五〇年史』(日本公衆衛生協会、一九八八年)三九頁。

37 同前、四二頁。

38 前掲、小栗他『保健婦の歩みと公衆衛生の歴史』四四頁。

39 日野秀逸「戦時下の健康と保健政策」(東京歴史科学研究会婦人運動史部会編『女と戦争―戦争は女の生活をどう変えたか』昭和出版、一九九一年)三七頁。

40 「高知県における保健婦教育の変遷」(前掲『明日へ! 高知の保健婦活動』)一一五頁。

第2章

1 杉山章子『占領期の医療改革』(勁草書房、一九九五年)。

2 同前、一五五頁。

3 『明日へ! 高知の保健婦活動―保健婦規則制定五〇周年記念誌』(高知県保健環境部医務課、一九九三年)八三―八四頁。実はこの三人の他にもう一人、和井兼尾(一九〇九―九〇年)の名前が挙げられているが、主に看護教育を担った人物であり、駐在制実施そのものへの直接的関与は認められないと判断して検討から除外した。もっとも、一九五二年の時点で高知女子大家政学部に看護職養成のための看護学科を開いたのは四年制大学では全国でも唯一のもので、この学科から、後に看護職能団体のトップである日本看護協会長・南裕子や、保健婦行政のトップである厚生省健康政策局計画課・久常節子などの人材を輩出した。またのちの一九五三年に東大医学部に同じく四年制の衛生看護学科を開講するに当たっての先行モデルともなった(金子光『看護の灯高くかかげて―金子光回顧録』医学書院、一九九四年、一四七―一四九頁)。この点、高知県における看護教育の先駆性を知るうえで和井兼尾の存在は決して小さくない。和井兼尾の業績については『和井先生想い出集』(和井兼尾先生想い出集企画編集委員会、一九九一年)に詳しい。

4 国会図書館憲政資料室所蔵「Headquarters Kochi Military Government Team Daily Occupational Activities Report」GHQ/SCAP RECORDS CAS(A)12951―12970.

5 オルトからロックフェラー財団への書簡「県の軍政部所属看護婦の採用条件」一九四八年四月一三日(ライダー島崎玲子・大石杉乃編著『戦後日本の看護改革―封印を解かれたGHQ文書と証言による検証』日本看護協会出版会、二〇〇三年、三八頁、一二〇―一二一頁)。

6 同前、四〇頁。

7 「軍政部付の米国看護婦諸姉」(「協会ニュース」第七号、日本助産婦看護婦保健婦協会、一九四八年八月三一日)一、四頁。引用は、前掲ライダー島崎玲子・大石杉乃編『戦後日本の看護改革—封印を解かれたGHQ文書と証言による検証』二二八–二二九頁再録の資料)。

8 国立国会図書館憲政資料室所蔵「四国軍政部宛　高知県軍政部公衆衛生局発　日報」GHQ/SCAP Records, Headquarters Kochi Military Government Team APO 1050,Daily Report-Activities of 14 May 1948,CAS(A)12952.

9 名原寿子「駐在制の今昔—保健所保健婦の活動形態」(厚生省健康政策局計画課監修『ふみしめて五〇年—保健婦活動の記録』日本公衆衛生協会、一九九三年)三〇三–三〇四頁。

10 琴平保健所「「駐在制」に関するアンケート」(『保健婦雑誌』第一一巻一号、一九五六年)。

11 「聖成稔先生の略歴」(聖成稔先生追悼録刊行会編『聖成さんの思い出』聖成稔先生追悼録刊行会、一九九二年)二八二–二八三頁。

12 『昭和二十年　高知県通常県会議事速記録』第九号、一九三頁、一九八頁。

13 「氏原一郎年譜」(氏原一郎伝刊行委員会編『氏原一郎伝』飛鳥出版室、一九九四年)三九四–四〇六頁。

14 『昭和廿二年五月　高知県議会定例会議事速記録』第三号、四四頁。

15 『昭和廿二年八月　高知県議会定例会議事速記録』第三号、三〇頁。

16 『昭和廿三年二月　高知県議会定例会議事速記録』第七号、三三頁。

17 同上、二〇二頁。

18 国立国会図書館憲政資料室所蔵「四国軍政部宛　高知県軍政部公衆衛生局発　日報」GHQ/SCAP Records, Headquarters Kochi Military Government Team APO 1050,Daily Report-Activities of 12 April 1948,CAS(A)12957.

19 『昭和廿三年十二月　高知県議会定例会議事速記録』第一五回、九頁。

20 『昭和二二年国勢調査報告』(総務庁統計調査課)によれば、一九四七年の人口密度は、全国平均二一二人に対し、高知県一一九人、同年の全国平均面積八〇二七・六二に対し、高知県七一〇三・六二であり、その面積に比べて人口密度の低さ、人口の散在ぶりがうかがえる。また当時の統計を入手することはできなかったが、二〇〇〇年の林野率面積は高知県八三・六%で全国一位(全国平均六二・三%)であり、八〇%を超えているのも高知県のみである(農林水産省「二〇〇〇年世界農林業センサス(林業編)」)。高知県の地理条件の一端をこれらの数字が示している。

21 聖成稔・小野寺伸夫「対談　戦前・戦後の公衆衛生の歴史—保健婦の駐在制と公衆衛生修学生資金の確立」(『公衆衛生情報』第一六巻二号、一九八六年)。

22 聖成稔・他「座談会　保健所活動をふりかえって」(厚生省健康政策局計画課監修『保健所五十年史』日本公衆衛生協会、一九八八年)三五一–三五二頁。

23 同前、三五一–三五三頁。

24 「上村聖恵先生の足跡」(上村久壽彦・望月弘子編『上村聖恵追悼集・ひとすじに生きる』保健同人社、一九八八年)二四五頁。

25 前掲『保健所五十年史』四五頁。

26 伊藤桂一『「沖の島」よ　私の愛と献身を—離島の保健婦荒木初子さんの十八年』(講談社、一九六七年)五五–五七頁。

27 上村聖恵・小西宏「対談　保健婦活動一筋に—保健文化賞を受賞して」(『公衆衛生情報』第九巻二号、一九七九年)一三頁。

28 上村聖恵『公衆衛生看護の原理と実際』(珠真書房、一九七一年)一九–二〇頁。

29 上村聖恵「私の歩んだ道」(『保健婦雑誌』第一九巻一号、一九六三年)三二頁。

30 大嶺千枝子「占領期に行われた保健婦駐在の制度比較に関する史的考察」(『沖縄県立看護大学紀要』第二号、二〇〇一年二月)一一三頁。

31 岩崎正弥「戦時下農村保健運動の実態—滋賀県湖北地域を事例として」(『歴史評論』第五三六号、一九九四年)七二–七三頁。

第3章

1 『明日へ！　高知の保健婦活動―保健婦規則制定五〇周年記念誌』（高知県保健環境部医務課、一九九三年）六一－六二頁。

2 同前、六二－六三頁。

3 「保健環境行政担当部課長保健婦班（係）の変遷」（同前）二八一－二八二頁。

4 聖成稔「保健婦駐在制度十周年に寄せて」（『保健婦地区駐在制十周年記念誌』日本看護協会保健婦会高知県支部、一九五八年）二頁。

5 「歴代保健婦名簿」（『あしあと―保健婦駐在制廃止にあたって』高知県中村保健所、一九九七年）七－八頁。

6 前掲『あしあと―保健婦駐在制廃止にあたって』二頁。

7 前掲『明日へ！　高知の保健婦活動』二四三頁。

8 『高知県保健婦の現況―保健婦配置の現況及び基準定数との関係について』（高知県厚生労働部医務課、一九六七年）一三七－一五三頁。

9 前掲、『明日へ！　高知の保健婦活動』六五頁。

10 前掲『明日へ！　高知の保健婦活動』六五－六六頁。「高知県保健婦技術研修会内容」（『高知県における保健婦事業』高知県保健環境部、一九八四年）五八－六五頁。

11 畑下浩博・宮下和久・武田真太郎・松本健治・日野秀逸「駐在保健婦制度についての史的考察―和歌山県と高知県の場合」（『公衆衛生研究』第四四巻二号、一九九五年）。

12 「フリーディスカッション・高知県の駐在制をめぐって」（『保健婦雑誌』第二五巻九号、一九六九年）一五、一八、二二頁。

13 上村聖恵「県技師を獲得」（『保健婦雑誌』第一三巻八号、一九五七年）。

14 上村聖恵ほか「座談会・農村社会と保健婦」（『保健婦雑誌』第一六巻五号、一九六〇年）三四頁。

15 上村は高知県退職前年の一九七六年から日本看護協会保健婦部会長に就任するが（一九八一年まで）、この時期は第二次臨調の前夜で補助金見直しが予算編成の課題となり、その一環として「保健所保健婦補助金の交付税回し」が財政当局から企図された。このとき、上村は厚生省や大蔵省官僚に反対をしてまわり、いったんは交付税回し撤回を実現している。このときの様子を知る者は、上村の官僚に対する物言いのすさまじさに圧倒されたと口をそろえる（元厚生省公衆衛生局長・大谷藤郎「わが戦友・上村聖恵先生」、上村久壽彦・望月弘子編『ひとすじに生きる―上村聖恵追悼集』保健同人社、一九八八年、二八頁、元参議院議員・石本茂「御生前をお偲びしながら」同五六頁、元全国保健婦長会長・遠藤セツ「温もりと厳しさ」同一三七頁）。この時上村とコンビを組み、この働きかけに奔走した大森文子（当時日本看護協会会長）は、のちに「厚生省の関係局長、課長に暴力団まがいの暴言を吐いて廻りました。これも貴女（上村――引用者）の熱意の力でした」と回想している（大森文子「追悼の記」同前一〇一頁）。現在の看護協会がどちらかといえば政府に追随するだけでその方針に異を唱えることが少ないことを考えると、この時の上村の振る舞いは際立っている。駐在制の実践の延長に、このような「異色の人材」が生まれたのである。

16 以下、家族管理カードについては、上村聖恵『公衆衛生看護の原理と実際』（珠真書房、一九七一年）一一七～一三六頁。一九六七年一月五日付、高知県中央保健所長・国分正造による高知県知事宛て『賞誉内申書（案）』長尾寿美氏提供、による。

17 『第六五回　国会会議録　衆議院予算委員会第三分科会』第三号、三四頁。

第4章

1 『厚生白書（昭和三一年度版）』、第二章、第三節、一、結核問題、（一）結核の実態。
2 前掲『明日へ！　高知の保健婦活動』九五頁。
3 同前、一〇四頁。
4 同前、九六頁。
5 同前、九六頁。
6 同前、九七頁。
7 「結核死亡、結核登録者の推移」（前掲『明日へ！　高知の保健婦活動』）九八頁。
8 前掲『明日へ！　高知の保健婦活動』一〇四頁。
9 高知県衛生部長・山崎義節「高知県の保健婦のための看護基準」一九五二年七月一日。
10 吉村典子『お産と出会う』（勁草書房、一九八五年）、同『子どもを産む』（岩波新書、一九九二年）。
11 『厚生白書（昭和四〇年度版）』第七章、第二節、一、母子保健。
12 同前。
13 『厚生白書（昭和三一年度版）』第二章、第五節、三、家族計画、家族計画と受胎調節。
14 「人工妊娠中絶件数と出生数の比較（昭和二四～三〇年）」（『厚生白書（昭和三一年度版）』序章、わが国の人口問題と社会保障）。
15 前掲『明日へ！　高知の保健婦活動』一〇四頁。
16 「市町村当局の任は大　衛生組合解散　性病予防法を語るキナード課長」高知新聞、一九四八年九月一一日。
17 「高知県立保健所処務規程」（高知県訓令第六八一号）（「高知県広報」第三〇一一号、一九四八年一一月一九日）。
18 前掲『明日へ！　高知の保健婦活動』一〇四頁。
19 「県、性病診療所を廃止　利用激減で契約診療に」高知新聞、一九五九年七月二日。
20 『厚生白書（昭和三一年度版）』第二章、第五節、一、環境衛生、蚊とはえの駆除。
21 為藤隆弘「簡易水道布設助成規則について」（『しま』第四号、一九五四年一〇月）八－一一頁。為藤隆弘ほか「座談会・離島と水」（同前）一二－一三頁。
22 「伊田のツツガ虫病」（『大方町史』高知県大方町教育委員会、一九六三年）三七五－三七七頁、「結核とも関連？　肺ジストマ　幡（多）郡の現地調査終る」高知新聞、一九五〇年八月二日、「煮ても焼いてもダメ　肺ジストマの病原媒介は水」高知新聞、一九五一年二月一七日、「肺ジストマの本県分布実態　山間以外の全河川に保虫率全国最高に近づく」高知新聞、一九五二年六月三〇日、「象皮病」高知新聞、一九五二年七月一八日、「南海地方に多い象皮病　北村長崎医大教授語る」高知新聞、一九五三年一月二九日夕刊、「沖ノ島など三カ所で　フィラリア追放へ今秋から本格検診」高知新聞、一九六二年九月一九日、荒木初子「フィラリアとの闘い」（『保健婦雑誌』第二三巻四号、一九六七年）。
23 前掲「高知県立保健所処務規程」（高知県訓令第六八一号）。
24 「ハンセン氏病（らい）」（『保健環境行政の概要』高知県保健環境部、一九八六年）六五頁。
25 「優しいライ者の友　県予防課長　青山信彦氏」高知新聞、一九五一年一二月三日。青山信彦「聖成稔先生を偲んで」（聖成稔先生追悼録刊行会編『聖成さんの思い出』聖成稔先生追悼録刊行会、一九九二年）二二頁。
26 『昭和廿二年五月　高知県議会定例会議事速記録』第三号、四四頁。
27 「先生の履歴」（前掲『聖成さんの思い出』）二八二－二八三頁。佐分利輝彦「救らいの父」（同前）一一六頁。
28 大谷藤郎『らい予防法廃止の歴史』（勁草書房、一九九六年）二一八頁。

29 裁判の経緯や判決については、解放出版社編『ハンセン病国賠訴訟判決』（解放出版社、二〇〇一年）、ハンセン病違憲国賠訴訟弁護団編『開かれた扉─ハンセン病裁判を闘った人たち』（講談社、二〇〇三年）に詳しい。

30 橋本大二郎「県発行書物に係るハンセン病に関する記述について」二〇〇一年七月一一日（高知県健康福祉部「高知県健康づくりホームページ」http://www.pref.kochi.jp/%7Ekenkou/hansen/index.html）。

31 徳永進「問われている故郷愛」（『看護教育』第四二巻八号、二〇〇一年）六〇八─六〇九頁。

32 「精神保健」（前掲『明日へ！ 高知の保健婦活動』）九九─一〇〇頁。

33 「精神衛生」（『保健環境行政の概要』高知県保健環境部、一九八六年）六六頁。

34 「成人保健」（前掲『明日へ！ 高知の保健活動』）一〇七─一〇八頁。

35 『厚生白書（昭和五七年版）』序章、高齢化社会への本格的対応、第三節、老人保健制度の発足─高齢化社会への第一着手、老人保健制度のねらい。

36 この活動については、以下の文献にも報告がある。上田梅子「部落ぐるみの酒害対策」黒い鞄一一一（『土佐国保だより』一五九号、一九八一年一月）。小林哲夫（高知県断酒新生会）「密造の芋焼酎地獄から男たちを救い出したかあちゃんたちの奮闘記」（特集・全国ルポ／地域ぐるみのアルコール予防対策『アルコール・シンドローム』第一四号、アルコール問題全国市民協会出版部、一九八九年三月）。

37 前掲「成人保健」（『明日へ！ 高知の保健婦活動』）一〇九頁。

38 「健康体操の実習に汗を流して」（『土佐国保だより』第一二六号、一九七五年七月）によっても、富田繁子が真向体操の指導に当たる様子が報告されている。

39 『生命の貯蓄体操体験集』（㈳生命の貯蓄体操普及会、一九七八年）、矢野順一『生命の貯蓄 体操理論編』（㈳生命の貯蓄体操普及会、一九七九年）、『生命の貯蓄体操』（私の健康・別冊、主婦の友社、一九八〇年）、「要の体操」のテープなど。

40 前掲『生命の貯蓄体操』二二三─二二四頁。

第5章

1 「特集・復帰を前に」(『保健婦雑誌』第二五巻一〇号、一九六九年)、「特集・沖縄の公衆衛生活動」(『公衆衛生』第三五巻二号、一九七一年)、「沖縄における衛生の動向」(『厚生の指標』第一八巻一五号、一九七一年)、「沖縄からのリポート」(『看護技術』第一八巻二号、一九七二年)、「焦点 沖縄の医療・看護」(『看護技術』第一八巻六号、一九七二年)、「特集・おきなわ」(『保健の科学』第一四巻六号、一九七二年)。

2 『沖縄の公衆衛生看護事業　一五周年記念誌』(沖縄看護協会公衆衛生看護婦会、一九六七年)、『沖縄戦後の保健所のあゆみ　保健所三〇周年記念誌』(沖縄県環境保健部予防課、一九八一年)、『沖縄県の公衆衛生看護事業三〇周年記念誌』(日本看護協会保健婦部会沖縄県支部、一九八二年)、『保健所の歩み―保健所創立四〇周年記念誌』(沖縄県環境保健部、一九九一年)、決定版として駐在制廃止に当たって編まれた『人びとの暮らしと共に四五年―沖縄の駐在保健婦活動』(沖縄県福祉保健部健康増進課、一九九九年)。なお、これらはすべて活動の起点を戦時期ではなく、戦後においている。

3 与那原節子『沖縄の保健婦―結核との闘いの軌跡』(保健同人社、一九八三年)、具志八重・小渡静子編『沖縄戦前保健婦の足あと』(ニライ社、一九八六年)、照屋寛善『戦後沖縄の医療―私の歩んだ道から』(メヂカルフレンド社、一九八七年)、島成郎『精神医療・沖縄十五年―持続する地域活動を求めて』(社会評論社、一九八八年)、山城ヒロ子『ヤマネコ保健婦―三十五年のあゆみ』(私家版、一九八九年)、沖縄県保健婦長会編『沖縄の保健婦たち』(ひるぎ社、一九九四年)、金城妙子『原点をみつめて―沖縄の公衆衛生看護事業』(私家版、二〇〇一年)など。

4 小栗史朗「沖縄の公衆衛生(戦後)」(『医療経済研究会会報』一六号、一九七九年)。ちなみに小栗による沖縄の公衆衛生の「戦前」を論じたものは見当たらない。大嶺千枝子「占領期に行われた保健婦駐在の制度比較に関する史的考察」(『沖縄県立看護大学紀要』第二号、二〇〇一年)。

5 崎原盛造「医介輔と駐在保健婦の役割」(平山清武編『沖縄の医療と保健』(財)徳明会、一九八七年)四〇頁。

6 具志八重・小渡静子編『沖縄戦前保健婦の足あと』(ニライ社、一九八六年)。

7 『国民健康保険小史』(国民健康保険協会、一九四三年)。引用は同前『沖縄戦前保健婦の足あと』の再録、三六〇―三六二頁。

8 奥松文子の発言「座談会・戦前の保健婦活動を語る」(前掲『沖縄戦前保健婦の足あと』)四一頁。

9 玉城文「野戦病院解散後の苦闘」(同前)一二六頁。

10 新里ヨシ「母の死がきっかけで産婆に」(同前)一五六―一五七頁。

11 宮城ツル「軍隊にふりまわされて」(同前)八〇―八一頁。

12 伊波静子「乳児指導に力を入れる」(同前)八九頁。

13 与那文子「今帰仁村に二十八年間駐在」(同前)一五〇―一五一頁。

14 奥松文子「南風原村駐在初代保健婦として」(同前)一八七頁。

15 具志八重「戦火をくぐって巡回看護活動」(同前)二二八頁。

16 島袋捷子「具志八重　献身と平和祈念の日々」(外間米子監・琉球新報社編『時代を彩った女たち―近代沖縄女性史』ニライ社、一九九六年)四五七―四六三頁。

17 伊礼登代子「私の見た公看業務の移りかわり」(『創立十周年記念誌』琉球看護婦協会、一九六一年)。引用は前掲『沖縄戦前保健婦の足あと』九六―一〇二頁、再録より。

18 宮里政玄『アメリカの沖縄政策』(ニライ社、一九八六年)、大城将保『琉球政府』(ひるぎ社、一九九二年)。

19 前掲、照屋寛善『戦後沖縄の医療―私の歩んだ道から』二二二頁。

20 「米軍政部看護指導者・顧問」(金子光編著『初期の看護行政―看護の灯たかくかかげて』日本看護協会出版会、一九九二年、三七八頁)。

21 天川晃「日本本土の占領と沖縄の占領」（『横浜国際経済法学』第一巻一号、一九九三年）。

22 金城妙子「ワーターワーズさんを想う」（前掲『沖縄の公衆衛生看護事業　一五周年記念誌』三四－三五頁）、伊礼登代子「ケーザー先生をおくる」（同前三八一頁）、真玉橋ノブ「ワニタ・ワーターワース女史と沖縄の看護」（前掲『初期の看護行政―看護の灯たかくかかげて』三八三頁）、伊礼登代子「恩師ケーザー先生のこと」（同前、三六頁）。

23 仲村源英「沖縄と医介輔」（前掲「特集・おきなわ」『保健の科学』）三四四－三四七頁。

24 崎原盛造・郡司篤晃「沖縄における保健医療の特性」掲載「表一・医療従事者の推移」（琉球大学医学部附属地域医療研究センター編『沖縄の疾病とその特性』九州大学出版会、一九九六年、三三頁）

25 伊礼登代子「公衆衛生看護活動三〇年の歩みから」（前掲『沖縄県の公衆衛生看護事業三〇周年記念誌』）三二一頁。

26 「看護行政担当係長」（前掲『初期の看護行政―看護の灯たかくかかげて』）三七九頁。

27 仲里幸子「金城妙子　公看一路邁進」（前掲『時代を彩った女たち―近代沖縄女性史』）四四六－四五〇頁、「職歴」（前掲『原点を見つめて』）三〇五－三〇六頁、前掲「看護行政担当係長」（『初期の看護行政―看護の灯たかくかかげて』）三七九頁、「歴代所内保健婦名簿」（前掲『人びとの暮らしと共に四五年―沖縄の駐在保健婦活動』）三三二－三四一頁。

28 戦時の衛生担当者のこの時期の交代は、保健婦指導者にかぎらない。戦時の沖縄県衛生課長・大宜見朝計（一九〇七－七八年）は、戦後も一九四五年八月沖縄諮詢会が発足すると引き続き衛生部長（当時三八歳で最年少の部長）、一九四六年沖縄民政府公衆衛生部発足と同時に同部長となるなど、戦後沖縄の医療・衛生の再建を担ったキーパーソンである。医介輔制度の発案者としても知られる。しかしやはり琉球政府発足と同時の一九五二年四月にその任を離れ、その後、一九五四年から那覇保健所長として現場で指揮をとったのも具志・伊礼同様であり、一九五五年沖縄群島医師会会長、一九五八年沖縄らい病予防協会副会長など、要職を歴任した（「大宜見朝計氏年譜」『大宜見朝計氏を偲ぶ』㈶琉球生命済生会、一九七九年、二八五－二九八頁）。こうした人事異動の意図を裏づける資料は確認できないものの、具志・伊礼らへの処遇と共通したなんらかの意図があったものと思われる。

29 前掲、金城妙子「ワーターワーズさんを想う」三四－三五頁。

30 金城妙子「私の戦後史」（『私の戦後史』第八集、沖縄タイムス、一九八五年）。引用は前掲『原点をみつめて―沖縄の公衆衛生看護事業』二六八頁。

31 前掲「歴代所内保健婦名簿」（『人びとの暮らしと共に四五年―沖縄の駐在保健婦活動』）三三二－三四一頁。

32 同前、三三二－三四一頁。

33 崎原盛造・平良一彦「沖縄におけるマラリア・フィラリア対策史」（前掲『沖縄の疾病とその特性』）二一二－二二三頁。

34 元環境衛生課長・新里芳雄の発言。「座談会・保健所創立から復帰までの活動」（前掲『保健所の歩み―保健所創立四〇周年記念誌』）一二頁。

35 仲田安雄「食品、環境衛生行政のあゆみ」（前掲『沖縄戦後の保健所のあゆみ―保健所三〇周年記念誌』）四九－五〇頁。

36 上原千代「米兵連れてＶＤ狩り」（同前）八八－八九頁、宮城シゲ「自転車が唯一の機動力」（同前）一一七頁。ともに性病対策をめぐる米軍人と沖縄の女性についてのなまなましい証言がなされ、その現場に駐在公看がいたことがうかがえる。

37 『沖縄の結核　沖縄療友会創立一〇周年記念誌』（㈶沖縄療友会、一九六七年二月）。前掲、与那原節子『沖縄の保健婦―結核との闘いの軌跡』。

38 『沖縄救癩史』（沖縄らい予防協会、一九六四年）。犀川一夫『門は開かれて―らい医の悲願四十年の道』（みすず書房、一九八九年）、同『ハンセン病医療ひとすじ』（岩波書店、一九九六年）。

39 「公衆衛生看護事業年表」（前掲『沖縄の公衆衛生看護事業　一五周年記念誌』）二一－二五頁。「組織活動の推移」（前掲『沖縄県の公衆衛生看護事業三〇周年記念誌』）三七五－三九六頁。

40 「日本政府派遣技術講師」（前掲『初期の看護行政―看護の灯たかくかかげて』）三七八頁。

41 前掲「公衆衛生看護事業年表」（『沖縄の公衆衛生看護事業　一五周年記念誌』）二一－二五頁。前掲「組織活動の推移」（『沖縄県の公衆衛生看護事業三〇周年記念誌』）三七五－三九六頁。

42 もっとも占領下の沖縄では日本本土への研修が困難な状況だったため、外国への研修が一般的であった。一九五四年から七二年まで、イギリス・アメリカ・ハワイ・台湾・インド・フィリピン・ニュージーランド・オーストラリア・マレーシア・香港・韓国の十か国に、五七人を派遣している。大嶺千枝子「公衆衛生看護事業の沿革」（前掲『沖縄県の公衆衛生看護事業三〇周年記念誌』）四六頁。

43 高知県以外の日本本土の公衆衛生関係者がこの問題について発言した稀有な例として、小栗史朗「沖縄県保健所リポート　公衆衛生行政の本土なみ後退を許すな！」（『住民と自治』第一六号、一九七九年三月）。

44 「座談会・保健婦支部活動をふりかえって」（前掲『沖縄県の公衆衛生看護事業三〇周年記念誌』）二七頁。

45 前掲「組織活動の推移」三七九頁。

46 同前、三八〇頁。

47 前掲、大嶺千枝子「公衆衛生看護事業の沿革」三九－四〇頁。

48 同前、四〇頁。

49 琉球政府厚生局長発・八重山保健所長宛「上村聖恵女史来島に伴うご配慮のお願い」（厚予第一三四号）、『公衆衛生業務に関する書類（往復文書綴）』（八重山保健所看護課、一九七一年）―沖縄県立公文書館所蔵、資料番号R〇〇〇八四七四五B。

50 「上村女史来島日定〔ママ〕表」、同前『公衆衛生業務に関する書類（往復文書綴）』。

51 前掲「座談会・保健婦支部活動をふりかえって」三〇－三一頁。

52 上村聖恵「沖縄県の保健婦活動と私」（前掲『沖縄県の公衆衛生看護事業三〇周年記念誌』）一四－一五頁。

53 前掲「組織活動の推移」三八一頁。

54 『第六五回　国会会議録　参議院・沖縄及び北方問題に関する特別委員会』（七号、一九七一年三月二六日）一五頁。

55 「喜屋武真栄氏が死去　復帰運動をリード　参院五期戦後処理に尽力」（沖縄タイムス、一九九七年七月一六日）。

第6章

1 『ふりかえり前にすすむために―保健所保健婦の手記』(青森県保健婦歴史研究会、一九八〇年三月)、『明日の健康を求めて―弘前大学保健医学研究会の記録　一八五三―一九八五』(弘前大学保健医学研究会記念集刊行会、一九八六年一一月)。

2 花田ミキ『巻きもどすフィルム』(私家版、一九八五年一一月)、同『語り継ぎたい―父母たちと私の戦中記憶』(私家版、一九九四年四月)、同『燠なお消えず』(私家版、一九九七年四月)、『鎮魂のうた―二〇世紀におくる』(私家版、二〇〇一年二月)。佐々木直亮『衛生の旅』PART一―七(私家版、一九八〇年―九九年)。

3 上村聖恵・花田ミキら「座談会・農村社会と保健婦」(『保健婦雑誌』第一六巻五号、一九六〇年五月、花田ミキ「保健婦課設置のめざすもの」(特集・働きよい体制づくり『保健婦雑誌』第二〇巻一号、一九六四年一月)、鈴木治子「雪の中に伸びる芽」(『保健婦雑誌』第二〇巻五号、一九六四年五月)、鈴木治子「僻地とともに―青森県東通村に根づいた総合看護」(『看護』第二〇巻四号、一九六八年四月)、花田ミキ「被災地からの手紙」(特集・緊急医療をさぐる『保健婦雑誌』第二四巻七号、一九六八年七月)、花田ミキ「青森県の町村派遣保健婦制度」(『保健婦雑誌』第二四巻八号、一九六八年八月)、花田ミキ「後継者育成の悩み」(焦点・看護における地方性の問題『看護技術』第一四巻一〇号、一九六八年一〇月)、花田ミキ・鈴木治子「カッチャだちと手をつなごう―住民の命を守った運動その二つ」(『月刊福祉』第五三巻六号、一九七〇年六月)、編集部「根を下す地域保健活動―青森県の保健婦派遣制度にみる」(特集・保健所再編と地域看護『看護』第二四巻九号、一九七二年九月)、花田ミキ「苦悩する地方看護行政」(同)、鈴木治子・花田ミキ「青森県における派遣保健婦制度について」(『保健婦雑誌』第三〇巻七号、一九七四年七月)、花田ミキ「農民の健康と保健婦」(橋本正己編『社会変動と住民の保健』医学書院、一九七四年)、座談会「津軽の地域保健活動を語り継ぐ」(『保健同人生活教育』第二七巻一一号、一九八三年一一月)、花田ミキ「風雪をこえて―青森県の町村派遣保健婦の歴史」(同上)、三上のり子「出稼ぎと保健婦活動―鰺ヶ沢保健所(柏村駐在)」(同上)、森山ヨシエ「むつ・下北地域の看護サービスをすすめて」(同上)、加賀谷幸子「青森県の派遣保健婦制度」(厚生省健康政策局計画課監修『ふみしめて五十年―保健婦活動の歴史―』日本公衆衛生協会、一九九三年)、花田ミキ「未来を望み明日を語る―青森県の看護行政にたずさわって」(同上)、花田ミキ「青森県」(前掲『初期の看護行政―看護の灯たかくかかげて』)、花田ミキ「平和こそ看護の前提―戦後五〇年・心の軌跡を辿る」(『看護学雑誌』第五九巻八号、一九九五年八月)。

4 青森県退職保健婦の会編『いのちみつめて』I～IV、一九九一年。これは資料をそのまま製本したもので、内容は以下の通り。I県職員派遣に関する規定、II青森県農村医学研究会発表資料一―二六、III日本看護協会地域看護分科会発表資料、青森県環境保健部職員研究発表会資料、IV派遣保健婦文集「芽生え」一―七。

5 青森県の関係者以外では唯一、厚生省看護研修研究センターの名原寿子が、保健婦派遣制の先駆的事業として青森県を位置付けている。名原寿子「派遣保健婦制度の始まり」(前掲『ふみしめて五十年―保健婦活動の記録』)三一四―三一五頁。

6 味岡荘「東北地方の冬の衛生状態に就いて」(『公衆衛生』第五五巻二号、一九三七年二月)四六―五一頁。

7 花田ミキ「よみがえるあの顔この顔」(前掲『ふりかえり前にすすむために―保健所保健婦の手記』)一三―一四頁。

8 遠藤恵美子「一九三〇年代の保健婦活動―その一　東北更新会における保健婦の活動」(『医学史研究』第四七号、一九七六年)一三―一九頁。

9 花田ミキ「小山内スナさんに聞く」一九六四年ごろの手書きメモ、

花田ミキ氏提供。

10 工藤スナ「日記から」(『若葉』第三号、社会事業研究所若葉会、一九四一年一〇月一〇日)二一‐三頁。

11 前掲、花田ミキ「小山内スナさんに聞く」。

12 「社会運動を実践した　岩淵謙一」(青森県を作った五〇人・連載一七、東奥日報、一九六五年五月一三日)。

13 『国民健康保険小史』(㈶国民健康保険協会、一九四三年)、引用は前掲『沖縄戦前保健婦の足あと』三六〇‐三六二頁の再録。

14 豊崎聡子「恐慌期農村医療の展開過程—医療組合運動から国民健康保険法へ」(『農業史研究』第三五号、二〇〇一年)二三‐三七頁。

15 鈴木治子「夏季保健(福祉)活動の展開とその終焉—青森県の保健活動との関連において」(前掲『明日の健康を求めて—弘前大学保健医学研究会の記録　一八五三‐一九八五』)二〇五頁。また中静未知によれば、一九三〇年代に賀川豊彦によって全国で展開される医療組合設立運動の契機に、青森の医療組合の先例が参照されたという。中静未知『医療保険の行政と政治』(吉川弘文館、一九九八年)一九二頁。

16 前掲『ふりかえり前にすすむために—保健所保健婦の手記』二一八頁。

17 前掲『国民健康保険小史』。

18 前掲『ふりかえり前にすすむために—保健所保健婦の手記』、各保健所の項参照。

19 花田ミキ「青森県」(前掲『初期の看護行政—看護の灯たかくかかげて』)二六三‐二七八頁。

20 小栗史朗他、前掲『保健婦の歩みと公衆衛生の歴史』六〇頁。

21 「特集・公衆衛生は黄昏か?(一)」(『公衆衛生』第二一巻一号、一九五七年一月)、「特集・公衆衛生は黄昏か?(二)」(『公衆衛生』第二一巻三号、一九五七年三月)、神谷昭典・棚橋昌子「戦後衛生行政史(その一)いわゆる〝公衆衛生のたそがれ〟について」(『医学史研究』第二〇号、一九六六年)。

22 『昭和三十五年二月　青森県議会第六十一回定例会会議録』第二号、七五頁。

23 同前、七五‐八二頁。

24 同前、八九頁。

25 岩手の保健活動については、菊地武雄『自分たちで生命を守った村』(岩波新書、一九六八年)。大牟羅良・菊地武雄『荒廃する農村と医療』(岩波新書、一九七一年)。岩手県地域医療研究会編『いわての保健活動の歩み』(岩手県国民健康保険団体連合会、一九七二年九月)。前田信雄『岩手県沢内村の医療』(日本評論社、一九八三年)。

26 その全体の記録は、前掲『明日の健康を求めて—弘前大学保健医学研究会の記録　一八五三‐一九八五』にまとめられている。

27 鈴木治子「夏季保健(福祉)活動の展開とその終焉—青森県の保健活動との関連において」(前掲『明日の健康を求めて—弘前大学保健医学研究会の記録　一八五三‐一九八五』)二〇九‐二一〇頁。

28 前掲『いのちみつめて』Iに収録。

29 同前。

30 青森県の駐在制導入にはこれほど強硬な反対姿勢をとった上村が、前章で見たように沖縄では積極的な支援の姿勢をとったのは、占領期沖縄では予算面で日本とは切り離されていたのはもちろんのこと、復帰後も沖縄県の駐在保健婦設置の補助金は沖縄振興開発特別措置法に根拠をおいており、高知県では影響を受けなかったことを、一因として考えることができる。

31 前掲『いのちみつめて』Iに収録。

32 『青森県議会史　昭和三八‐四一年』(青森県議会、一九八三年)一四一六頁。

33 同前、一四一八頁。

34 前掲、編集部「根を下す地域保健活動—青森県の保健婦派遣制度にみる」八九頁。

35 前掲『青森県議会史　昭和三八‐四一年』三八八頁。

36 同前、三八九頁。
37 同前、八六一頁。
38 同前、八六三頁。
39 以下、「もったら殺すな運動」については、前掲、花田ミキ・鈴木治子「カッチャだちと手をつなごう—住民の命を守った運動その二つ」三八－三九頁。
40 同前、三九頁。
41 前掲『青森県議会史　昭和三八－四一年』一〇七七頁。
42 同前、一〇八一頁。
43 同前、一三三六頁。
44 同前、一三三八頁。
45 同前、一三八一頁。
46 同前、一三八四頁。
47 『青森県議会史　昭和四二－四五年』(青森県議会、一九八五年)三九五頁。
48 同前、一二七頁。
49 「青森二〇世紀の群像　第五七回　竹内俊吉・淡谷悠蔵・大沢久明　党派超え友情培った文人政治家」東奥日報、一九九九年八月二七日。なお、竹内俊吉については、「竹内俊吉年譜」(『雁かへる日　竹内俊吉遺稿集』竹内俊吉遺稿集編纂委員会、一九八七年)三二五－三三七頁、によった。
50 前掲、花田ミキ「青森県」二七四頁。
51 前掲、名原寿子「派遣保健婦制度の始まり」三一四－三一五頁。
52 前掲、花田ミキ「よみがえるあの顔この顔」一五頁、にも同様の記述がある。
53 注2の文献参照。
54 上村も一九四二年駐在保健婦になる以前から、一九三六年高知県看護婦試験合格、一九三六－三八年高知県豊永村立診療所勤務、一九三八－四一年広島陸軍病院陸軍看護婦として勤務するなどの看護経験を積んでいるが(「上村聖恵先生の足跡」(上村久壽彦・望月弘子編『上村聖恵追悼集・ひとすじに生きる』保健同人社、一九八八年、二四五頁)、総力戦体制確立以前の保健活動を経験した花田との経歴の違いは明瞭であろう。

第7章

1　『明日へ！　高知の保健婦活動―保健婦規則制定五〇周年記念誌』（高知県保健環境部医務課、一九九三年）六三頁。

2　「座談会・高知の保健婦駐在制をめぐって」（『保健婦雑誌』第一五巻四号、一九五九年）一八頁。

3　「特集・高知駐在制の二〇年」（『保健婦雑誌』第二五巻四号、一九六九年）一〇頁。

4　はじめに・注1参照。

5　厚生省健康政策局計画課監修『ふみしめて五十年―保健婦活動の歴史』（日本公衆衛生協会、一九九三年）巻末資料、四九二頁。

6　木村与一「高知県における保健婦事業とその成果」（『日本公衆衛生雑誌』第一巻一〇号、一九五四年）。

7　金子光「保健婦の駐在制度一〇周年によせて」（『保健婦地区駐在制十周年記念誌』日本看護協会保健婦会高知県支部、一九五八年）三頁。

8　『厚生白書（昭和三六年度版）』第二部、第五章、第二節、国民健康保険、一、普及状況。

9　「衛生統計からみた医制百年の歩み」（『医制百年史』付録、厚生省医務局、一九七六年）五三頁。

10　『厚生白書（昭和三五年度版）』第二部、第七章、第一節、七、保健所。

11　一九六〇年八月一六日厚生省事務次官通知「保健所の運営の改善について」、同年九月二日厚生省公衆衛生局長通知「保健所の運営について」―高知県保健環境部医務課（当時）提供。

12　厚生省公衆衛生局企画課・村中俊明「駐在制についてのまとめ」（『保健婦雑誌』第一六巻二号）一九六〇年。

13　前掲「衛生統計からみた医制百年の歩み」五三頁。

14　厚生省五十年史編集委員会編『厚生省五十年史』記述編（厚生問題研究会、一九八八年）一六六五－一六六六頁。

15　「本県は医療先進県　厚生省調べ　病院数、全国一位　一日平均入院・外来患者も　一〇万人当たり」（高知新聞、一九八〇年一二月四日）、「社説　無医地区多い医療先進県」（高知新聞、一九八〇年一二月八日）、「土佐人　第三部・自画像を描く三五　医療（上）　お城下に過度集中」（高知新聞、一九八一年一一月二四日）。

16　一九七一年度の厚生省予算説明に立った厚生大臣官房会計課長・上村一の発言。『第六五回　国会会議録　参議院社会労働委員会』（第二号、一九七一年一月二六日）三頁。

17　「医療施設・医療従事者等」（『昭和五四年版　離島統計年報』㈶日本離島センター、一九八〇年三月）二〇一頁。

18　山村振興法改正審議における厚生省政務次官・山下徳夫の発言。『第七五回　国会会議録　参議院農林水産委員会』（第七号、一九七五年三月二〇日）一二頁。

19　「話題の白サツマイモ三年目　沖ノ島　耐寒栽培に取り組む　地元の食生活改善にも　生みの親の楊医師」（高知新聞、一九七五年一月一〇日）、「白いサツマ芋　総まとめの本出版へ　沖ノ島診療所の楊医師　簡単な栽培方法　止血や老化防止　使用報告を中心に」（高知新聞、一九七五年八月二六日）、「白いサツマ芋　止血効果裏付け　沖ノ島の楊医師　使用の実例報告を出版」（高知新聞、一九七六年一月二八日）。

20　『国会会議録　第九六回　参議院社会労働委員会』（第一二号、一九八二年四月二七日）一七－一八頁。

21　この他、沖の島・荒木初子に関する報道として、「離島の保健守って一七年　日夜わかたぬ献身　乳幼児死亡など追放　荒木初子さんに吉川英治賞」高知新聞、一九六七年三月八日。上村聖恵「荒木初子さんの『吉川英治賞』受賞によせて」（『生活教育』第一一巻四号、一九六七年四月）。上村聖恵「荒木初子さんおめでとう―沖の島に受賞者をたずねて」（『保健婦雑誌』第二三巻五号、一九六七年五月）。「孤島の太陽　高知県沖ノ島を舞台の珠玉編」高知情報、一九六八年九月一五日。大森文子「涙でみた『孤島の太陽』」（『協会ニュース』第三六号、日本看護協会、一九六八年九月一五日）など。

22 「荒木初子・功績調書」（中村保健所＝当時＝提供）。

23 伊藤桂一「保健婦への讃美」（『保健婦雑誌』第二四巻五号、一九六八年）九頁。

24 川上武「私の保健婦論—保健婦と医療制度」（『保健婦雑誌』第二四巻五号、一九六八年）。引用は川上武『医学と社会—科学精神とヒューマニズム』（勁草書房、一九六八年）一四一－一四三頁。

25 同前、一四四頁。

26 訃報記事「荒木初子さん死去　元県駐在保健婦　『孤島の太陽』モデル」高知新聞、一九九八年九月一二日。「高知・宿毛沖の島　故荒木初子さん　乳幼児死亡・風土病の撲滅に献身　映画『孤島の太陽』モデル」赤旗、一九九八年九月二六日—荒木は晩年二〇年間共産党員。なお、一周忌には高知県宿毛市で映画『孤島の太陽』上映会が催され、『「孤島の太陽」をしのんで—故荒木初子さん追悼集』（幡多高校生ゼミナールOB・OG会、二〇〇〇年）が編まれている。

27 平澤正夫『日本の保健婦』（珠真書房、一九七九年）一四一頁。

28 金子光『看護の灯高くかかげて—金子光回顧録』（医学書院、一九九四年）。

29 『第七六回　国会会議録　衆議院社会労働委員会』（二号、一九七五年一一月一三日）五－六頁。

第8章

1 『厚生白書（昭和五三年版）』総論、第三章、第一節、二、健康へのとりくみ、（四）国民一人ひとりの健康へのとりくみと課題。

2 『厚生白書（昭和五七年版）』本編、序章、第三節、老人保健制度の発足—高齢化社会への第一着手、二、新制度のあらまし、（二）医療以外の保健事業。

3 もっとも、高知県下でも市町村における意欲的な取り組みがまったくなかったわけではない。一九七九年には野市町が町・保健所・医師が一体となった成人病予防の共同保健計画を推進し保健文化賞を受賞。一九八一年には檮原町が保健衛生推進制度で成果があったとして同賞を受賞（「脳卒中防止に大きな成果　野市方式　七年で死亡は四分の一　保健指導に独自の制度　町あげて徹底検診」高知新聞、一九七八年五月一四日。「こうして指導　脳卒中防止　野市方式　生活と食事改善　根気よく治療続ける」一九七八年五月二一日。「野市町に保健文化賞」高知新聞、一九七九年八月二三日。野市町保険課国保係長・井沢恵一郎「野市町に保健文化賞！　脳卒中対策を中心に共同保健計画を推進」『土佐国保だより』第一五二号、一九七九年一一月。「檮原町に保健文化賞！　保健衛生推進制度で成果」『土佐国保だより』第一六四号、一九八一年一一月）。なお、野市町の取り組みは「野市方式」と呼ばれ、北海道鷹栖町、岩手県沢内村、新潟県大和町、富山県福光町、長野県佐久市・八千穂村、岐阜県和良村、島根県八雲村、山口県川上村、福岡県朝倉町・久山町などと並んで厚生省にも注目され、一九八二年老人保健法にもとづく老人保健計画に影響を与えた（『厚生白書（昭和五七年版）』序章・高齢化社会への本格的対応、第三節・老人保健制度の発足—高齢化社会への第一着手、一、老人保健制度のねらい）。

4 伊藤雅治「「地域保健の総合的見直し」と保健所法改正」（『保健婦雑誌』第四九巻一一号、一九九三年）八四二－八四七頁。

5 『第一二九回　国会会議録　衆議院厚生委員会』(第一〇号、一九九四年六月一七日)九頁。

6 『第一二九回　国会会議録　衆議院厚生委員会』(第一一号、一九九四年六月二〇日)一二頁。

7 同前、一三頁。

8 『第一二九回　国会会議録　衆議院本会議』(第二九号、一九九四年六月二一日)一一-一三頁。

9 『第一二九回　国会会議録　参議院厚生委員会』(第七号、一九九四年六月二二日)一四頁。

10 『第一二九回　国会会議録　参議院本会議』(第二四号、一九九四年六月二二日)一七-一八頁。

11 「地域保健に求められるものは①　駐在保健婦制にみる現状と課題(上)　地域保健先進県への脱皮目指す―高知県」(『厚生福祉』第四二九一号、一九九四年八月二七日)。「地域保健に求められるものは②　駐在保健婦制にみる現状と課題(下)　行革のはざまで揺れる現行制度―沖縄県」(『厚生福祉』第四二九二号、一九九四年八月三〇日)。

12 『明日へ！　高知の保健婦活動―保健婦規則制定五〇周年記念誌』(高知県保健環境部医務課、一九九三年)九二頁。

13 『地域保健の先進県をめざして―高知県地域保健問題検討委員会報告書』(高知県地域保健問題検討委員会、一九九六年三月、三二頁)三四頁。なお、検討の経緯は高知県保健環境部地域保健推進室・田上豊資「地域保健推進室新設の経過と課題」(特集・これからの地域保健を語ろう―保健所法改定を機に『保健婦雑誌』第五〇巻一二号、一九九四年一一月)九六七-九七〇頁。田上豊資「高知県における地域保健の見直しと保健所の充実強化」(特集・保健所の機能強化を考える『保健婦雑誌』第五一巻一三号、一九九五年一二月)一〇一〇-一〇一五頁、に詳しい。

14 元吉長寿社会政策課長の二〇〇〇年度予算説明『平成一二年四月　高知県議会会議録　文化厚生委員会』(第一号、二〇〇〇年四月一九日)一頁。元吉長寿社会政策課長の二〇〇一年度予算説明『平成一三年四月　高知県議会会議録　文化厚生委員会』(第一号、二〇〇一年四月一八日)七-一〇頁。坂東健康福祉政策課長の二〇〇二年度予算説明『平成一四年四月　高知県議会会議録　文化厚生委員会』(第一号、二〇〇二年四月一七日)五-八頁。坂東健康福祉政策課長の二〇〇三年度予算説明『平成一五年三月　高知県議会会議録　文化厚生委員会』(第一号、二〇〇三年三月一二日)九-一三頁。

15 田上豊資「地域保健法施行後の保健所機能の総括と今後の展望」(特集・地域保健活動の焦点―二一世紀を前に『保健婦雑誌』第五五巻一二号、一九九九年)九九五-一〇〇一頁。

16 『平成一四年一二月　高知県議会会議録　文化厚生委員会』(第一号、二〇〇二年一二月一六日)三-九頁。

17 高江洲郁子「市町村保健婦の設置促進と県保健婦との協働地域保健活動」(『人びとの暮らしと共に四五年―沖縄の駐在保健婦活動』沖縄県福祉保健部健康増進課、一九九九年)五七頁。

18 金城英子・福盛久子・饒波房枝「駐在保健婦の引き上げに伴う保健婦活動の体制整備」(同前)六〇-六一頁。

19 「長寿の島の岐路　(一〇六)／第五部・ゼロからの復興／保健婦、島を走る(四)/定着せず人材確保に奔走／地域の実態把握する難しさ」沖縄タイムス、二〇〇三年八月一七日。

20 県下に一〇ある保健所のうち、『歴代保健婦名簿』安芸保健所、『管内保健婦の変遷』土佐山田保健所、『駐在保健婦のあゆみ』本山保健所、『保健婦活動のまとめ』佐川保健所、『保健婦活動のあゆみ―保健所・保健婦の半世紀』須崎保健所、『あしあと―保健婦駐在制廃止にあたって』中村保健所、『土佐清水保健所のあゆみ―明日にむかって』土佐清水保健所。いずれも一九九七年三月発行。なお、高知中央・室戸・窪川の各保健所では編纂されなかった。

21 一部ではあるが、こうした状況に警鐘を鳴らす稀有な仕事として、ノンフィクションライター荘田智彦『保健婦―「普通」を守る仕事の難しさ』（家の光協会、一九九九年）、同『保健婦—魂の反攻』（家の光協会、二〇〇一年）などがある。

あとがき

本書は、二〇〇四年度、神奈川大学大学院歴史民俗資料学研究科に提出した博士論文「戦時・戦後における保健婦駐在制に関する史的研究」をまとめ直したものである。

思えば、保健婦駐在制については、一九九四年度提出の学部の卒業論文以来、修士論文、博士論文と、一〇年以上にわたって取り組んできたテーマであった。

当初、このテーマに取り組み始めた時点では、まさか地域保健法によって駐在制が廃止されるとは思いもよらなかった。卒論、修論、博論と書き進めるにつれて、地域保健法の法案可決、駐在制廃止といった動きを同時進行で受け止めながらの調査研究であったことを、いま改めて思い返している。

一九九七年の地域保健法全面実施以降、公衆衛生業務の実施主体が都道府県から市町村へ移管され一五年もの年月が経過したいまや、県保健婦に依存する駐在制は「時代遅れ」な制度と映るかもしれない。しかし、地域住民に密着した保健サービスの提供、という理念は、地域保健法の掲げる理念と共通するものであり、決して相容れないものではない。全国の画一的な保健所・保健婦制度の実施という戦後改革期の条件の下で、地方独自の取り組みで駐在制を継承した歴史的経緯に学べば、絶えず新たな地方独自の制度の構築が目指されてもいいはずである。過去における駐在制継承の経験は、すぐれて現代的な意義をもつものであり、決して古びてはいないと思われる。

今もって、保健師活動の「地域密着」への希求は潜在的に続いており、特に教育現場では、その志向はより強化されているとも聞く。また、昨年の東日本大震災においては、例えば岩手県上閉伊郡大槌町へと全国の保健師が結集し、住民全戸訪問の活動を実現したことに見られるように、保健師の原点回帰志向は強まっているようでもある。

保健婦駐在制の活動と成果をまとめた本書が、こうした関心を持つ人々にどのように受け止められるのか、期待を込めて本書を送り出したい。

本書をまとめるに当たり、多くの方にお世話になった。

学部時代を過ごした東京都立大学人文学部(現首都大学東京)では佐々木隆爾先生に。大学院に入って、神奈川大学大学院歴史民俗資料学研究科では中島三千男先生、中村政則先生にご指導いただいた。

調査の過程では、以下の機関と職員の皆さんにお世話になった。国立公文書館、国立

国会図書館、国立国会図書館憲政資料室、国立公衆衛生院（現国立保健医療科学院）、東京大学医学部図書館、高知県庁、高知県議会図書室、高知県立図書館、高知県国民健康保険団体連合会、高知県中村保健所（現幡多保健所）、沖縄県庁、沖縄県看護協会、沖縄県立公文書館、青森県庁、青森県立保健大学。

医学史看護史研究の先人である、故丸山博先生、名原寿子先生、杉山章子さんらには、研究上の貴重なアドバイスをいただいた。また、保健婦経験者として聞き書きに協力いただいた文中にお名前を記した方たちのほか、高知県では長尾寿美さん、甲田礼子さん、波川京子さん、石川善紀さん。沖縄県では、仲里幸子さん。青森県では、加賀谷幸子さん、柴田ミチさんらにも、調査の便宜を図っていただいた。

また、本書を刊行するに当たり、フリーランスの編集者・川口達也氏、医学書院編集部・白石正明氏にはひとかたならぬお世話になった。記して感謝を申し上げる。

二〇一二年七月

木村哲也

著者紹介
木村哲也（きむら・てつや）
1971年高知県生まれ。祖母が高知県駐在保健婦経験者。本書はその聞き書きの成果でもある。神奈川大学大学院歴史民俗資料学研究科博士後期課程修了。主著に『『忘れられた日本人』の舞台を旅する――宮本常一の軌跡』（河出書房新社）、『癩者の憲章――大江満雄ハンセン病論集』（大月書店）がある。2012年4月から『保健師ジャーナル』（医学書院）に、〈『保健婦雑誌』に見る戦後史〉を連載。

駐在保健婦の時代 1942-1997

発行　2012年9月1日　第1版第1刷©

著者　木村哲也

発行者　株式会社　医学書院
代表取締役　金原　優
〒113-8719　東京都文京区本郷1-28-23
電話03-3817-5600（社内案内）

装幀　原拓郎

印刷・製本　アイワード

ISBN978-4-260-01678-0